高度近视及相关眼病的手术治疗

主　　编　赵少贞

副 主 编　魏瑞华　黄　悦　杨瑞波

编　　者　李筱荣　张　红　季　建　田　芳

　　　　　胡博杰　钱学翰　林　松　刘　慧

　　　　　刘　伟　张　琛　赵金荣

编写秘书　徐一凡

天津出版传媒集团

 天津科技翻译出版有限公司

图书在版编目(CIP)数据

高度近视及相关眼病的手术治疗/赵少贞主编.—天津科技
翻译出版有限公司,2016.10
ISBN 978 - 7 - 5433 - 3521 - 9

Ⅰ.①高⋯ Ⅱ.①赵⋯ ②王⋯ Ⅲ.①近视 - 眼外科手
术 Ⅳ.①R779.6

中国版本图书馆 CIP 数据核字(2015)第 142733 号

出　　　版:天津科技翻译出版有限公司
出 版 人:刘 庆
地　　　址:天津市南开区白堤路 244 号
邮政编码:300192
电　　　话:(022)87894896
传　　　真:(022)87895650
网　　　址:www.tsttpc.com
印　　　刷:山东鸿君杰文化发展有限公司
发　　　行:全国新华书店
版本记录:787 × 1092　16 开本　15.5 印张　360 千字
　　　　　2016 年 10 月第 1 版　2016 年 10 月第 1 次印刷
　　　　　定价:158.00 元

序

我国是世界上近视发病率最高的国家之一,近视眼人数世界第一。随着近视眼人口的不断攀升,高度近视眼患者也逐渐增多。撇开某些全身和局部眼病症候群中的高度近视不算, 约95%的高度近视眼属于单纯性近视。它的最大临床特点是:尽管在儿童时发病,随着学习任务加重和身体发育近视也会加深。但是,当发育到成人时,虽然近视度数可达千度以上,不过,此时近视度数基本稳定不再发展,被称为光学障碍性眼病。由于视网膜黄斑部基本正常,通过光学矫正,中心视力虽然基本可达到正常,但光学矫正后的眼球,其周边视力与视觉质量仍然无法与正视眼相比,更何况由于眼球体积增大,视网膜周边部位变性的概率大幅上升,仍然严重威胁人们的视力!更糟糕的是:约5%的高度近视眼属于病理性近视眼,其临床特点是幼儿时已有中高度近视,随着年龄增大和身体发育,近视度数不断升高,至成人后,虽然身体其他部位不再增长,但眼球的前后直径还在不断增加,致使近视度数不断增高,眼球后极部出现黄斑出血、变性、黄斑裂孔、视网膜劈裂等病变,造成视力不断下降,甚至失明的后果,被称为神经障碍性眼病,至今仍无根本解决办法,是现今盲人的主要病因之一。总之,高度近视眼是一种大家公认的严重危害视力的眼病。对于高度近视眼的诊治,现已引起眼科界的高度重视,迫切期望有关专著问世,以指导眼科临床实践工作。

天津医科大学眼科医院赵少贞教授，我的大师姐袁佳琴教授的高徒，涉足高度近视眼的临床诊治20多年，很早就成立了高度近视眼专科门诊。赵少贞教授勤奋好学，聪颖敏慧，严于律己，带领其团队，不断吸取国内外先进理论和实践经验，结合自己对每一位高度近视眼患者所做的个性化治疗方案的临床经验，总结编写了《高度近视及相关眼病的手术治疗》这本专著，令人敬佩！我深信，此书的出版，一定会对提升我国高度近视眼的诊治水平起到很好的作用，特推荐给大家阅读。

　　本书最大的特点，就是紧密地结合临床实际，指导临床工作的开展，从实践中来，到实践中去。同时，本书也为高度近视眼的分型、不同类型高度近视眼临床表现的共性与各自特点、相关眼病及并发症的关联特征和治疗规律、手术的基本原理及发展方向，开拓了发展思路。一句话，就是为高度近视眼诊治的深入开展埋下了伏笔。这也是本书的另一价值所在。希望大家喜欢这本书。

复旦大学附属眼耳鼻喉科医院　褚仁远

2016年6月于上海

前　言

　　高度近视是以遗传因素为主，可伴有环境、离焦等因素影响，表现为进行性视功能下降及不同程度眼底或眼部病理性改变的眼病。高度近视相比中低度近视，不仅是度数高、视觉质量较差，而且对眼睛本身也带来很多的危害，且易发生严重并发症，危害视力。近视度数越高，发生退行性病变的可能性越大。伴随着眼科学的发展，新理论、新知识、新技术不断推出，以及手术仪器和手术材料的不断进步，高度近视的诊治水平也有了很大的提高，高度近视患者面临更多的选择。以往被认为治疗意义不大的高度近视，现在也可以得到有效的治疗，甚至收到较好的效果。高度近视的治疗也从治疗其并发症为主的被动治疗时代转变为积极地控制其发展，预防并发症发生，提高视觉质量，改善生存质量的主动治疗新时代。

　　《高度近视及相关眼病的手术治疗》一书，是我们花费了一年多的时间编写完成，该书的特点是：紧密结合临床，深入浅出，具有较强的实用性。该书共分7章，涉及高度近视流行病学、病因、发病机制，高度近视临床表现及临床检查，高度近视矫治方法及与高度近视相关眼病的治疗等方面，涵盖了我院能够诊治的关于高度近视及其相关疾病的手术治疗。每一章编者在编纂过程中都加入了自己的经验总结，希望能够抛砖引玉，给从事与高度近视有关治疗的读者有一定的参考。本书同时也适合住院医师、研究生、本科生阅读。

在本书的编写过程中，我的在读博士赵金荣医生付出了大量的时间与精力。全体编者在他们紧张的临床工作之余，牺牲和家人团聚的时间，才使本书得以顺利完成。科室的各位同事及研究生，在资料搜集方面也付出了辛苦和努力。在此一并致以衷心的感谢。由于编写时间仓促，我们的专业水平和能力有限，加之科学技术的不断发展及人们的认识也在不断更新，错误和不当之处在所难免，恳请使用本书的各位朋友批评指正。

赵少贞

2016 年 3 月

目　录

第一章

高度近视概论

第一节　高度近视定义

一、近视眼的定义

眼球处于调节放松状态时,平行光线经过眼的屈光系统折射后,未能在视网膜上聚焦成像,称为屈光不正或者非正视眼。屈光不正包括三种类型:近视、远视和散光等。

近视是指在眼调节放松的情况下, 来自 5 米以外的平行光线经过眼的屈光系统折射后,在视网膜前形成焦点,即物像聚焦在视网膜之前形成虚像,这种屈光状态称为近视眼。

二、近视眼的分类

近视眼的分类方法比较多,可以根据功能、屈光成分、程度、是否有调节参与等进行分类。

(一)按病因不同

按病因不同将近视分为单纯性近视与病理性近视,而病理性近视通常又称高度近视或变性近视,但有时又有所区别。

单纯性近视绝大多数起自青春期,随着身体发育停止而趋于稳定, 也可见于成年期,但较为少见。其特点为进展较慢,不伴有眼部明显的病理变化。通常为低度或中度近视,眼轴正常或延长较轻,一般不超出正常范围,经视力矫正可达正常,其他视功能无异常,眼底无病理改变,也无相关并发症。其由遗传因素和环境因素共同决定,一般认为是多因子遗传。

病理性近视是指眼轴明显延长并伴有严重眼部并发症的近视。其主要特点是发展快,持续进行性加深,成年后发展变慢或相对静止,屈光度高,一般大于-6.00D,眼轴明显延长,伴有明显眼底变性,如后巩膜葡萄肿、脉络膜视网膜萎缩、黄斑变性、黄斑出血、玻璃体混浊等,并进行性加重。矫正视力低于正常,并可有视野、暗适应或电生理异常等,多伴有眼部并发症,如视网膜脱离、青光眼、白内障等。其一般由遗传因素决定,通常为单基因遗传。

(二)按近视屈光度不同

按近视屈光度不同将近视分为轻度近视、中度近视、高度近视和超高度近视等。

轻度近视是指屈光度数低于-3.00D。中度近视是指屈光度数在-3.00D~-6.00D之间。高度近视是指屈光度数大于-6.00D。超高度近视是指屈光度数大于-10.00D。

(三)按屈光成分不同

按屈光成分不同将近视分为轴性近视和屈光性近视。

轴性近视是由于眼球前后轴延长,使物体成像于视网膜之前所致的近视,见于病理性近视和大多数单纯性近视。轴性近视也可见于以下较少见的情况,如巩膜环扎术后、眼眶肿瘤压迫眼球赤道部,以及后部巩膜炎引起巩膜软弱造成眼球前后径延长而引起的近视等。

屈光性近视是指眼轴正常,眼屈光力过强而引起的近视,又可以分为曲率性近视和指数性近视。

曲率性近视由角膜和晶状体的曲率半径缩短引起的屈光力过强所致,多见于先天性小角膜、圆锥角膜、圆锥状晶状体、小球状晶状体等。

指数性近视是由于房水和晶状体的屈光指数过强所致,见于虹膜睫状体炎、老年晶状体核硬化、核性白内障、糖尿病等。

三、易混淆的概念

主要有病理性近视、变性近视、恶性近视、进行性近视、高度近视等。

(一)病理性近视

病理性近视是相对于"生理性近视"来讲的,是 Curtin 于 1978 年提出的概念,是指具有高度眼轴延长及各种严重眼部并发症的近视。

(二)变性近视

变性近视是相对于单纯性近视来讲的,是指伴有眼部变性的近视,一般有眼轴延长及进展倾向。而单纯性近视则是指屈光度相对较低及无眼底病变的近视。变性近视可视为病理性近视的同义词,但使用者较少。

(三)恶性近视

恶性近视是相对于良性近视来讲的,病理性近视有明显眼底变性及视功能障碍,故有些学者称之为恶性近视,而相对应的单纯性近视则称为良性近视。由于这一名称过于刺激,使人感到绝望,目前很少使用。

(四)进行性近视

进行性近视是相对于静止性近视来讲的, 有学者采用进行性近视与静止性近视来表示病理性近视与单纯性近视。但由于病理性近视的进展并不是无限期,而单纯性近视也可在某段的时间内进行性加重。因此,进行性近视的称谓也不恰当。

(五)高度近视

高度近视是相对于中低度近视来讲的, 有人用高度近视和中低度近视分别代表病理性近视与单纯性近视。但病理性近视与单纯性近视的区分标准是有无眼底病理变化,而高度近视与中低度近视的区分标准是近视屈光度的大小,两者并不等同,存在着交叉重叠。因此,高度近视并不是病理性近视的同义词。

目前,高度近视、病理性近视的概念应用比较广泛,而进行性近视在重点强调疾病的发展时,也有应用;只有变性近视、恶性近视,目前已很少用。

第二节　高度近视流行病学研究

流行病学是研究疾病在人群中发生、发展和分布规律,以及制订预防、控制和消灭这些疾病的对策与措施的科学,是公共卫生和预防医学的基石。高度近视作为一个全球性的医学和社会问题,已经引起医学专家的广泛关注。国内外开展的高度近视流行病学研究;在了解各国、各地区、各种群之间的流行特点和患病率,病情、病程和各种并发症等方面做了大量的研究,积累了大量的资料;借助于临床流行病学研究,提出合理的高度近视预防保健措施和健康服务措施,并评价其效果;并通过客观科学的方法寻找解决问题的办法,最终达到预防和限制高度近视及其并发症发生和发展的目的。

一、高度近视流行病学研究方法

对于高度近视来说常用的流行病学研究方法有以下几种。

(一)现况调查

现况调查又称描述性横断面研究,是通过某种方法收集某一人群在某一时间截点的高度近视患病信息,了解某一时点或时段的高度近视患病率。患病率又称现患率,表示某一特定调查时点所调查人群中某病患者人数与同期调查人口总数的比值,以百分比表示。如果在收集高度近视患病信息的同时测量暴露因素,了解高度近视与暴露因素之间的关系,此时,描述性横断面研究转变为分析性横断面研究。现况调查可以了解高度近视发生及分布特征,如不同年代,不同国家和地区,不同特征人群中高度近视及其并发症的患病率、相关暴露因素的分布情况,研究高度近视和暴露因素的联系强度,监测发生高度近视的高危人群,了解人群中对防治近视的需求等。现况调查可以在整体人群中进行,称为普查;也可以在整体人群中抽取一部分样本进行调查,称为抽样调查。

(二)发病率研究

发病率是指在限定的一段时期内,如一年或数年内,收集"新发生高度近视例数"的信息,并计算与同时期内"具有发生高度近视危险的人数"的比率。在实际研究中,常常将同期内人口平均数作为同期内"具有发生近视危险的人数"。同期内人口平均数是指算术均数,或采用中期人口数,即(上年底人口数+本年底人口数)/2。高度近视发病率研究的应用较广,既可以描述高度近视的流行情况,又可以探讨高度近视的发病因素和原因及评价防治措施的效果等。

(三)筛查

筛查是指在一组人群中系统的应用一些简便的方法,例如检查视力,来确定一些无症状、未曾发现的可能患有近视的患者、可疑者或具有发生近视的高危人员。通过近视的筛查,达到早期诊断、早期治疗的目标,还可以发现一些发生近视的高危人员,尽早地从病因学的角度采取措施,达到预防近视发生的目标。通过筛查早期发现近视患者后,可以继续追踪观察，了解近视在人群中的自然病程，或采取治疗措施，观察疗效。

由于儿童近视患者常常不能体会和认识到近视引起的视远物模糊和视觉疲劳的症状。因此，实施筛查更有必要。筛查可以节省人力、物力，也易于为公众所接受。

(四)病例对照研究

病例对照研究属于回顾性调查研究，通过选择一组高度近视患者与一组非高度近视患者作对照研究，以确定两组间暴露于某种可疑危险因素所占比率的差异，由此判断高度近视的发生与可疑因素之间是否关联，阐明影响高度近视发生发展的规律，查明诱因及病因。

病例对照研究有其优点和缺点。优点是需要的样本量相对较少，研究周期短，节省人力、物力和财力；缺点是回顾性收集资料的可靠性较差，不能确定近视与暴露因素之间的时间顺序，难以确定暴露因素和高度近视之间的因果关系等。

(五)队列研究

队列研究属于前瞻性调查研究，即在一定时限内观察研究某因素或某组因素是否与某种疾病的发生有关系。在研究时，首先确定未患高度近视的一群人，根据是否暴露于所研究的因素或暴露程度而分为不同组别。然后，在一定时间内随访，观察不同组别高度近视的发病率，分析暴露危险因素与高度近视发生的关系，用以确定高度近视的发病率和与高度近视有关的暴露因素。队列研究是由因及果的研究，可以检验病因假设，验证某种暴露因素对高度近视发病率的影响，能较好地判断因果关系。但其研究所需的人力、物力和财力较大，研究周期较长。

二、高度近视临床流行病学概况

(一)国际高度近视临床流行病学概况

近视眼患病率呈逐年增长趋势，且发病年龄提前，已受到越来越多人们的关注。研究表明，近视眼患病率和高度近视眼患病率与地区和种族存在一定的关系，且与年龄也存在关系。

2007~2008 年，Yoo YC 调查了韩国中部农村地区 2027 名 40 岁以上人群的屈光状态，发现近视眼患病率为 20.5%，高度近视眼患病率为 1.0%，近视眼患病率随年龄增长逐步降低。2008~2011 年，Kim EC 调查了韩国 23 392 名 20 岁以上人群，发现近视眼患病率为 48.1%，高度近视眼患病率为 4.0%。2012 年，Jung SK 等报道首尔 23 616 名 19 岁男性人口的调查结果,近视眼患病率为96.5%,高度近视眼患病率为21.61%。2013年,Lee JH报道了针对韩国19岁男性农村地区2805名人口的调查结果,近视眼患病率为83.3%,高度近视眼患病率为6.8%。2011年,Lee SJ报道了韩国的釜山19岁男性高度近视眼患病率为12.39%。说明农村19岁男性高度近视眼患病率低于城市19岁男性高度近视眼患病率。

2001年,Hashemi H等对伊朗东北部农村地区的13个村庄15岁以上的人口进行检查,近视眼患病率为28%,高度近视眼患病率为1.5%。而其对伊朗的沙赫鲁德市40岁以上的人口调查发现,近视眼患病率为30.2%,高度近视眼患病率为1.9%。2010~2011年,Ziaei H等对伊朗中部40~80岁的2098名个体进行调查发现,近视眼及高度近视眼患病率分别为36.5%和2.3%,均高于伊朗东北部农村地区,且女性近视眼患病率高于男性。2014年,Hashemi等报道了对伊朗西部434名高中生屈光不正患病率的调查结果,近视眼患病率为29.3%,高度近视眼患病率为0.5%。

2004年,Bourne RR等对孟加拉30岁以上的11 624人进行横断面研究中,近视眼患病率为22.1%,高度近视眼患病率为1.8%。同年,Raju P等在印度南部对39岁以上2508人进行调查,近视眼患病率为26.99%,高度近视眼患病率为3.71%。2009年,Krishnaiah S等在印度南部对40岁以上的10 293人进行调查,近视眼患病率为34.6%,高度近视眼患病率为4.5%。2010年,Nangia V等对印度30岁以上4711人进行调查,近视眼患病率为17.0%,大于-6.00D高度近视眼患病率为0.9%,大于-8.00D高度近视眼患病率为0.4%。

Koh V报道了1996~1997年及2009~2010年两次调查新加坡的青年男性屈光不正的报告,1996~1997年近视眼患病率为79.2%,高度近视眼患病率为13.1%;2009~2010年近视眼患病率为81.6%,高度近视眼患病率为14.7%,13年间近视眼及高度近视眼患病率逐步升高。

2011年,Ezelum C报道,对尼日利亚大于40岁的15 122名人口进行调查,发现近视眼患病率为16.2%,高度近视眼患病率为2.1%。

2000~2002年,Pan CW等对生活在美国的45~84岁的6000人进行调查,近视眼患病率为25.1%,其中西班牙人近视眼患病率为14.2%,黑人为21.5%,白人为31.0%,中国人为37.2%。而高度近视眼患病率为4.6%,中国人为11.8%,明显高于其他人种。2003年,Villarreal GM等对墨西哥的12~13岁之间1035人进行调查,近视眼患病率为44%,高度近视眼患病率为1.4%。

2008年,日本Sawada A等报道,在日本,40岁以上人群近视眼患病率为41.8%,高度近视眼患病率为8.2%。

地区不同,高度近视眼患病率不同,这可能与种族的不同有关。在我国发病率属于高发,上述报道中尚有一致之处,例如青少年时期近视眼患病率高发,学龄越长,患病率越高。

(二)我国高度近视流行病学

流行病学资料显示,近视眼已成为我国日益严重的健康问题。特别是在校学生高度近视眼发病率近年有上升趋势,学生患病率随年龄和学龄的上升而逐年升高,且发病年龄提早,学龄较年龄影响更大,女性高于男性。

1. 我国在校学生高度近视患病情况

(1)小学生患病情况　2004年,石一宁等采用前瞻性调查设计,分别对西安市小学1~3年级和4~6年级小学生眼屈光状态进行数据采集。1~3年级小学生近视眼患病率为54.7%,其中45.7%的为低度近视,8.2%的为中度近视,0.8%为高度近视;低度近视、高度近视组女生平均屈光度大于相应男生组。提示小学1年级已呈现近视化,主要构成是低度近视,女生的近视进展趋势早于男生。4~6年级小学生近视眼患病率为74.5%,其中57.9%的为低度近视,15.0%的为中度近视,1.6%的为高度近视;女生平均屈光度为(-1.74 ± 1.64)D,大于男生(-1.61 ± 1.69)D,提示4~6年级各年级小学生总体屈光状态呈近视化上升趋势,女生的近视进展趋势仍早于男生。

(2)中学生患病情况　2002年,石一宁等对西安市2所全日制重点中学的初中一年级学生709人(平均年龄13岁)进行眼健康横断面调查,近视眼患病率为83.6%,其中低度近视为68.6%,中度近视13.4%,高度近视为1.6%。平均屈光度为(-1.57 ± 1.66)D,女生平均屈光度(-1.77 ± 1.68)D大于男生平均屈光度(-1.53 ± 1.64)D。同年,其对西安市1所全日制中学高中一年级全体学生376人(平均年龄16岁)进行眼健康横断面调查,结果显示近视眼患病率为93.8%,其中低度近视为46.4%,中度近视为34.0%,高度近视为13.4%,平均屈光度为(-3.29 ± 2.49)D。同初中一年级相比,高中一年级学生的屈光度状态发生了质的变化。

(3)大学生患病情况　2012年对上海一所大学5083大学生进行近视及高度近视的横断面调查研究,发现近视眼患病率为95.5%,高度近视眼患病率为19.5%,只有3.3%的大学生为正视眼。

以上资料均表明, 各年龄段学生的近视眼及高度近视眼患病率均随年龄增长而增加。

2. 成年人高度近视患病情况

目前,国内对儿童及青少年人群屈光不正的流行病学调查很多,但是对于成年人的高度近视及其相关因素的调查相对较少。

2001 年 6~10 月,李晶晶等对北京城乡限定地区 40 岁以上的 4439 人屈光不正的患病率及相关影响因素进行横断面研究,其中农村为 1973 人,城市为 2466 人,年龄范围为40~101 岁,平均 56.2 岁。研究发现,城市高度近视眼患病率为 2.7%,农村高度近视眼患病率为 0.7%,城市患病率高于农村。文化程度也是影响高度近视眼患病率的因素,文盲高度近视眼患病率为 0.0%,半文盲为 1.8%,小学为 1.0%,中学为 1.4%,大学及以上为 3.0%。

2010 年,栾兰等对无锡市的滨湖区 6150 名 50 岁及以上人群进行现场调查,高度近视眼患病率为 3.69%。另外,随年龄增长,高度近视眼患病率呈逐步降低趋势,60~69 岁年龄组为 4.15%,70~79 岁年龄组为 4.06%,80 岁及以上年龄组为 3.36%。文化程度与高度近视眼患病率相关,文盲组高度近视眼患病率为 3.09%,小学组为 3.92%,中学组为 3.95%,大专及以上组为 4.55%。

谢田华等对上海市的 3851 例 60 岁及以上老年人进行调查,高度近视眼患病率为5.37%。其中 183 人伴有视网膜脉络膜病变,占总受检人群的 4.75%,且高度近视眼视网膜脉络膜病变的患病率随年龄增长而下降。

无锡市 50 岁及以上人群高度近视眼的患病率高于北京市,低于上海市,可能与很多因素有关,如受检人群种族差异、出生季节、受检年龄、调查年代、经济水平差异等因素,诊断标准的不同也是造成差异的一个重要因素。但综合目前调查资料来看,在中老年阶段,城市的高度近视眼患病率高于农村。另外,患病率与文化程度有关,随着文化程度的提高,高度近视眼患病率呈上升趋势。

第三节　高度近视病因和发病机制

高度近视的发病机制非常复杂,环境因素和遗传都和高度近视的发生有关。其中遗传起着极其重要的作用。随着群体遗传学、分子遗传学、免疫遗传学和分子生物学的发展,对近视的遗传因素研究越来越深。Guggenheim 等通过计算近视遗传度显示:高度近视同胞之间患病的危险度为 20,而低度近视的危险度仅为 1.5。Gwiazda 等研究发现,父母是近视的子女,患近视的危险性要比父母是非近视的子女大。另外,形觉剥夺、围生期因素、近距离工作、调节、微量元素等,可能在高度近视的发生和发展中起了一定的诱发和促进作用。

一、遗传与高度近视

国内外大量研究表明,遗传因素在高度近视的形成中发挥着极为重要的作用。高度近视的遗传方式有常染色体隐性遗传、常染色体显性遗传和X-性连锁隐性遗传。其中最常见的是常染色体隐性遗传,最少见的是X-性连锁隐性遗传,而且各种遗传模式中均具有高度遗传异质性。部分高度近视可能是多基因遗传,是遗传和环境因素共同作用的结果。目前,倾向于认为单纯性近视是多因子疾病,遗传和环境因素同时发生作用;而高度近视中遗传因素则起了重要作用,多基因和不同的单基因遗传模式都参与高度近视的形成,环境因素对遗传因素起调节和修饰作用。

(一)高度近视常见的遗传方式

1. 常染色体隐性遗传

致病基因为隐性基因,位于常染色体上,隔代遗传。患者25%为发病,25%为正常,50%为致病基因携带者(表型正常),与性别无关,近亲结婚子代易发病。

2. 常染色体显性遗传

致病基因为显性基因,位于常染色体,有垂直性的连续传代史,与性别无关。如父母之一有病时,子代约50%发病;父母正常时,子女不发病,两性发病率相等。

3. X-性连锁隐性遗传

致病基因位于X性染色体上,为隐性遗传,隔代遗传。与性别有关,男性发病,女性为致病基因携带者。在高度近视中,此种遗传方式较少见。

(二)高度近视的基因定位

近几年来,分子生物学的发展使得国内外学者对高度近视的遗传学研究进一步深入,目前已开始应用全基因组扫描和候选基因筛查等进行高度近视的基因定位和候选基因的克隆筛查工作。迄今为止,国内外已报道的与病理性近视相关的基因位点共10个,即8个常染色体显性遗传高度近视基因位点及2个X性连锁隐性遗传高度近视基因位点。

1. 常染色体遗传基因

(1)MYP2基因 1998年,Young等对8个家系共82名成员进行研究,通过侧翼标记及全基因组扫描及单体型分析,将近视基因定位在18pll.31,位于标记为D18S59和

D18 S1138 之间的 7.6cM 间隔内。2001 年,Young 等采用传递不平衡试验发现,位于 18pll. 31 的高度近视基因最接近于 D18S52,标记在 D18S63 和 D18S52 之间的 0.8cM 范围内。这项结果为 MYP2 集中定位克隆和候选基因的分析打下了基础。

(2)MYP3基因　1998 年,Young 等对 1 个德国/意大利族混血大家系进行了连锁和全基因组扫描分析,将 MYP3 基因定位于 12q21~q23,在 30. 1cM 的范围内,其中包含了 119 个未知转录物,12 个 mRNA,30 个调节和结构基因序列。2008 年,Nurnherg 等将此区域缩小到 D12S1684 和 rs717996 之间 6.8cM 的范围内。

(3)MYP4基因　2002 年,Naiglin 等对 23 个常染色体显性遗传家系共 140 名来自法国和阿尔及利亚成员进行研究,多点连锁分析显示高度近视的相关基因与 D7S798 和 D7S2546 连锁。在 D7S798 处重组率为 0 时,得到最大 Lod 值为 2.81,将该家系的致病基因 MYP4 定位在 7q36 上 D75798 至 7 号染色体末端之间 11. 7cM 的范围内。

(4)MYP5基因　2003 年,Paluru 等对常染色体显性遗传的英国和加拿大家系共 22 名成员进行了遗传学研究,采用全基因组筛选 327 个微卫星标记,将致病基因定位于 17 号染色体长臂 21~22 区(17q21~22),称为 MYP5 基因。该家系的致病基因 MYP5 定位在 17q 上 D17S1811 和 D17S787 之间 7. 71cM 的范围内。

(5)MYP11基因　2005 年,张清炯等收集了一个中国农村高度近视常染色体遗传家系,进行全基因组扫描的基因定位,排除了已知的高度近视 MYP1、MYP2、MYP3、MYP4 和 MYP5 型与单纯性近视 MYP6-1063 型后,发现在中国家系中染色体 4q22~27 上具有与常染色体显性高度近视相关的新的基因座 (MYP11)。该基因座是迄今为止第一个由中国人发现的近视相关基因座,其确切的致病基因仍未知。

(6)MYP12基因　2005 年,Paluru 等对一个常染色体显性遗传的高度近视美国家系进行全基因组扫描和连锁分析。在研究中,首先对已知位点 7q、11q、12q、17q、18p 和 22q 进行连锁分析,发现这些位点 Lod 值均小于-2.00,不支持该家系的致病基因与已知位点连锁,强烈提示该家系的致病基因可能为一个新位点。连锁分析显示,该病的相关基因与微卫星标记 D2S2348 处重组率为 0 时,得到最大 Lod 值为 5.67,定位 MYP12 在 2 号染色体 q37.1 上 9. lcM 的区域。研究结果得出了一个高度近视的新位点,同时证实了该类近视的遗传异质性。

(7)MYP15基因　2007 年,Nallasamy 报道了一常染色体显性遗传家系的 29 名成员的研究结果,显示该病相关基因与 D10S1643、D10S539 和 D10S1767 连锁。在 D10S1643 处重组率为 0 时,得到最大 Lod 值为 3.22,将致病基因 MYP15 定位在 10q 上 D10S539

和 D10S1767 之间 2.67cM 的范围间。

(8)MYP16基因 2008 年,Lam 等对 3 个常染色体显性遗传病理性近视眼患者家系进行了全基因组扫描和连锁分析时发现,在 D5S2505 处重组率为 0 时,获得最大 Lod 值为 4.81,将致病基因 MYP16 定位于 5p15.33~p15.2 之间 17.45cM 范围内。

2. X-性连锁隐性遗传高度近视基因位点

(1)MYP1基因 1990 年,Schwartz 等应用 X 染色体上限制性长度多态性标记及 Lod 值分析了一个由 81 人组成的患有博恩霍姆眼病家系,首次将 MYP1 定位在 Xq28,并发现其与色盲基因及视网膜萎缩基因连锁。2004 年,Young 等对另两个来自美国和丹麦的家系进行基因连锁分析,发现这两个家系的红绿色盲基因与高度近视及其他眼部异常无关。上述研究都表明,MYP1 基因是综合性高度近视的致病基因。2010 年,Guo 等对一个中国近视家系进行连锁分析研究,其高度近视不伴色觉缺陷和视盘发育不全等眼部综合征及全身异常表现,表明 MYP1 也是非综合性高度近视的致病基因。

(2)MYP13基因 2006 年,张清炯等对一个 4 代中国人近视眼大家系进行连锁分析,显示该病的相关基因与 DXS1210、DXS8057 连锁,定位致病基因 MYP13 在 Xq23-25 上 DXS1210 与 DXS8057 之间 25cM 的范围内。这个发现的位点在 MYP1 定位区域的界外,为 χ-性连锁隐性遗传高度近视的又一个基因座。张清炯在 2009 年又报告了在 14q22.1~q24.2 与高度近视相关的位点 MYP18。

另外,有研究认为病理性近视和自身免疫有关。Wang 等发现病理性近视与 HLA 抗原的 B15 抗原呈负相关,与 HLAB8 呈正相关。HLA Ⅱ 类 DQA1 基因分型未检出相关性等位基因。但张克雄等发现,HLA0501/0501 纯合子频率增高,在其附近存在胶原基因 COL11A2,可能为部分病理性近视的致病基因。高度近视眼巩膜胶原的改变与破坏还与自体免疫反应有关。Lazuk 等发现,在各种类型近视眼患者的血清中,50%~70%存在自身胶原抗体,其中病理性近视眼胶原抗体缺乏,说明高度近视眼的发病机制中有胶原自体免疫反应存在。

(3)**高度近视的候选基因** 候选基因是指理论上推导其功能可能与高度近视有关的基因或高度近视已定位基因片段内的候选基因。候选基因的研究同样是人们探索近视遗传因素的方法之一,候选基因的选择正确与否十分重要。目前,在候选基因研究上,发现了个别可能与高度近视有关的基因,同时,也排除了大多数基因。一般根据动物实验及近视发生发展的临床因素分析,在巩膜上表达的基因是首先要考虑的近视候选基因。在寻找近视易感基因的同时,人们在其候选基因中发现了一些 SNPs,并在研究中检验其是否与近视相关。这类相关性研究对于发现那些在复杂的特性中发挥很小作用的基因十分有效。

Han 等最近发现，几个 PAX6 变异体可能与在中国南方的汉族高度近视有关。PAX6 和 SOX2 被认为是在眼球发展和增长起作用的"主要控制基因"，发病机制可能由于在上游启动子或调节子发生变异。然而，Simpson 等在庞大的人口队列研究中发现，PAX6 和 SOX2 与高度近视无显著关联。

Lin 研究了转化生长因子(TGF)与高度近视的相关性，他利用病例对照样本多态性位点基因型测定，得出位点 rs1982073 与高度近视显著关联。而一个日本实验小组同样对 TGF 进行关联研究，却没有得到显著性结果。

候选基因的关联分析是一种有效地研究复杂疾病遗传因素的手段，但由于不同研究遗传位点的不均一性，基因间的上位效应，低的外显率，表型的不均一性，基因、基因间相互作用，基因、环境间相互作用及不完善的统计方法等各种复杂因素的存在，在很大程度上影响了复杂疾病的遗传分析，使实验结果不容易重复。为了克服这些困难，人们对传统的连锁分析和关联分析在相关的流行病研究、候选基因的选取、多态性位点的选择、连锁不平衡、序列和功能分析方面提出了改进和指导性原则。此外，针对遗传数据的收集和分析，一些新的研究策略、实验设计和数据分析方法纷纷涌现，相信对候选基因的关联研究有重要的指导作用。

二、环境因素与高度近视

对于高度近视来说，遗传因素的影响是主要的，环境因素在高度近视的发生和发展中起了一个诱发的作用，其中可能影响高度近视发生和发展的环境因素有户外活动、近距离工作、周边离焦、围生期因素、行觉剥夺和调节因素等。

(一)户外活动

户外活动有益于防止近视的发生发展。近来有研究表明，户外活动可作为近视发生发展的一项独立保护因素。研究显示，6~7 岁的悉尼华人儿童近视发生率显著低于新加坡华人儿童近视发生率。这是因为，悉尼华人儿童虽然每周阅读量和近距离活动较多，但是同时增加了大量的户外活动。因此，悉尼华人儿童近视发生率较低，可能与户外活动增加有关。一项小鸡的动物实验显示，光照强度对眼的正视化具有调节作用，低强度的环境光是近视发展的危险因素。另外，适宜的光线强度能刺激多巴胺的释放，从而抑制眼球增长。

(二)近距离工作

Rose 等提出,近距离工作对近视的影响可以用两个参数来量化,即持续阅读时间和阅读距离。Ip 等研究发现,持续阅读时间超过 30 分钟比少于 30 分钟阅读的孩子更易发展成为近视,阅读距离小于 30cm 是较远距离阅读发展为近视的 2.5 倍。阅读时间还可以按每周阅读书本量或者累积阅读时间来衡量。但也有研究表示,近距离工作与近视无关。一项对 1318 名 6~14 岁儿童进行的 5 年纵向研究表明,每周阅读或者用电脑时间,学习或者看电视时间都与近视发生无明显显著关联。在对儿童的研究中,大部分信息都来自其父母的表述,往往存在失实。因此,在未来的研究中,有待更准确的量化标准来记录近距离阅读与近视的关系。

(三)周边离焦

清晰的视力缘于光线聚集于视网膜上,或是非常接近视网膜的地方,视物才会清晰。处于视轴上的视网膜中心凹视力与中央屈光折射状态关联,但是,中心凹只是视野的一个很小部分,更多的周边视网膜区域影响着眼的屈光状态。Smith 等将 13 只 3 周大的猕猴用激光光凝术将其视网膜中央凹及其近中心凹区域进行光凝后发现,其正视化过程并不受影响,相反,周边视网膜能调节正视化过程,对异常的视觉体验产生屈光不正。在对 250 名平均年龄为 7 岁的中国儿童研究中,也发现患有高度和中度近视患者的周边屈光度相对处于远视状态,低度近视者周边屈光度处于远视状态只存在于颞侧及鼻侧 30°范围内,处于正视化或者远视儿童的周边屈光度为近视,周边离焦状态可能与近视发展有关。有研究者认为,正常的屈光状态依赖正常的视觉刺激,中央及周边屈光状态均对视觉质量及眼球形态产生影响,以周边屈光的作用更为重要。周边远视离焦可能促进近视的发生发展,而周边近视离焦可能减缓近视的发展。

(四)围生期因素

褚仁远等对 258 对双生子围生期调查后发现,早产儿和小样儿中近视眼的患病率增高。研究发现,出生体重低于 1251 克的新生儿其高度近视发病率升高,12 个月的婴儿高度近视的比例比 3 个月婴儿增加 1 倍多,从而推测低出生体重和围生期发育障碍能促进病理性近视的发生发展。其机制是否与眼球组织发育缺陷有关,尚未明了。也有研究认为,近视眼的发生与围生期因素没有直接因果关系,与小儿的遗传因素相关,这些都有待于进一步研究证实。

(五)调节因素

以往认为,长时间近距离的调节和辐辏作用使眼外肌对眼球产生张力,并造成睫状肌痉挛,而睫状肌的收缩可以影响脉络膜,从而继发性造成巩膜紧张,两者均能使巩膜扩张,眼轴变长。很多流行病学调查也支持这个论点。目前,对这一理论有了新的认识。有证据表明,调节在实验性近视的发生发展中不起主要作用。目前,多数临床研究发现眼的屈光不正的发展与眼调节功能和眼调节滞后量有显著相关,调节滞后产生一个类似于远视性离焦模型,从而诱发近视。近视眼的调节滞后量比正视眼明显增加的可能原因是近视眼球的像差比正视眼大,或者像差各阶成分存在差异,更大的像差使得眼球焦深增加,降低了对离焦图像的敏感度,进而减弱了调节。另一个原因可能是近视眼内的感觉系统对调节刺激信号比较不敏感。

(六)形觉剥夺学说

早在 1977 年,就有学者通过缝合猴子眼睑,从而使眼轴延长,产生高度近视。其后,用不同透明度的遮挡物遮挡于动物眼前,也诱发出近视。并且遮挡物的透明度越差,产生的近视程度越深,两者呈负相关。由此认为近视的发生与形觉剥夺有关,而且近视的程度与形觉剥夺的程度相关。视网膜成像的清晰度越差,近视度越高。还有学者采用遮挡小鸡部分视野的实验方法,结果未被遮挡部分视野保持正视,而被遮挡部分视野发生近视,玻璃体腔伸长,巩膜膨隆,眼轴变长,结果造成眼球形状的不对称。由此提出,近视的发生是视觉信息在视网膜水平调控的结果。

Wallman 提出,对人而言,长时间近距离阅读类似于形觉剥夺,虽然书本可以对黄斑区产生足够的刺激,但对视网膜的其他区域缺乏足够的刺激而使大多数视网膜细胞活性降低导致近视发生。尽管形觉剥夺导致近视的机制虽未完全阐明,但是目前的研究认为形觉剥夺能导致眼轴延长,眼球的形态学和组织学发生改变,玻璃体腔长度和眼轴长度增大是其形态学原因,巩膜纤维的变细、延长是其病理学原因。

(七)微量元素

凌氏等检测了 129 名近视学生的血清 Ca^{2+},发现血清 Ca^{2+} 水平明显降低;谢氏等对 200 名青少年近视患者的血清微量元素检测结果显示,近视患者血清 Zn^{2+}、Fe^{2+}、Ca^{2+} 水平明显降低,Cu^{2+} 水平明显升高。方氏等的研究发现,少儿近视可能与 Zn^{2+}、Se^{2+} 的吸收有关。有研究结果显示,在高度近视患者中,血清微量元素的异常主要出现在 14 岁以下的儿童,表现为血清 Cu^{2+} 水平升高和血清 Ca^{2+} 水平降低,而 15~29 岁的高度近视患

者为血清 Mg^{2+} 水平降低。血清 Ca^{2+} 减少会使眼球的坚韧性和成形性发生改变,眼球壁失去弹性,导致眼轴延长,形成轴性近视。Cu^{2+} 过高可影响眼肌和晶状体结构和功能。血清微量元素的异常主要出现在 14 岁以下的高度近视儿童,可能与少年儿童的饮食、生活习惯有关。

在高度近视的形成中,遗传因素起了关键性的作用,环境因素只是参与了高度近视的发生,可能对高度近视的发展起一定程度的促进作用。但目前仍然有许多问题尚未解决:高度近视基因的定位及克隆工作尚未完成,高度近视致病基因的突变情况尚不清楚,高度近视基因的功能、表达、调节尚不清楚等。这些问题也是我们今后需要进一步努力研究的方向。相信随着研究的深入,我们最终会逐步克服这些难题,找到更有效地预防和治疗高度近视的新途径。

第四节　高度近视动物实验研究

一、实验动物种类

用近视眼的实验动物模型进行近视的研究有许多优点,可以将一些无法在人体上进行的研究在动物上进行。此举为近视眼研究开辟了新的科学途径。但是,动物毕竟与人类存在差异,不能将在动物实验所得结论简单机械地照搬到人类身上。因此,实验动物的选择非常重要,应尽量选择与人类比较接近的哺乳类动物。

鸡、树鼩、豚鼠、猫、新生猴早期离焦及形觉剥夺均可干扰眼球正常生长、发育,形成轴性近视。实验性近视虽是一种实验室所诱导的近视形式,但由于其结构和屈光特点与人类自发的近视非常相似,实验条件容易控制,常被用来作为人类近视的研究模型。

在了解实验动物之前,先了解一个非常重要的概念——正视化,正视化机制在视觉发育过程中发挥着重要作用。外界环境刺激视网膜释放某种或几种生长因子,经过未知的方式传递至巩膜,调控巩膜成纤维细胞的生长,使其生长方向始终朝向物像焦点,尽可能保证成像最清晰,直至屈光状态和眼轴长度达到合适的匹配,此过程被称为正视化。目前,利用形觉剥夺、透镜诱导、闪光刺激等方式干预动物正常的正视化过程发生异常改变而诱导近视形成,从而建立实验性近视眼动物模型。由于人类和实验动物的视觉系统发育不同,正视化过程存在差异。因此,了解不同实验动物视觉系统正视化过程有助于建立更接近人类的近视眼动物模型,使得科研成果更具有实用价值。

(一)雏鸡

鸡属于鸟纲,具有鸟类生物学特征。以往近视眼动物模型研究多采用雏鸡,使得其成为应用最为广泛的实验动物。鸡生长发育快,周期短。其屈光发育与人类的屈光发育是相平行的,随出生日不断增长,屈光呈现明显的、规律性的动态变化,屈光状态不断改变,整个眼的屈光力逐渐减弱,即出生时是远视状态,随着正常发育的进行,向正视眼发展。其正视化相对稳定在8周,约4个月性成熟。雏鸡诱导性近视出现较快,建立模型所需周期短。

但鸡眼球壁的结构与哺乳动物有区别,其眼球壁包括薄的外层(纤维层)及其下较厚的软骨层,随着近视发展,软骨层蛋白多糖合成增加,引起眼轴主动伸长,而哺乳类动物则是巩膜变薄引起眼球被动扩展。鸡眼球壁的纤维层主要由Ⅱ型胶原组成,而哺乳动物主要含Ⅰ型胶原。调节肌为平滑肌,由N受体而非M受体调控,与哺乳类动物调节机制和神经支配不同。鸡无黄斑中心凹结构和视网膜的血液供应系统,诱发的近视度和消除诱导因素后,回退的程度高于哺乳类。因此,其研究结果具有一定局限性。

(二)小鼠

常用的是C57BL/6J小鼠。其性情温顺,易于饲养管理,价格便宜。小鼠出生后12~14天睁眼,雄性4周、雌性6周性成熟,正视化结束于40~60天。各种各样的基因敲除小鼠可以用来研究一个或几个基因对眼球发育的影响,对于近视的研究有着很大的优点。现有的实验用白化小鼠,因为色素缺失,不能有效地验证眼轴延长的脉络膜途径。

(三)树鼩

树鼩是一种小型哺乳类动物,在种系上较小鼠、大鼠等更接近人类。16~24天睁眼,正视化大约在2个月内完成,从出生至性成熟需时4个月。树鼩具有繁殖快、体型小、易饲养、好管理、成本低等特点,被广泛应用于医学和生物学研究中,且树鼩具有与人类相似的脑神经和视觉神经,视觉系统和色觉发育良好,现已成为重要的近视实验动物之一。

(四)豚鼠

豚鼠,哺乳动物纲,性格温顺,易于饲养,发育快,易于检查,均有利于进行动物试验。豚鼠,出生即睁眼,呈5.00 D左右远视眼状态,与人类出生时的屈光状态相似,在3周内眼轴迅速增长,屈光度下降,正视化约在11周内完成,屈光状态稳定在轻度远视状态。

豚鼠视力好,晶状体、视网膜的解剖结构、生理功能与人类有相似之处。其诱导近视周期短,是比较理想的近视眼动物模型。

(五)猫

猫属哺乳类动物,有完整的双眼视,眼球构造和人类相似,眼轴与人眼轴发育过程的阶段性有相似之处,猫出生时的眼轴约为 10mm,3 个月可达 15~16mm,其后 4~5 个月增长较慢,约每个月增长 1mm,7 个月内增长至 21mm,几乎达到成年猫眼轴的 93%。一生中,猫眼屈光状态呈现明显的规律性变化,屈光力逐渐减弱,是研究近视较为理想的动物。

(六)猴

猴属灵长类动物,在医学科学研究中广泛应用的主要是猕猴属猴,大约在 1913 年开始应用于视觉研究,而在近视研究中最常用的是猕猴、短尾猴等。

正视化过程与人类对应较好。猴的眼球大小、视觉系统解剖均与人类相似,具有立体视、色觉,眼底黄斑部有中心凹,视锥细胞密度与人类相似,视觉较人类敏感。猴的调节幅度明显大于人类,眼轴每增长 1 mm,近视增加约 3.70D。猴用于视觉系统研究所得实验结果更可靠,更接近于人类,但伦理审批过程复杂,很难用于大样本实验。且其价格昂贵,饲养成本高,均限制了其应用。

因为在建造近视模型时,各种实验动物都各有优缺点,研究者应该根据研究的特点来选择合适的动物。

二、近视模型建立方法

幼年动物正视化完成前,视觉系统尚未发育完善,可塑性强,在短期内即可诱导出显著的近视。近年来已成功建立了多种动物的实验性近视眼模型,诱导方法有很多种,从其引起的视觉变化来说可分为两大类,即形觉剥夺性近视和光学离焦性近视。

(一)形觉剥夺性近视模型

由各种原因引起的形觉剥夺可诱发视觉障碍,包括形成近视。1977 年,Wiesel 等由此创立形觉剥夺性近视(FDM)学说。采用各种方法,如缝合眼睑、遮盖眼睛、制造角膜混浊等,造成人为的视觉障碍,避免影像成像在视网膜上,使动物眼不能得到清晰物像,让处于发育过程中的幼年动物失去外界物体形觉刺激,降低对比度,又由于正视化功能的存在,引起动物眼轴异常延长,形成近视。此类动物模型即为形觉剥夺性近视模型。

1. 眼睑缝合法

眼睑缝合法是经典的有效的已被广泛应用的方法,单眼缝合即可产生近视,对侧眼可作为对照进行对比研究,不影响动物进食和活动。但眼睑缝合可能对动物眼睑造成损伤、缝线脱落、局部感染的风险,且长期的人为眼睑闭合会压迫角膜,引起角膜曲率半径的改变,还可能降低巩膜的抵抗力,引起眶区及眼本身温度升高,导致眼球过度增长。

2. 眼罩遮盖法

将半透明眼罩用强力胶水黏附或缝合在实验动物右眼周围的皮肤或羽毛上,并在眼罩周围留有狭长缝隙供透气或注药用,对照眼不做任何处理。每天定时观察数次,直至实验结束。

3. 制造角膜混浊

应用物理或化学方法人为损伤实验动物角膜,引起角膜混浊或形成角膜白斑,使动物眼不能得到清晰物像,人为造成视觉障碍。注意防止过度损伤角膜,导致炎症反应过重,甚至形成眼内炎。

(二)光学离焦性近视模型

人类近视眼大多是由于近距离工作增多、光照、遗传、饮食等多种因素造成,而形觉剥夺性近视类似于临床上眼睑下垂、幼年白内障、角膜混浊等疾病引起的轴性近视,故与人类近视眼之间存在差距。而光学离焦性近视模型符合人类近视生理机制,对于阐明近视眼的发病机制有重要意义。采用各种诱导方法使物像聚焦于视网膜后方,造成物像在其视网膜上形成远视性光学离焦,引起调节过度。通过巩膜途径和脉络膜途径的调控,使眼球代偿性生长。当眼轴增长到吻合其离焦后的焦点才停止,形成近视眼。具体诱导方法有很多,如佩戴眼镜、PRK法、近距注视、小空间饲养等。

1. 佩戴眼镜

通过给实验动物佩戴一负性球镜,如框架眼镜、软镜、硬镜等,从而使物体成像于视网膜之后,无法在视网膜上形成清晰的像。在凹透镜诱导的光学离焦过程中,由于正视化功能的存在,通过自身调控,形成远视性离焦,眼轴增长加快,最终使视网膜得到清晰的成像,产生相对近视。此类方法诱导形成的近视即为透镜诱导性近视。

2. 角膜散光

散光也是一种不同形态的模糊影像及离焦现象,将小于–2.00D近视散光镜片固定于实验动物眼前,或用激光手术方法造成角膜近视性散光,饲养一段时间后,散光和近视都有所增加。如永丰等于1994年采用手术的方法使角膜产生高度散光,2周后眼轴变长,而变长的区域和其相对应的近视度较高的轴向相对应。

3. PRK 法

采用准分子激光屈光性角膜切削术切削动物眼角膜,使其变平,改变角膜屈光力,使其产生远视性离焦,通过自身调控,眼轴增长加快,最终使视网膜得到清晰的成像,产生相对近视,造成实验性近视动物模型。

4. 限制视线距

大量近距离工作和学习是人类后天获得性近视眼的最大危险因素,应用此方法建立的行为学近视眼动物模型能很好地模拟青少年获得性近视形成过程,在人类获得性近视眼病因及机制研究中比其他类型的动物模型更具有优势。此类模型多选择幼年恒河猴等灵长类作为实验动物,应用动物注视行为训练系统让它学会端坐、注视、学习等正确反应后,模拟人类持续近距离工作的理想环境,给予一定强度的视近负荷,观察持续近距离工作对幼年恒河猴眼球发育影响,探讨近距离工作与人类获得性近视眼关系。

5. 小空间饲养

有报道将幼小实验动物饲养在狭小空间可以诱发近视眼,小空间饲养是一种潜在的行为学近视眼动物模型的建立方法,其高度模拟人类青少年近视眼发病过程。贾锐锋等于1987年将小鸡饲养于狭小的实验笼内,视距5~10厘米,迫使小鸡从沙中选食,解开腿上绳结,饲养15周,结果实验组较对照组远视度数下降较多,即向近视方向发展较快。Miles等于1990年实验发现,在低天花板下饲养的鸡,会在相对应的区域有更多的近视性漂移。

实验性近视模型的建立使得对近视的发生、发展有了进一步了解,但目前建立的动物模型还不是理想的动物模型,今后研究的目标是建立全真模拟人类近视发生过程的动物模型,以期更好地研究人类近视发病机制并提出有效地防治措施。

三、巩膜机制在近视眼形成及发展中的作用

动物实验性近视眼和人类近视眼的巩膜均有胶原纤维的改变或异常,并出现眼轴延长,在近视眼发展过程中,巩膜起着重要的调节眼轴长度的作用。

鸡形觉剥夺性近视眼模型眼巩膜组织形态学研究发现,遮盖眼巩膜形态学的改变

主要集中在后极部,巩膜软骨层胶原增多,软骨增厚,纤维层胶原减少而纤维层变薄,赤道部及其他部位变化不明显。而哺乳动物形觉剥夺性近视眼模型眼巩膜组织形态学研究发现,蛋白聚糖含量降低,胶原等胞外基质含量较少,使得巩膜变薄,更易于延展而发生轴性近视。实验结果不同的原因在于鸡近视眼巩膜的变化主要在软骨层,而哺乳动物的巩膜不具备该层。

人类正常巩膜纤维以相互交织和板层两种形式存在,交织状态占优势。近视眼的巩膜多为板层结构,且比正常薄,巩膜纤维明显变细,直径大小差别增大,纤维横截面呈现异常的锯齿样、星状纤维者明显增多。近视眼巩膜超微结构的主要变化是胶原纤维进行性破坏,继而亲和胶原分子内的蛋白多糖键破坏而发生微原纤维分解。其分解程度随近视程度的增加而增加,使巩膜变薄。巩膜胶原的代谢障碍、巩膜后极部硬度降低而发展成近视眼。因此,控制巩膜抵抗力是调节哺乳类动物眼轴增长的主要因素,而非控制巩膜的生长。大量的动物实验显示,许多细胞外基质蛋白(ECM)和酶参与了巩膜的合成和降解,主要是基质金属蛋白酶(MMPs)及其抑制剂 TIMPs。后极部巩膜组织的动态重塑过程是 ECM 合成与降解失衡的结果。

基质金属蛋白酶(MMPs)是一系列能降解多种大分子的酶,其中 MMP-2 是主要的酶,能降解 Ⅰ、Ⅳ、Ⅴ 型胶原等。研究发现,近视的发生往往伴有 MMP-2 表达升高,导致后部巩膜胶原降解增加进而巩膜变薄。因此,MMP-2 是调控近视眼后部巩膜重塑的重要基因,在近视发生、发展中起着重要作用。基质金属蛋白酶特异性抑制剂 2(TIMP-2)是 MMP-2 的特异性抑制剂。在正常生理状态下,TIMP-2 与 MMP-2 维持动态平衡,能有效抑制 MMP-2 的表达。

Rada 等研究发现,鸡形觉剥夺眼后极部巩膜 MMP-2 活性明显高于对照眼,而金属蛋白抑制因子(TIMP-2)下降。当去除组织中的 TIMP-2 时,对照眼巩膜 MMP-2 活性增高程度明显高于剥夺眼。在近视鸡眼中,MMP-2 升高,TIMP-2 下降,巩膜纤维层变薄,提示后极部巩膜 MMP-2 参与了鸡眼巩膜纤维层厚度的调节,且 MMP-2 和 TIMP-2 表达水平的改变破坏了后极部纤维巩膜合成和分解代谢之间的平衡。眼巩膜塑形中起重要作用。Guggenheim 等用树鼩做了同样的实验,发现对照眼中的 MMP-2 以非活性形式存在,遮盖眼中的活性 MMP-2 含量较对照眼高,去除剥夺因素后,原遮盖眼中的活性 MMP-2 含量明显低于对照眼。视觉诱导导致的这些分子的选择性改变,再次证明,在哺乳动物实验性近视的形成和恢复中,存在巩膜主动塑形,从而改变眼球机械抵抗力,最终导致眼球前后径延长和近视发展。

四、脉络膜机制在近视眼形成及发展中的作用

有研究表明,鸡形觉剥夺性近视眼遮盖眼脉络膜明显变薄,毛细血管稀疏松散,网眼增大且不规则,管径变小,邻近血管间孔中心距离增大。早期去除遮盖后,脉络膜血流量加快,后期脉络膜厚度增加,与对照眼无明显差异。脉络膜在去除遮盖后,呈现可逆性改变,光镜下可见外层脉络膜淋巴间液增多。Hung LF 等发现,猴剥夺性近视眼脉络膜厚度变化趋势与小鸡一致,只是变化幅度较小,这可能与猴眼没有像小鸡脉络膜中发达的淋巴样腔隙有关。由此推测,脉络膜厚度的变化是一种对屈光不正的代偿方式,可部分矫正由遮盖造成的近视状态。

在实验性近视眼形成及发展过程中,存在脉络膜厚度变化,其机制较为复杂。目前,研究表明,影响脉络膜厚度的因素主要有以下几方面。

(一)脉络膜血管血流变化

研究发现,在鸡形觉剥夺性近视眼诱导和恢复过程中,遮盖眼脉络膜血流低于正常对照眼,去遮后,血流明显增加,且早于脉络膜厚度增加,前者持续时间较后者短。而Fitzgerald 等认为,在近视恢复过程中,脉络膜厚度的增加继发于脉络膜毛细血管血流量的增加。以上研究表明,脉络膜血管血流量增加可能通过促进小鸡脉络膜内发育良好的淋巴样腔隙充盈,导致脉络膜扩张、增厚。

(二)脉络膜毛细血管通透性的变化

研究发现,在鸡形觉剥夺性近视眼模型中,遮盖眼、对侧眼、去遮盖眼脉络膜上腔液中蛋白质浓度分别是血浆蛋白质浓度的 1.5%、9% 和 30%,说明遮盖眼脉络膜血管通透性下降,去遮盖后,通透性上升。组织病理学研究发现,遮盖眼脉络膜大血管阻塞,毛细血管内皮细胞窗孔缺乏,去遮盖后,毛细血管内皮细胞窗孔密度增大,细胞间紧密连接数量下降。

(三)视网膜色素上皮层的影响

视网膜色素上皮层内连视网膜神经上皮层,外连脉络膜,视网膜色素上皮对脉络膜毛细血管的结构和功能产生影响。研究发现,多巴胺可以通过 RPE 细胞基底外侧部的氯离子通道的开闭影响视网膜电生理,并调节视网膜到脉络膜的液流量,从而使脉络膜发生相应厚度改变,导致眼轴延长。此外,通过向玻璃体腔内注射 L-鸟氨酸破坏视网膜色素上皮细胞,可引起脉络膜毛细血管萎缩。因此,RPE 在调节脉络膜毛细血管结构和功

能方面确实起到一定作用。

(四)细胞外基质蛋白的变化

在鸡形觉剥夺性近视眼模型中，脉络膜的厚度变化还受其细胞外基质中糖胺多糖(GAG)水平的影响。研究发现，在近视代偿期及近视恢复期，鸡眼后极部脉络膜GAG合成均增加，GAG增加使细胞外基质的渗透压增加，引起水分子被动扩散导致脉络膜增厚。

另有研究发现，遮盖眼后极部脉络膜蛋白多糖合成下降，而去遮盖后，蛋白多糖、白蛋白合成增加，使脉络膜血管外胶体渗透压升高，有助于血管内液体向外转移，脉络膜液体成分增加，导致脉络膜增厚。

五、视网膜机制在近视眼形成及发展中的作用

越来越多的研究表明，眼球本身可以调节近视的发生和发展，可不依赖中枢而独立发挥作用，且视网膜是近视眼球异常生长的诱导者。视网膜感光细胞能感受和解码外界传来的视觉信息，并转换成生物信号，释放出多种神经递质或调质，作用于下游的脉络膜和(或)巩膜，同时，也受到下游的反馈调节及全身某些分子的调节，并最终导致眼球前后径延长。

(一)视网膜神经递质与实验性近视眼

1. 多巴胺

多巴胺是由视网膜无长突细胞释放的，起着神经递质和调质的作用，其代谢活动与视觉系统许多神经生理活动有关。近视眼患者人体血清中多巴胺含量均明显低于正常对照组。形觉剥夺近视实验证明，视网膜多巴胺浓度下降，玻璃体腔变长，巩膜伸展变薄，眼轴伸长。而局部应用多巴胺兴奋剂阿扑吗啡可以阻断形觉剥夺性近视的发生，可见多巴胺的释放与眼轴的生长呈负相关，其抑制效果呈剂量依赖性，最高剂量可完全阻止眼轴伸长。多巴胺抑制剂氟哌啶醇也可抑制眼轴伸长，说明多巴胺并非调节眼轴伸长的最终因素。

2. 胆碱能

眼内的胆碱能系统包括视网膜内的无长突细胞和副交感系统。阿托品是非特异性胆碱能受体阻滞剂，其用于控制人类近视眼进展已有几十年历史。此外，还有特异性M1、M2、M3受体。

在形觉剥夺近视动物实验中,玻璃体腔注射阿托品和特异性胆碱能 M1 受体阻滞剂哌仑西平均减弱了眼轴生长, 而注射特异性胆碱能 M2、M3 受体阻滞剂均没有效果,虹膜和睫状肌均不存在 M1 受体。因此,阿托品不是通过放松睫状肌控制眼轴生长。而破坏无长突细胞及视网膜 M 受体和胆碱酯酶活性后,阿托品仍可抑制眼轴生长,说明视网膜无长突细胞和 M 受体并不参与眼轴生长的视觉调节。目前,多数学者认为,阿托品对近视的阻断作用是通过作用于视网膜外组织, 如脉络膜、视网膜色素上皮及巩膜等 M 受体,或通过非胆碱能系统抑制眼轴生长,而非调节途径。

3. 氧化亚氮

氧化亚氮(NO)是一种气态神经递质,参与视觉信息的整合和传递,在神经系统发育和可塑性方面具有重要作用。氧化亚氮合成酶(NOS)具有三种同工酶:b-NOS、e-NOS 及 i-NOS,均可在光感受器层的外部、RPE 层的内外层及脉络膜表达,仅 b-NOS 定位于网膜的外颗粒层。

在控制形觉剥夺性近视眼发展中,NO 可能通过以下途径发挥作用:①可以通过抑制 b-NOS,减少 NO 的合成,改变视网膜内层的神经活动,而控制形觉剥夺性近视眼发展。②形觉剥夺性近视眼可以归结为 i-NOS 减少的结果,从而降低了弥散性 NO 产生,减弱了对鸡巩膜软骨细胞的抗增殖作用,而导致玻璃体腔延长,眼轴增长。

4. 血管活性肠多肽

血管活性肠多肽(VIP)存在于视网膜无长突细胞,是视网膜上参与眼球生长的多肽, 在形觉剥夺性近视中的视网膜上,VIP 含量显著升高, 其基因表达也存在上升性调节。眼内注射 VIP 可以减轻,但不能完全抑制形觉剥夺性近视的形成。进一步研究发现,外源性 VIP 在体外不稳定,易被水解为一些小片段,其具有 VIP 拮抗剂性质。因此,VIP 对形觉剥夺性近视的部分抑制作用,可能是源于 VIP 拮抗剂的作用。

5. 五羟色胺

五羟色胺(5-HT)有神经递质功能。五羟色胺能改变视网膜无长突细胞的信号传递,增加眼压,收缩眼内血管,促进有丝分裂。研究发现,五羟色胺对透镜诱导性近视有诱发作用,而且对形觉剥夺性近视无显著作用,具体的传递机制不清楚。George A 等给近视形觉剥夺模型和离焦模型的小鸡玻璃体腔注射 5-HT 受体抑制剂、选择性 5-HT2 受体抑制剂及 5-HT 来观察它们对眼球增长的影响,结果 5-HT 受体抑制剂抑制离焦模型眼球增长约一半,而对形觉剥夺模型没有影响。选择性 5-HT2 受体抑制剂对抑制离焦模型眼球增长有轻度影响。这个结果显示,控制 5-HT 系统可以改变眼球增长过程,但目前不清楚具体传递过程。

6. 脑啡肽

脑啡肽是视网膜无长突细胞内存在的另一种神经肽。将外源性阿片激动剂吗啡与拮抗剂纳洛酮分别注入玻璃体内,发现纳洛酮抑制了 FDM,而吗啡则对 FDM 无影响。用免疫组化法检测视网膜脑啡肽水平,在正常情况下,发现明适应与暗适应时,视网膜无长突细胞所含脑啡肽水平存在差异,纳洛酮可减少这种差异。由此推测,脑啡肽如同视网膜上其他的神经肽,可能在 FDM 的形成过程中发挥一定的作用,而纳洛酮则改变了暗环境下无长突细胞释放脑啡肽的水平, 从而抑制了 FDM。阿片类物质还可以作用于 N–甲基–D–天冬氨酸(NMDA)受体,NMDA 受体拮抗剂也抑制了 FDM。由此,我们可以初步认定脑啡肽与 FDM 的相关性,而且其作用机制可能与非阿片受体有关。

7. 视黄醛

视黄醛是维生素 A 的代谢产物, 在脊椎动物的眼球发育中具有多种不同的重要作用。研究表明,视黄醛在实验性近视的发生、发展过程中具有重要作用。

动物实验研究结果表明,近视发生时,视网膜、脉络膜和巩膜的视黄醛代谢过程均有改变。鸡眼形觉剥夺 5 天后,视网膜视黄醛的含量持续升高,如视黄醛与转化生长因子 β 联合使用,与单独使用转化生长因子 β 相比,可明显增强巩膜软骨细胞的增殖而抑制巩膜成纤维细胞的增殖。而在视网膜光学离焦实验中,发现–15 D 球镜引起视网膜视黄醛含量升高,脉络膜视黄醛含量下降;相反,+15 D 球镜引起视网膜视黄醛含量下降,脉络膜视黄醛含量升高;外源性视黄醛引起视网膜内源性视黄醛含量增加 100 倍,眼球长度是对照组的 2 倍。由上可知,外源性视黄醛可促进眼球眼轴伸长,视网膜视黄醛比脉络膜视黄醛作用更强。

(二)神经生长因子与实验性近视眼

近年来,生长因子在实验性近视形成与发展中的作用逐渐受到研究者的关注,在动物实验近视模型和细胞中发生改变,可以调控眼球增长,成为近视眼研究的热点。

1. 转化生长因子

转化生长因子(TGF)分 TGFα 和 TGFβ 两类。TGFβ 是一个多功能的细胞活素类物质,在组织再生、细胞分化、胚胎发育、免疫反应中,均起重要作用。其中的 TGFβ 又分 3 种亚型,分别是 TGFβ1、TGFβ2 和 TGFβ3。这 3 种亚型在巩膜和脉络膜中都能检测到,在视网膜上,TGFβ1 和 TGFβ3 主要分布在双极细胞、无长突细胞、神经节细胞,而 TGFβ2 主要分布在无长突细胞、神经节细胞。研究发现, 近视的发生发展主要与 TGFβ 相关,

TGFβ 能刺激 RPE 和成纤维细胞的基因转录,增加细胞外基质的合成和分泌,减少降解细胞外基质的蛋白酶合成,增加其抑制因子的合成。在近视发生过程中,TGFβ 具有通过改变巩膜细胞的表型,使巩膜产生较强的收缩性,降低 TGFβ 表达,导致巩膜细胞外基质改变,巩膜重塑,引起近视。还有研究发现,TGFβ1 能够抑制 MMP 的表达,打破 MMP/TIMP 之间的平衡,在视觉剥夺近视动物模型中 TGFβ 下调,使得 MMP 对细胞外基质降解增加,细胞外基质的胶原、蛋白多糖减少,巩膜变薄,导致近视。

2. 碱性成纤维细胞生长因子

碱性成纤维细胞生长因子(bFGF)是成纤维细胞生长因子家族的重要成员。其是一种促有丝分裂的生长因子,位于基底膜和血管的内皮下细胞外基质,刺激血管内皮细胞释放降解细胞外基质的蛋白酶。在视网膜、脉络膜内皮细胞和巩膜中,均可检测到 bFGF 在蛋白和 mRNA 水平的表达。

研究发现, 在树鼩近视发生过程中,bFGF 表达改变不大, 但巩膜中 bFGF 受体 FGFR1 表达上调。在近视恢复过程中,FGFR1 下调,推测 bFGF 在眼球增长过程中参与调控巩膜重塑。此外,bFGF 和 TGFβ 分别在巩膜的生长中起"停止"和"启动"信息作用,如两者失衡则导致巩膜的异常生长。

3. 表皮生长因子

表皮生长因子(EGF)是一种低分子多肽,在调控细胞生长、增殖和分化中起重要作用。EGF 主要通过其受体酪氨酸激酶家族的 EGFR 起作用,EGFR 酪氨酸磷酸化后,激活 ERK/MAPK 通路启动信号转导,使得细胞内的钙水平上升,糖酵解和蛋白质合成及特定基因的表达增加,最终引起 DNA 合成和细胞增殖。闫峰等实验结果表明,EGF 可以促进人视网膜色素上皮细胞的增生和移行。Barsthi 等研究表明,EGF 参与巩膜成纤维细胞的增殖、分化,进而影响到巩膜的重新塑形。EGF 在视网膜和巩膜都表达,因此表明,EGF 可能既在视网膜–巩膜的信号通路中起作用,又直接参与巩膜的重塑。

4. 胰岛素样生长因子

胰岛素样生长因子(IGF)是机体最重要的生长因子之一。IGF 家族由两种多肽类生长因子(IGF-1,IGF-2)、两类受体(IGF-1R,IGF-2R)和 6 种结合蛋白组成。IGF-1、IGF-2 基因广泛表达于神经视网膜、视网膜色素上皮、脉络膜和巩膜中。IGF 主要是通过刺激有丝分裂、诱导细胞的增殖和分化从而促进机体的生长发育,其生物学作用需要特异性的 IGF-1R 和 IGF-2R 介导来完成。

邓志宏等在对鼠形觉剥夺性近视眼的研究发现,遮盖 14 天后,实验眼的眼轴明显延长,形成近视。去遮盖 7 天后,近视屈光度减低,眼轴增长减缓。随着遮盖时间的延长,后极部视网膜 IGF-l R 表达水平明显上调,去遮盖后,表达水平降低。形觉剥夺 14 天后,IGF-1R 反义寡核苷酸注射眼的近视屈光度显著减低,眼轴变短,后极部视网膜 IGF-1R mRNA 和蛋白质表达水平均明显下调。

当 FDM 眼玻璃体腔注射重组人胰岛素样生长因子 2 rhIGF-2 后,近视屈光度增加,眼轴延长,在一定范围内(1~100 ng),随 rhIGF-2 注射量增加,近视屈光度明显增加,眼轴显著延长,存在正向量效关系。但 rhIGF-2 玻璃体腔注射对豚鼠非遮盖眼的屈光度和眼轴长度无影响,提示 rhIGF-2 在形觉剥夺存在的条件下,可促进形觉剥夺性近视的发展,rhIGF-2 对 FDM 的促进作用是由于 FDM 眼 IGF 受体表达明显增加。当 rhIGF-2 注射入玻璃体腔后,眼内总的 IGF-2 量增加,增加的 IGF-2 通过与其受体结合,启动下游的信号通路,作用于巩膜效应器,从而促进眼轴增长,导致近视发展。

5. 神经生长因子

神经生长因子(NGF)具有调控神经元和非神经元的分化、增殖和维持其功能的双重作用。NGF 通过结合神经元表面两类受体(跨膜酪氨酸激酶受体 TrkA 和低亲和力神经营养因子受体 p75NTR)而起作用。TrkA 能转换 NGF 存活和分化信号,是 NGF 的功能性受体。p75NTR 是肿瘤坏死因子受体超家族成员,NGF 与 p75NTR 结合后,能产生细胞毒效应。

神经生长因子在视网膜感光细胞、视网膜神经节细胞、双极细胞三级神经元均有表达。Nastri 在持续光照条件下建立鸡近视模型,将由兔获得的抗鼠 NGF 免疫血清通过局部点眼的方式,部分阻止了形觉剥夺眼眼轴增长。陈悦等发现,豚鼠形觉剥夺近视模型遮盖眼视网膜 NGF 和 TrkA 蛋白及核酸表达减少,而 NGF 与 TrkA mRNA 和蛋白表达的时间分布及动态变化与形觉剥夺型近视屈光度、眼轴长度变化一致,提示 NGF 与 TrkA 在形觉剥夺近视发生发展中有重要作用。

6. 肝细胞生长因子

肝细胞生长因子(HGF)是一种多功能的生长因子,其受体 c-Met 由原癌基因 c-Met 编码,具有酪氨酸激酶活性。HGF 及其受体 c-Met 存在于多种组织和细胞中。HGF 与其受体 c-Met 结合后,可激活 c-Met 发生自体磷酸化,启动下游信号转导通路的级联激活,从而调节多种组织器官的生长发育及多种病理过程。仝春梅等发现,HGF 在豚鼠近视模型 RPE 细胞中的活性升高,认为 HGF 参与了实验性近视眼的形成。另有研究证实,在体外培养的兔 RPE 细胞中 MMP-2 表达与 HGF 表达呈正相关, 近视相关因子 HGF、

MMP-2 都在 RPE 细胞中的表达增加，且 HGF 的增加更明显。由此推断，HGF 可上调 MMP-2 的表达，并增强其活性，从而导致 ECM 降解，促进眼球生长，形成近视。

六、信号传导通路

近年来，研究发现，在近视的发生和发展过程中，有许多信号通路参与。局部视网膜调控、巩膜重塑等过程，在近视的发病中起到了非常重要的作用。近视发生过程中，视网膜产生一级信号，其作用于视网膜色素上皮细胞(RPE)和葡萄膜细胞，使之产生下一级的生化物质(称为二级信使)，再作用于巩膜，导致巩膜变薄、细胞外基质(ECM)减少、巩膜胶原纤维直径变小等病理性改变，从而引起眼轴延长和近视性屈光改变。许多信号通路参与了以上过程的调节，但研究主要就局限于细胞学实验和动物实验水平，动物模型多为近视模型，针对高度近视的研究较少见。其中参与近视发生发展实验研究的几种信号通路主要有以下几类：TGF-β-Smad 信号系统、氧化亚氮-环磷酸鸟苷信号通路、Sonic hedgehog 信号通路、Stat3 信号通路、IGF 及其相关信号通路，还有其他一些信号通路参与近视的形成过程，如丝裂原活化蛋白激酶通路、Rho/ROCK 信号通路等。在 Sonic hedgehog 信号通路中，Shh 基因正好位于第三个高度近视基因位点(7q36)内，提示 Shh 亦可能是高度近视的候选基因之一，Shh 可能参与了出生后对眼球发育及近视眼发生的调控。

近视作为一个多因素共同参与调节的病理过程，多种信号通路及信号通路间的相互作用与其发生和发展密不可分。视网膜调控机制更是通过多条信号通路调节近视的发生和发展。目前，国内外对近视发生过程的研究多局限于单一信号通路的作用，而对各信号通路间的相互作用研究甚少。因此，在研究确切的信号通路参与近视发生发展过程的基础上，加深对多种信号通路之间的相互作用的研究，对揭示近视的发病机制将有着非常重要的意义。

参考文献

1. 胡诞宁. 近视眼学. 北京：人民卫生出版社，2009.

2. 张金嵩. 高度近视. 北京：人民卫生出版社，2013.

3. Raman M, Chen W, Cobb MH.Differential regulation and properties of MAPKs.Oncogene, 2007, 26: 3100–3112.

4. Hashemi H, Rezvan F, Beiranvand A, et al. Prevalence of Refractive Errors among High School Students in Western Iran. J Ophthalmic Vis Res, 2014, 9(2):232–239.

5. Koh V, Yang A, Saw SM, et al. Differences in prevalence of refractive errors in young Asian males in Singapore between 1996–1997 and 2009–2010.Ophthalmic Epidemiol, 2014, 21(4):247–255.

6. Ziaei H, Katibeh M, Solaimanizad R, et al. Prevalence of refractive errors; the yazd eye study.J Ophthalmic Vis Res, 2013, 8(3):227–236.

7. Kim EC, Morgan IG, Kakizaki H, et al. Prevalence and risk factors for refractive errors: Korean National Health and Nutrition Examination Survey, 2008–2011.PLoS One, 2013, 8(11):80361.

8. Yoo YC, Kim JM, Park KH, et al. Refractive errors in a rural Korean adult population: the Namil Study.Eye (Lond), 2013, 27(12):1368–1375.

9. Gursoy H, Basmak H, Yaz Y, et al. Vision screening in children entering school: Eskisehir, Turkey.Ophthalmic Epidemiol, 2013, 20(4):232–238.

10. Lee JH, Jee D, Kwon JW, et al. Prevalence and risk factors for myopia in a rural Korean population.Invest Ophthalmol Vis Sci, 2013, 54(8):5466–5471.

11. Pan CW, Zheng YF, Anuar AR, et al. Prevalence of refractive errors in a multiethnic Asian population: the Singapore epidemiology of eye disease study.Invest Ophthalmol Vis Sci, 2013, 54(4):2590–2598.

12. Pan CW, Klein BE, Cotch MF, et al. Racial variations in the prevalence of refractive errors in the United States: the multi-ethnic study of atherosclerosis.Am J Ophthalmol, 2013, 155(6):1129–1138.

13. Jung SK, Lee JH, Kakizaki H, et al. Prevalence of myopia and its association with body stature and educational level in 19-year-old male conscripts in seoul, South Korea.Invest Ophthalmol Vis Sci, 2012, 53 (9):5579–83.

14. Pan CW, Zheng YF, Wong TY, et al. Variation in prevalence of myopia between generations of migrant indians living in Singapore. Am J Ophthalmol, 2012, 154(2):376–381.

15. Rezvan F, Khabazkhoob M, Fotouhi A, et al. Prevalence of refractive errors among school children in Northeastern Iran. Ophthalmic Physiol Opt, 2012, 32(1):25–30.

16. Tan CS, Chan YH, Wong TY, et al. Prevalence and risk factors for refractive errors and ocular biometry parameters in an elderly Asian population: the Singapore Longitudinal Aging Study (SLAS). Eye (Lond), 2011, 25(10):1294–1301.

17. Ezelum C, Razavi H, Sivasubramaniam S, et al. Refractive error in Nigerian adults: prevalence, type, and spectacle coverage. Invest Ophthalmol Vis Sci, 2011, 52(8):5449–5456.

18. Pan CW, Wong TY, Lavanya R, et al. Prevalence and risk factors for refractive errors in Indians: the Singapore Indian Eye Study (SINDI).Invest Ophthalmol Vis Sci, 2011, 52(6):3166–3173.

19. Allison CL. Proportion of refractive errors in a Polish immigrant population in Chicago.Optom Vis Sci, 2010, 87(8):588–592.

20. Nangia V, Jonas JB, Sinha A, et al. Refractive error in central India: the Central India Eye and Medical Study. Ophthalmology, 2010, 117 (4):693–699.

21. Sun J, Zhou J, Zhao P, et al. High prevalence of myopia and high myopia in 5060 Chinese university students

in Shanghai. Invest Ophthalmol Vis Sci, 2012, 53(12):7504–7509.

22. 石一宁, 冯丹, 杜晓琨等. 西安市 2004 年度 4~6 年级小学生动态眼屈光状况的横断面流行病学调查. 国际眼科杂志, 2007, 7(1): 224– 227.

23. 石一宁, 刘耀梅, 何婷等. 西安市城区所重点中学初中一年级学生动态眼屈光状况的横断面流行病学调查. 临床眼科杂志, 2005, 13 (3):224–227.

24. 石一宁, 宋国玲, 杜晓琨等. 西安市城区重点中学 2002~2004 年度高中一年级学生动态眼屈光状况的横断面流行病学调查.临床眼科杂志, 2005, 13(4):349–352.

25. 李晶晶, 徐亮, 李建军等. 北京城乡限定区域人群屈光不正患病率调查.眼科, 2007, 16(3):206–211.

26. 栾兰, 姚勇, 傅东红等. 无锡市 50 岁以上人群高度近视眼流行病学调查. 中国实用眼科杂志, 2013, 31 (5):635–640.

27. 谢田华, 樊莹, 邹海东. 上海市北新泾街道老年人高度近视眼的流行病学调查. 中华眼底病杂志, 2009, 25(5):368–371.

28. Gwiazda J, Thorn F, Bauer J, et al. Myopic children show insufficient accommodative response to blur. Invest Ophthalmol Vis Sci 1993, 34(3):690–694.

29. Nallasamy S, Paluru PC, Devoto M, et al. Genetic linkage study of high-grade myopia in a Hutterite population from south Dakta . Mol Vis, 2007, 13(2):229–236.

30. Zhang Q, Guo X, Xiao X, et al. A new locus for autosomal dominant high maps 4q22–q27 between D4S1578 and D4S1612 . Mol Vis, 2005, 11: 554–560.

31. Young TL, Ronan SM, Drahozal LA, et al. Evidence that a locus for familial high myopia maps to chromosome 18p.Am J Hum Genet. 1998 Jul;63(1):109–128.

32. Guo X, Xiao X, Li S, et al. Nonsyndromic high myopia in a Chinese family mapped to MYPI:linkage confirmation and phenotypic c:haracterization. Arch Ophthalmol, 2010, 128(11):1473–1482.

33. Han W, Leung KH, Fung WY, et al. Association of PAX6 polymorphisms with high myopia in Han Chinese nuclear families. Invest Ophthalmol Vis Sci, 2009, 50(1):47–56.

34. Simpson CL, Hysi P, Bhattacharya SS, et al. The Roles of PAX6 and SOX2 in Myopia: lessons from the 1958 British Birth Cohort. Invest Ophthalmol Vis Sci, 2007, 48(10):4421–4425.

35. Hornbeak, Young. Myopia Genetics: A review of current research and emerging trends. Curr Opin Ophthalmol, 2009, 20(5):356‒362.

36. Cohen Y, Belkin M, Yehezkel O, et al. Dependency between light intensity and refractive development under light-dark cycles. Exp Eye Res, 2011, 92（1）:40–46.

37. Ip J M, Saw SM, Rose KA, et al. Role of near work in myopia: findings in a sample of Australian school children. Invest Ophthalmol Vis Sci, 2008, 49（7）:2903–2910.

38. Smith EL, Ramamirtham R, Qiao-Grider Y, et al. Effects of foveal ablation on emmetropization and form-deprivation myopia . Invest Ophthalmol Vis Sci, 2007, 48(9): 3914–3922.

39. Sng CC, Lin XY, Gazzard G, et al. Peripheral refraction and refractive error in Singapore Chinese children[J].

Invest Ophthalmol Vis Sci, 2011, 52(2):1181–1190.

40. Wallman J, Gottlieb MD, Rajaram V, et al. Local retinal regions control local eye growth and myopia . Science, 1987, 237(4810):73–77.

41. 谢新明, 何浩明, 王杰毅等. 青少年近视患者血清微量元素测定的临床意义. 淮海医药, 2003, (4):23.

42. Miles FA, Wallman J. Local ocular compensation for imposed local refractive error. Vision Res, 1990, 30(3):339–349.

43. Fitzgerald ME, Wildsoet CF, Reiner A.Temporal relationship of choroidal blood flow and thickness changes during recovery from form deprivation myopia in chicks. Exp Eye Res, 2002, 74(5):561–570.

44. Hung LF, Wallman J, Smith EL.Vision-dependent changes in the choroidal thickness of macaque monkeys. Invest Ophthalmol Vis Sci. 2000, 41(6):1259–1269.

45. Pendrak K, Papastergiou G, Lin T, Laties AM, Stone RA. Choroidal vascular permeability in visually regulated eye growth. Exp Eye Res. 2000, 70(5):629–37.

46. Junghans BM, Crewther SG, Liang H, Crewther DP. A role for choroidal lymphatics during recovery from form deprivation myopia? Optom Vis Sci. 1999, 76(11):796–803.

47. George A, Schmid KL, Pow DV.Retinal serotonin, eye growth and myopia development in chick.Exp Eye Res, 2005, 81(5):616.

48. Fischer AJ, Miethke P, Morgar IG, et al. Cholinergic amacrine cells are not required for the progression and a-tropine-mediated suppression of form-deprivation myopia. Brain Res, 1998, 794(1):48–60.

49. Seltner RL, Stell WK. The effect of vasoactive intestinal peptide on development form deprivation myopia in the chick: a pharmacolo-gical and immunocyte chemical study. Vision Res, 1995, 35(9):1265–1270.

50. Jobling AI, Gentle A, Metlapailly R, et a1.Regulation of scleral cell contraction by transforming growth factor-beta and stlress;competing role in myopic eye growth.J Biol Chem, 2009, 284(4);2072–2079.

51. Kusakari T, Sato T, Tokoro T. Visual deprivation stimulates the exchange of the fibrous sclera into the carti-laginous sclera in chicks. Exp Eye Res, 2001, 73(4):533–546.

52. Danias J, stylianopoulou F. Expression of IGF-I and IGF-II genes in the adult rat eye. Curr Eye Res, 1990, 9(4):379–386.

53. Calvaruso G, Vento R, Giuliano M, et a1. Insulin-like growth factors in chick embryo retina during develop-ment. Regul Pept, 1996, 61(1):19–25.

54. 郑瑾, 佘振珏, 周国民等. EGF 与 bFGF 对体外大鼠巩膜成纤维细胞增殖的影响. 复旦学报 (医学版), 2006, 33(3):301–304.

55. 邓志宏, 谭佳, 刘双珍等. 胰岛素样生长因子 1 受体反义寡核苷酸对豚鼠形觉剥夺性近视眼的抑制作用. 眼视光学杂志, 2009, 11(5):350–353.

56. 仝春梅, 王超英, 王彩荣等.透镜诱导型近视眼视网膜色素上皮细胞肝细胞生长因子表达的变化.中华视光学与视觉科学杂志, 2010, 12(1):53–56.

57. 王媛, 张金嵩, 王艳婷等.全反式视黄酸对兔视网膜色素上皮细胞的影响.眼科研究, 2009, 27(5):397–400.

58. Nickla DL, Damyanoava P, Lytle G.Inhibiting the neuronal isoform of nitric oxide synthase has similar effects on compensatory choroidal and axial responses to myopia defocus in chicks as does the non-specificinhibitor. Exp Eye Res, 2009, 88: 1092–1099.

59. 朱玉广, 刘双珍, 吴小影等. 视网膜内源性 NO 在形觉剥夺性近视眼中的作用研究. 湖南医科大学学报, 2003, 28: 631–634.

60. Wu J, Liu Q, Yang X, et al. Time-course of changes to nitric oxide signaling pathways in form-deprivation myopia in guinea pigs. Brain Res, 2007, 1186: 155–163.

61. Akamatsu S, Fujii S, Escano MF, et al. Altered expression of genes in experimentally induced myopic chick eyes. Jpn J Ophthalmol, 2001, 45: 137–143.

62. Kroeldrup L, Kjaergaard S, Kirchhoff M, et al.Duplication of 7q36. 3 encompassing the Sonic Hedgehog(SHH)gene is associated with congenital muscular hypertrophy. Eur J Med Genet, 2012, 55: 557–560.

63. Mechoulam H, Pierce EA.Expression and activation of STAT3 in ischemia induced retinopathy. Invest Ophthalmol Vis Sci, 2005,46:4409–4416.

64. Kesanakurti D, Chetty C, Dinh DH, et al.Role of MMP-2 in the regulationof IL-6 /Stat3 survival signaling via interaction withα5β1 integrinin glioma. Oncogene, 2013, 32: 327–340.

65. Leung KH, Yiu WC, Yap MK, et al.Systematic investigation of the relationship between high myopia and polymorphisms of the MMP2, TIMP2, and TIMP3 genes by a DNA pooling approach.Invest OphthalmolVis Sci, 2011, 52: 3893–3900.

66. Zhu ZC, Zhang JS, Ji XY, et al. Insulin-like growth factor-1 induced activation and expression of signal transducers and activators of transcription-3 in scleral fibroblast of guinea pigs. Chinese journal of ophthalmology, 2007, 43: 1125–1129.

67. Benarroch EE. Insulin-like growth factors in the brain and their potential clinical implications. Neurology, 2012, 79: 2148–53.

68. Metlapally R, Ki CS, Li YJ, et al.Genetic association of insulin-like growth factor-1 polymorphisms with highgrade myopia in an international family cohort.Invest Ophthalmol Vis Sci, 2010, 51: 4476–4479.

第二章

高度近视临床表现

第一节 高度近视症状学

一、视力

(一)单纯性高度近视

1. 远视力

平行光线经眼的屈光系统折射之后聚焦于视网膜前,因而远视力下降,一般少有其他特异性表现。视力多数在近视开始时即下降,下降速度亦如身体生长发育一样,表现为阶段性加速,但视力下降程度及其发展趋势难以预测。视力与近视屈光度之间有一定的相关性,相关系数为-0.83~-0.95。通常屈光度愈高,视力愈差,但并非绝对平行。一般说来,-6.00D 以上的近视眼裸眼视力很少达到 0.1。通过合理的光学矫正,多可获得良好的矫正远视力。单纯性高度近视矫正远视力不能达到正常水平的原因,除与明显散光、屈光参差、弱视等有关外,还有可能与验光操作误差及其他(如心理)因素等有关。角膜接触镜由于所具有的光学特点,视力矫正效果要优于普通框架眼镜。

2. 近视力

单纯性高度近视的近视力一般良好,对来自近处的分散光线具有高度适应能力,只要目标向前移动到一定距离,就能获得一个清晰的像。这不仅是由于长期适应(功能代偿)的结果,还由于从眼球的光学成像情况来看,近视所见物像要大于正视眼所见物像。因此,高度近视患者,特别是单纯性近视,发生老视(老花眼)较远视眼、正视眼,甚至低度近视眼为迟,一般不会因眼调节力减弱而视近困难,阅读时,多可摘镜。

(二)病理性高度近视

1. 远视力

发生病理性近视时,裸眼视力常严重下降,多在 0.1 以下,有的只有指数或手动的视力。最佳矫正视力下降,即使佩戴很高度数的负球镜或接触镜矫正,也不能把视力提高到正常。由于进行性黄斑区变性、萎缩,中心视力可缓慢下降。病理性近视的中心视力障碍,是由眼轴过度增长而造成的黄斑部病变所致。黄斑部病变有多种,如漆裂纹样条纹、黄斑红变、黄斑出血、Fuchs 斑、黄斑部变性萎缩、黄斑部视网膜裂孔等。也可因玻璃体后脱离,玻璃体后极部视网膜劈裂,黄斑区非孔源性视网膜脱离引起。突然视力丧失多由于黄斑区视网膜下出血,如果不伴有脉络膜新生血管,视网膜下出血吸收后,视力能自行改善。病理性近视呈近视不断加深的趋势,同样的是,眼底病变也随近视度数的加深,不断加剧。所以,病理性近视存在矫正视力不断下降的趋势,甚至终生都不能停止。一般大于−12.00D 的近视,最后可达−20.00D 以上,矫正视力均较差,其中小于 0.5 者占 62. 96%,并伴随逐渐加重的眼部病变。病理性近视很多在视觉发育早期即出现近视,甚至高度近视。特别是在发育早期未予重视,未予矫正,由于高度的屈光不正,影响了视觉细胞的有效刺激及视觉细胞的发育,容易造成弱视。

2. 近视力

近视力可正常,但如果出现眼底及晶状体的并发症,则近视力可有不同程度的下降。不同于单纯性高度近视患者,如近视力显著下降,常提示视功能损害,需要详细检查眼底,排除黄斑出血、黄斑裂孔、视网膜脱离等病变。

二、飞蚊症

近视眼经常有玻璃体变性,常于早年即可出现,年长后更加明显。玻璃体胶体解聚液化,形成的混浊物投影在视网膜上,而引起眼前黑影飘动现象,称飞蚊症。由于部位、大小、数量不同而形态多样,有诉呈点状、线状、网状或云片状;有诉眼前有如蚊虫或苍蝇飞动。以后,可发生玻璃体后脱离。眼底检查可见视盘前玻璃体内有一灰暗色环,约 1PD 大小,随眼球运动而飘移,系玻璃体位于视盘环形附着处的一圈分离。如果短期内黑影明显增多,或固定于一个方向,则应予以重视,散瞳彻查眼底,以及 B 超等相关辅助检查,排除视网膜脱离的可能性。

三、视疲劳

屈光不正引发的视疲劳一般多见于远视眼,约占 44.4%;次为散光眼,约占 38.5%;而近视仅占 11.0%。单纯性近视偶可出现视疲劳,在长时间看书写字或近距离工作后,会出现字迹模糊不清、头痛、眼胀和眼眶胀痛等不适。这是由于近视的调节与集合两者之间的矛盾所引起的。因为近视在看近物时,不用调节,但为了保持双眼单视,两眼的视轴必须集合起来。集合与调节的关系失调,即可引发调节紧张性视疲劳或肌肉痉挛性视疲劳。用眼过度可出现视疲劳及一些异常感觉,如视物变形、闪光、变色、畏光、眼干、眼痒或异物感,并可伴有眼皮沉重、眼酸胀疼痛、头痛及颈、肩部疼痛等现象,这些感觉特别容易见于有散光、屈光参差者或全身状况不佳时。为避免视疲劳,有些近视者多放弃集合,日久常可引发外隐斜或外斜视。病理性近视患者表现为不能持久视物,可伴有眼痛、头痛、恶心、失眠等,有的患者甚至不能接受佩戴眼镜矫正。严重者以眼干涩、眼周痛、前额痛、后颈痛、晕眩复视、恶心呕吐等为主要症状,以看书、写字、近距离工作、光线不好、工作持续时间长为诱发因素。

四、其他视觉异常现象

高度近视患者,可出现视物变形、重影、闪光(玻璃体牵引视网膜引起的视网膜刺激症状)和变色等感觉。为了减少眼的弥散光圈所形成的朦胧像,不少近视者多通过缩小睑裂,或通过缝隙或针孔镜的作用,减轻球面像差,增加景深来提高视力,故常表现习惯性眯眼动作。眯眼或试戴针孔镜时,近视的远视力亦可增加(平均可增加 0.287)。

第二节 高度近视眼部体征

一、外眼改变

(一)眼球突出

外观常显饱满、较大及前突。亦有人当眼球极度内转时,赤道部可出现于睑裂区。病理性近视发病早,青春期进展明显并持续加深,眼轴明显延长,伴随而来的是眼球突出度增加。单纯性近视一般没有眼球突出,而病理性近视多有眼球突出。

(二)眼位异常

近视眼由于看近时使用调节较少,常造成调节和集合功能的不平衡。久而久之,双眼集合功能减弱,从而诱发外隐斜或外斜视,其程度与近视度数呈正相关。显性外斜多数经过间歇性外斜阶段,即注视近处物体时,眼位正;注视远处物体时,双眼分开。好发于面型宽、眶距大及双眼屈光度不等者。

二、眼前段改变

(一)角膜改变

近视眼的角膜厚度薄于正视眼及远视眼,单纯性近视的角膜厚度与屈光度改变无明显相关。大于-6.00D 的近视厚度不再进一步变薄,平均约为 512μm。目前,多数欧美学者认为白人的角膜厚度与近视度数无关。Nemesur 等的研究认为, 黑人的角膜厚度与近视有关,随近视度数加重,角膜逐渐变薄。亚洲人中同样存在两种不同观点。高文婷(2004)等对中国人的角膜厚度进行测量时,发现:低度近视的角膜厚度为543.5±31.62μm, 中度近视的角膜厚度为 530.22±36.78μm, 高度近视的角膜厚度为531.23±32.73μm,超高度近视的角膜厚度为 524.44±26.04μm,可见高度近视的角膜厚度较低度近视要薄,但角膜厚度与屈光度之间无明显相关性。目前,对高度近视角膜厚度变薄的主要解释是,其中有部分患者长期佩戴角膜接触镜,但其机制尚未完全明了,大致有以下三种推测:角膜基质的慢性水肿及角膜基质成分发生了生化改变,泪液渗透压增加导致全角膜厚度变薄,慢性缺氧及慢性微小损伤导致角膜细胞凋亡增加而引起的。

Orbscan 测定角膜厚度，中度及低度近视在角膜中央区和距角膜中心 3mm 处的上方、颞上、颞下、颞侧、下方、鼻下、鼻侧和鼻上等 9 个直径 2mm 区域的角膜厚度平均值无显著性差异。角膜曲率半径前表面为 7.81mm，后表面为 6.80mm。欧洲人平均为 7.70~7.80mm，日本人为 7.40~7.50mm，朝鲜人为 7.49~7.50mm，中国人介于其间。由于角膜曲率平均小于欧洲人，故有可能用于解释亚洲人近视较多的原因。近视的角膜内皮细胞密度与正视眼相近，亦随年龄增长呈下降趋势，但与屈光度无明显关系。杨兴华根据角膜地形图所测结果，确认角膜屈光力在不同程度近视无显著性差异。但随近视度增加，角膜的非对称性增大。

(二)巩膜改变

单纯性近视无明显改变。但不同程度近视的巩膜硬度系数有显著差异（王成熙，1988）（表 2-1）。

表 2-1	近视的巩膜硬度(E)			
近视屈光度	−0.5~	−3.25~	−6.25~	>−12.00
眼数(n)	707	594	394	305
巩膜硬度 E	0.0205	0.0178	0.0156	0.0125
SD	0.0072	0.0057	0.0047	0.0042
SE	0.00072	0.00023	0.00023	0.00024

(三)前房及房角改变

前房深度是动态的状态，每天的不同时间、不同状态及不同时期，前房深度都有可能发生变化，有学者观察到这种动态变化可达 0.2mm。近视患者前房深度差异性较大，取决于年龄及屈光状况。近视大于−3.00D 者中央前房较小于−3.00D 者深 0.15mm。近视屈光度与前房深度大致呈正相关性。Gierek-Ciaciura(2006)曾对两组病理性近视的患者进行前房深度的检测，发现前房深度分别为 3.3875mm 和 3.4345mm。也有报道，高度近视的前房深度高于低度近视，屈光度介于−6.25D~−9.00D 的患者，前房深度平均值男性为 3.45mm±0.35mm、女性为 3.56mm±0.18mm，男女间无明显差异。究其原因，虹膜与睫状体变薄和萎缩至虹膜晶体隔后移，或者玻璃体液化、眼轴变长及玻璃体腔延长都是其可能因素。在形态学上,高度近视眼的前房角改变主要表现为虹膜根部附着点偏前、虹膜突增多和色素沉着。且高度近视房角宽者,明显多于远视、正视及低度近视。

(四)瞳孔改变

高度近视的瞳孔一般较正视眼及远视眼大,对光反应相对迟钝,尤其在暗处时。另外,近视者的双眼瞳孔距离平均值明显宽于远视眼。在我国,正常人的平均瞳孔直径为3.35mm。Gierek-Ciaciura 曾对两组病理性近视的患者进行瞳孔直径的检测,发现瞳孔直径分别为 5.521mm 及 5.551mm。

(五)晶体改变

高度近视眼轴变长,眼球壁变薄,眼球的血液供应差,营养代谢异常,使晶状体囊膜通透性改变,晶状体营养障碍和代谢失常,逐渐发生混浊,常为核性或后囊性混浊。一般来说,此类核性白内障发展较为缓慢。高度近视的晶状体厚度明显大于低中度近视,其厚度的增加也是近视度数发展的重要因素。此外,由于玻璃体变性,影响晶状体悬韧带,晶状体可移位,虹膜可有震颤。

(六)虹膜及睫状体改变

超高度近视可以因为晶状体完全不能支撑虹膜,而发生轻度的虹膜震颤。高度近视的睫状肌体积与儿童相似,或者完全被结缔组织替代。由于不存在调节的刺激,多数病例环形纤维结构不清。

三、巩膜与后巩膜葡萄肿

(一)巩膜

高度近视时,当眼球后部显著增长,后极部形成局限性巩膜扩张,即为后巩膜葡萄肿。一般巩膜的扩张主要集中在眼的后极部。然而,当屈光度不断加深后,巩膜变薄可以扩张到赤道部,但前部仍可保持相对正常。正常巩膜纤维以相互交织和板层两种形式存在,交织状态占优势。而近视则多为板层结构,且比正常薄。研究表明,人眼前部巩膜细胞外基质中 I 型胶原蛋白表达水平变化与高度近视明显相关,在高度近视眼前部巩膜组织中 I 型胶原蛋白水平明显降低,直接影响巩膜组织胶原纤维直径,可能产生大量直径小、不成熟的纤维,从而造成巩膜组织抗拉伸力下降,被动扩张,促进高度近视的发展。轴性近视,构成巩膜纵形纤维的纤维束变薄,纤维边缘的遮光性下降,线状条纹消失,横形纤维间相互分离,彼此孤立,且各个纤维的直径变小。这些改变,使原来完整的横形纤维束变成数个直径小、散布纵形纤维束之间彼此分离的小纤维。眼球显著扩张的巩膜,其结构更似角膜或无定形外观。因此,高度近视与正常眼相比,更容易发生变形,具有较低的承载能力。

(二)后巩膜葡萄肿

1. 相关因素

高度近视时,当眼球后部显著增长,后极部形成局限性巩膜扩张,即为后巩膜葡萄肿。其发病与年龄、病程、眼球轴长和脉络膜视网膜萎缩密切相关。后巩膜葡萄肿可能早已经存在,以后随年龄增大而逐渐加重。几乎所有高度近视都有眼轴增长及眼球后极部巩膜的显著变薄(图 2-1)。后巩膜葡萄肿形成,是由近视弧斑变薄区后陷而形成的。可发生在眼球的赤道前、赤道后或后极部,其中绝大

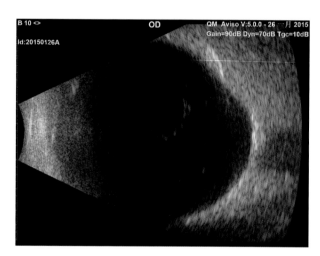

图 2-1　高度近视 B 超(右眼)后巩膜葡萄肿

多数发生在后极部,且位于视轴上,但其顶点可偏离视轴,甚至位于视神经的鼻侧。个别情况下,后巩膜葡萄肿的顶点可与视神经一致。眼球的扩张导致巩膜变薄,后巩膜葡萄肿的部位,常是眼球扩张最明显的部位。由于后巩膜葡萄肿多发生于后极部,所以后极部巩膜膨隆变薄最明显,然后依次是颞侧和鼻侧。

2. 临床表现

高度近视眼底经常出现近视弧形斑。后巩膜葡萄肿的边缘可呈斜坡或陡峭。检眼镜下陡峭的边缘出现暗棕色半月形线条,视网膜呈屈膝状爬出。有的后巩膜葡萄肿边缘似圆嵴,其上可见视网膜血管。有时,后巩膜葡萄肿有几条暗线,提示眼球向后扩张呈阶梯状凹下。暗线最常见于距视盘鼻侧 1PD 或更远,严重者可形成环形。后巩膜葡萄肿后凹的深度与大小,最好用双目立体检眼镜观察。

(1)近视弧形斑　近视眼经常出现近视弧形斑,特别是高度近视者,可于出生时存在,至青春期更为明显。80%在视盘颞侧缘,有一白色边缘清晰的弧形区,其内视网膜色素上皮和脉络膜的缺如,露出巩膜的内侧面(图 2-2)。有时,白色弧形斑外侧,还有一棕

红色弧形斑,其中含脉络膜血管与色素(图 2-3)。其产生可能与近视眼继续增长有关,由于视网膜和脉络膜组织的可延展性而远远小于巩膜组织。因此,在后巩膜葡萄肿形成过程中,视网膜与脉络膜组织受到了牵拉。在病程中,RPE 与脉络膜未能到达视盘的颞侧缘,随着萎缩程度的增加,近视弧形斑可越来越大,甚至视盘周围的视网膜色素上皮和

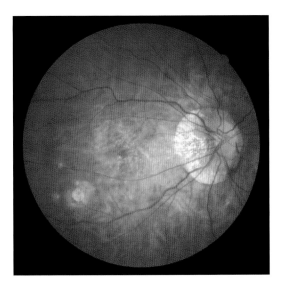

图 2-2　高度近视眼底(左眼)视盘旁弧形斑

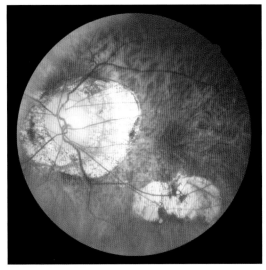

图 2-3　高度近视眼底(左眼)视盘旁弧形斑,其中可见脉络膜血管与色素

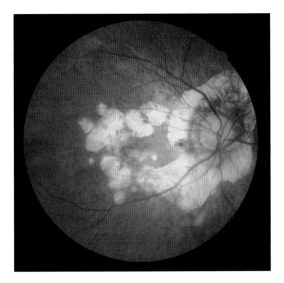

图 2-4　高度近视眼底(右眼)视盘旁环形弧形斑,脉络膜萎缩累及黄斑区

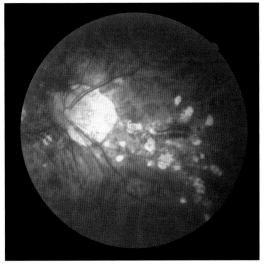

图 2-5　高度近视眼底(左眼)牵引性弧形斑,视盘长椭圆形,颞侧黄白色近视弧,后极部视网膜可见散在脉络膜萎缩斑,眼底豹纹状

脉络膜完全萎缩而形成环状弧形斑,导致后面的巩膜也可暴露出来,其宽窄变异较大,有时可达半个视盘直径。近视弧绝大多数发生在视盘颞侧。因此,近视弧形斑又称颞侧弧形斑。但又有少数弧形斑位于视盘鼻侧,这些则被称为反常性近视弧形斑(图2-4,图2-5)。由于视神经斜入巩膜,在视盘颞侧形成近视弧,而在鼻侧视网膜或视网膜脉络膜组织被牵拉,似长在视盘上,呈一处红色或棕色新月形区,使视盘鼻侧边界模糊,称牵引性弧形斑。

典型的近视弧改变是脉络膜毛细血管-Bruch膜-视网膜色素上皮复合体与视盘分离所致。这种分离中,外层的脉络膜并不一定受累。因此,在近视弧形区内,除了可看到视网膜组织外,也时常见到脉络膜大血管及色素组织。依据残留的脉络膜多少,可将近视弧分为脉络膜弧或巩膜弧。

(2)分型　后极部葡萄肿形状差异很大,不同个体之间很难进行比较。Curtin将其分为10型,即基本型5种,复合型5种。基本型葡萄肿包括葡萄肿累及后极部(Ⅰ型)、累及黄斑区(Ⅱ型)、累及视盘旁区域(Ⅲ型)、累及视盘鼻侧眼底(Ⅳ型)和累及视盘下方区域(Ⅴ型)。复合型葡萄肿是多种基本型葡萄肿共存或基本型葡萄肿的变异。Ⅵ型葡萄肿,是Ⅰ型和Ⅱ型葡萄肿的联合表现;Ⅶ型葡萄肿可见Ⅰ型和Ⅲ型葡萄肿的表现;Ⅷ型葡萄肿表现为在Ⅰ型葡萄肿的鼻侧边缘,可见围裙或阶梯样改变;Ⅸ型和Ⅹ型均可见在加深的Ⅰ型葡萄肿基础上分割为多个房室,Ⅸ型可见宽度为1~2倍视盘直径的隔膜从上到下穿越葡萄肿,Ⅹ型变异最大,可由薄的壁分为多个部分。

Hsiang等将108例(209只眼)高度近视患者分为两组:小于50岁组,大于等于50岁组,并对其葡萄肿的形态学进展情况进行随访,其中9位患者被长期随访达20年以上,以此来分析葡萄肿长期的形态学进展。结果发现,209只眼中90%具有葡萄肿。葡萄肿的患病率在年龄大的患者中明显高于年轻患者。较高级别的葡萄肿与较严重的近视性黄斑变性有关。Ⅱ型葡萄肿是全体中最突出的。然而,在年龄大的患者中,Ⅱ型葡萄肿患病率显著下降,Ⅸ型葡萄肿患病率则显著上升。与Ⅱ型葡萄肿眼睛相比,Ⅸ型葡萄肿眼睛倾向于具有更为严重的近视性黄斑变性。长期随访研究显示,Ⅱ型葡萄肿会随着年龄的增长发展为Ⅸ型葡萄肿,表明葡萄肿的形态学特征会随着年龄的增加而恶化。从Ⅱ型葡萄肿进展为Ⅸ型葡萄肿,可能会增加高度近视眼黄斑区域的机械张力,并因此导致近视性眼底损害。

3. 并发症

视网膜色素变薄时,如果组织牵拉突破极限将导致Bruch膜破裂,则呈现为龟裂样或漆裂纹样改变,有时,还可见到视网膜新生血管及新生血管破裂后导致的Fuchs斑。在病变的最后阶段,由于视网膜色素上皮、脉络膜及视网膜的广泛萎缩,眼底呈乳白色。

当颞侧的巩膜葡萄肿波及黄斑中央和中央凹时,视盘和黄斑之间的巩膜常变得非常薄,而且易出现视盘倾斜。此时,易误诊为视神经疾病。黄斑部后葡萄肿的常见并发症还包括:伴有或不伴有黄斑裂孔的中心凹视网膜脱离、黄斑劈裂。黄斑的板层及全层裂孔与视网膜劈裂有关。裂孔形成后,原先存在的视网膜浅脱离迅速扩大成视网膜全脱离。此类视网膜脱离往往发生在Ⅱ型葡萄肿患者。

四、眼后段改变

(一)玻璃体

临床上最早出现的是玻璃体混浊引起的飞蚊症,或因玻璃体对视网膜牵拉引起的刺激症状(如闪光感)。玻璃体腔延长可见于各种程度的近视,单纯性近视玻璃体腔异常不明显。病理性近视玻璃体变性发生率很高,多见于年龄较大者,检眼镜下见油滴状或线条状液化物和不均匀混浊物漂荡。随着病情进展,由于玻璃体腔延展扩张,可以发生玻璃体后脱离。此时,眼底可见一半透明、类似环状物,称 Weiss 环,它是附着于视盘边缘结构较致密的玻璃体与视盘缘分离而形成,随眼球运动而浮动,眼球静止后,逐渐回到原位即视盘前下方。玻璃体的变性使其对视网膜组织的支撑作用受到严重破坏。

正常玻璃体后皮质与内界膜紧贴,在玻璃体基底部、视盘边缘、中心凹、视网膜大血管旁与内界膜黏附力强。在解剖结构上,玻璃体后皮质、内界膜与视网膜 Müller 细胞紧密相连。当黄斑区玻璃体与视网膜粘连并发生玻璃体不完全后脱离时,就产生了牵拉力,可造成后极部视网膜劈裂,黄斑区非孔源性脱离。

(二)脉络膜

近视眼常呈豹纹状眼底。脉络膜基质变薄萎缩是高度近视主要的病理变化。因高度近视眼眼轴延长导致脉络膜和视网膜色素上皮机械性扩张变薄,暴露出脉络膜血管和血管间的色素。大的脉络膜血管常在后极部暴露。脉络膜动脉呈钩状进入眼球,静脉则呈虫样形态。在病变早期,脉络膜小血管首先受到影响,继之为大血管。由于血管闭塞使脉络膜血流量下降,脉络膜萎缩、变薄。又由于眼球向后扩展,使血管变细、变直。这些视网膜萎缩和色素上皮细胞的变化,在检眼镜下,可以看到非常明显的脉络膜血管,即临床上常称的豹纹状眼底(图 2-6)。RPE 和脉络膜色素显著变薄后,脉络膜血流供应也相应减低。有时,局部脉络膜全部缺如,视网膜外核层消失,内核层与巩膜直接

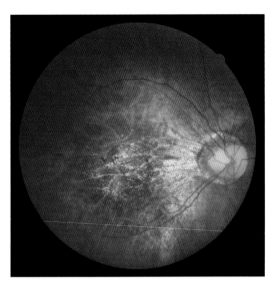

图 2-6　高度近视眼底(右眼)豹纹状眼底

相邻。可根据萎缩的范围不同,分为弥漫性视网膜脉络膜萎缩病变和局限性视网膜脉络膜萎缩病变(斑状病变)。后者又可分为黄斑区型、乳头近视弧附近型、后极部散在型等。

(三)视网膜

视网膜的病变可单独发生,亦可继发于脉络膜。视网膜萎缩区色素上皮细胞消失,同时伴有视锥视杆细胞的消失;萎缩区边缘处的色素上皮细胞可维持正常或增生。高度近视眼底,一般常有视盘倾斜、近视弧及豹纹状眼底。高度近视眼可合并漆裂纹、局限性视网膜下出血、Fuchs 斑、脉络膜新生血管形成等。

1. 视网膜变性

有研究表明,在 204 只不同年龄的高度近视眼中,1/3 有周边视网膜变性,包括格子样变性、雪球状沉着物及萎缩性视网膜裂孔。1/4 有非特殊改变,如不压迫变白、霜样变性(图 2-7)及不规则色素沉着。轴性近视导致的视网膜变性主要发生在周边部视网膜。周边部视网膜变性有三种情况:视网膜内变性、视网膜玻璃体变性和脉络膜视网膜变性等。

(1)视网膜内变性　高度近视患者中囊样变性是较为常见的一种,病理组织学上主要表现为节细胞层的变薄。因此,易形成视网膜裂孔。

(2)视网膜玻璃体变性　格子样变性是周边部玻璃体视网膜退行变性的主要特征，是一种较为严重的周边部视网膜病变。这种变性发生于近视眼并且和视网膜裂孔及裂孔源性视网膜脱离密切相关。特征

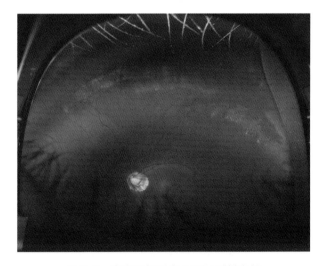

图 2-7　高度近视眼底(左眼)霜样变性

表现为环形视网膜内层变薄区,其上可见白线交错与色素紊乱。病变的部位多在颞上象限, 多数呈纺锤形纬线方向分布于赤道部或赤道部以前,2/3 位于垂直子午线 11:00~1:00,5:00~7:00。由于病变处视网膜内层局部变薄,神经纤维层消失及内界膜变薄。对应格子样变性的部位,玻璃体常局限性液化,液化的边缘处常伴不同程度的玻璃体视网膜牵拉,如有视网膜裂孔,多趋向于沿格子样变性的边缘发生。

(3)**脉络膜视网膜变性** 铺路石样变性是一种相对良性的视网膜病变,病变区主要分布在赤道与锯齿缘之间, 主要见于高度近视。眼底所见为界限清楚的视网膜变薄、脱色素区,有一色素边缘,可见其下的脉络膜血管。组织学呈现 RPE 和视网膜外层视锥、视杆细胞消失及脉络膜毛细血管萎缩。这种变性与裂孔和视网膜脱离无关,不需治疗。

2.漆裂纹改变

漆裂纹是高度近视 Bruch 膜最典型的病理变化,在后极部已有组织变性的近视眼发病最多,绝大部分发生在后葡萄肿病变的基础上。漆裂纹表现为很细的线状或星状,粗细不规则的黄白色条纹,多沿水平方向分布、单一或多条,常交叉分支或呈渔网状(图 2-8)。它们位于视网膜最深层,其边缘有细的色素颗粒。病理组织学上表现为 Bruch 膜破裂,其邻近脉络膜毛细血管和色素上皮也受波及。眼轴较长的高度近视患者发生漆裂纹的概率较高,大约有 10% 的眼轴长度大于等于 29mm

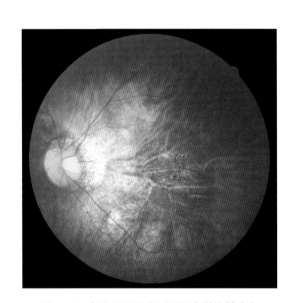

图 2-8 高度近视眼底(左眼)漆裂纹样改变

的高度近视患者发生漆裂纹, 而眼轴长度小于 29mm 的高度近视患者发生漆裂纹的概率只有 1%。有漆裂纹眼的中心视力预后难测。这是因为可能发生视网膜下新生血管膜及沿途出现局部变性,使视力受到危害。

漆裂纹的发生与发展,可并发黄斑区视网膜下出血。漆样裂纹性黄斑出血又称单纯性黄斑出血,是因新的漆样裂纹形成过程中有 Bruch 膜裂开,其牵拉邻近的脉络膜毛细血管破裂出血导致的。出血进入 Bruch 膜和视网膜色素上皮之间形成类圆形外观,多以黄斑中心凹为中心,随着时间的延长,出血的吸收,脉络膜毛细血管和 Bruch 膜破裂处的视网膜色素上皮发生萎缩及纤维组织填充,从而出现一条黄白色的漆样裂纹。因此,伴有漆裂纹的高度近视患者常于青年时代突然视力减退、视物变形,尽管出血经治疗可以吸收并伴有视力好转,但总会或多或少留下血痕,影响视力。而且日后还可在同一部位反复出血,且多沿着漆裂纹,很少位其邻近,浓密的出血可完全掩盖有关的漆裂纹,即使荧光素眼底造影也不易发现。

3. Fuchs 斑

高度近视眼底后极部出现任何黑斑均可称为 Fuchs 斑,典型表现为 1/4~1/3 单位大小、灰色或黑色、圆形或椭圆形稍隆起的斑块(图 2-9)。Fuchs 斑是由视网膜色素上皮增殖,合并脉络膜内出血或血栓而成。在长期过程中,Fuchs 斑附近常有出血,本身有时扩大变为其他形态,甚至很不规则,或分解为散在的色素斑点,但从不完全消失。在临床上, 可引起视力突然减退或视物变形等,视力无法恢复正常。病理组织学上,Fuchs 斑为大量的色素上皮堆积而成,其厚度可达脉络膜的 2/3。

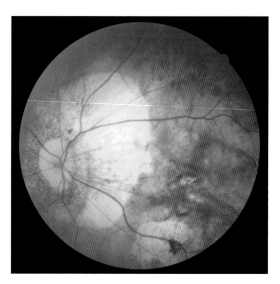

图 2-9　高度近视眼底(左眼)Fuchs 斑

4. 脉络膜新生血管

脉络膜新生血管(CNV)常见于高度近视患者,近视患者中患病率为 5%~10%,高度近视眼可高至 40.7%。黄斑出血和 Fuchs 斑代表脉络膜新生血管形成的不同过程。CNV 眼底表现为一个略反光的圆形或椭圆形黄斑病变, 通常为小的局限性病变,58%~74% 直接侵及中心凹, 其余亦距中心凹 100~300μm 以内。合并 CNV 的高度近视患者,患眼眼轴长度常大于正常人的 26.5%,还经常伴有广泛的后极部脉络膜视网膜萎缩。脉络膜变薄既是高度近视的标志,也是近视性脉络膜新生血管形成的首要促进因素。可能是由于高度近视患者眼轴变长及血供较差的原因,致使产生较小且局限的脉络膜新生血管。

近视性脉络膜新生血管的形成以浆液性视网膜脱离和视网膜下出血伴纤维膜形成特征,新生血管性黄斑出血是视力降低的主要原因,超过一半患者几年后视力低于 0.1。病程早期,黄斑中心由于血聚集而呈现一暗棕色斑点,多局限于神经视网膜,视网膜脱离常很浅,硬性渗出很少(图 2-10)。急性期后,因出血和渗出的吸收及习惯用

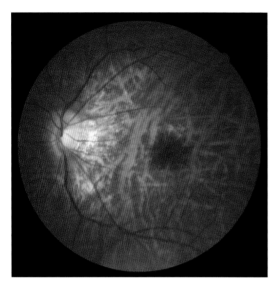

图 2-10 高度近视眼底(左眼)黄斑区出血

旁中心注视,视力可部分好转。慢性期大片的脉络膜视网膜变性区内出现 RPE 增殖,位于视网膜下新生血管膜上,即 Fuchs 斑。晚期可有机化膜形成。此外,漆裂纹的发病在有 CNV 的近视眼中高于无 CNV 者,有漆裂纹的近视眼 82% 发生 CNV;无漆裂纹者 40% 发生 CNV。在老年近视患者中,荧光素眼底血管造影显示 CNV 渗漏较多,这种渗出扩大有可能与老年黄斑变性有关。因此,有人认为只要年龄小于 55 岁者才考虑为单纯近视眼性 CNV。

5. 黄斑劈裂或黄斑裂孔

高度近视黄斑劈裂常发生于中老年伴有后巩膜葡萄肿的病理性近视患者,临床上常被误诊为视网膜浅脱离或黄斑水肿。后巩膜葡萄肿可能是高度近视黄斑区视网膜劈裂和非裂孔源性视网膜脱离发生和发展的基本因素。在后巩膜葡萄肿发展过程中,脉络膜与视网膜色素上皮因伸展性良好而随巩膜一起向后扩展,而视网膜神经上皮由于存在内界膜和血管组织而致扩展能力受限。由于黄斑中心凹不完全玻璃体后脱离或合并存在黄斑前膜,导致对中心凹前后方向牵引。当黄斑区视网膜层间的黏合力小于玻璃体和后巩膜葡萄肿导致的牵拉力时,可引起视网膜神经上皮层与色素上皮层分离或神经上皮层内部发生劈裂,多位于神经纤维层或外丛状层。当玻璃体牵拉持续存在时,可发生继发性黄斑裂孔。

黄斑劈裂和黄斑裂孔在病理组织学上表现不同,前者表现为神经上皮层之间的脱离,而后者表现为视网膜内界膜至感光细胞层发生的组织缺损。高度近视黄斑劈裂多数需借助 OCT 检查来发现,随着高分辨率 OCT 技术的发展,可以发现黄斑劈裂的特征性表现,视网膜神经上皮层被分为内外两层,两层中间见柱状反射桥接,色素上皮层前可见细的中等度反射附着(图 2-11)。研究表明,9%~20% 伴后巩膜葡萄肿的病理性近视眼会发生近视性黄斑劈裂。黄斑劈裂包括外层劈裂和内层劈裂。劈裂区常伴有局限性的视网膜浅脱离,黄斑前膜,不完全玻璃体后脱离对黄斑的牵拉、板层,甚至全层黄斑裂孔(图 2-12)。近视性黄斑劈裂的视力介于 0.05~0.8 之间,可多年保持稳定,但如伴随黄斑前膜等病变时,视力下降危险性显著增加。

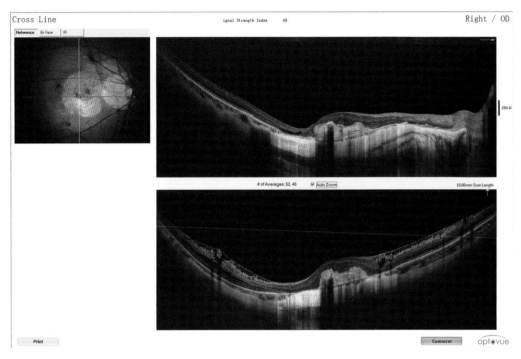

图 2-11　高度近视 OCT 显示黄斑劈裂

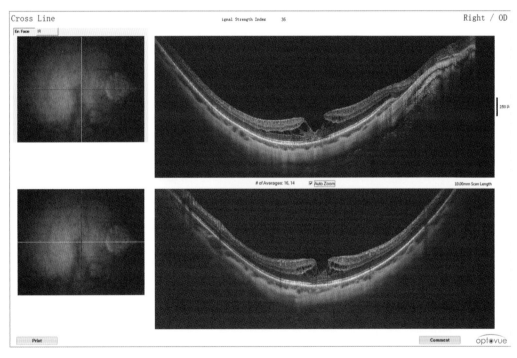

图 2-12　高度近视 OCT 显示黄斑裂孔

6. 视网膜脱离

视网膜脱离为高度近视常见并发症之一，大约有5%的近视眼发生视网膜脱离，近视程度愈高者发生的倾向愈大。高度近视眼视网膜组织因变性萎缩而变得脆弱，玻璃体后极部牵拉可引起高度近视性黄斑裂孔。几乎所有患眼黄斑区视网膜表面都有一层玻璃体后皮质，与内界膜粘连紧密，可伴随玻璃体后脱离，对黄斑区视网膜产生水平及切线方向的牵拉，与中央凹相连的玻璃体后皮质可使黄斑裂孔扩大，进一步造成后极部视网膜脱离。黄斑裂孔可与视网膜劈裂相伴，近视性黄斑裂孔可由黄斑中央凹劈裂发展而来，并逐渐演变为视网膜脱离，可经历4个阶段，即先出现外层视网膜局限性不规则的增厚；随后外板层孔出现在视网膜增厚处并发生小的视网膜脱离；随着外板层孔上方的柱样结构的水平方向分离，外板层孔在垂直方向逐渐扩大；最后外层视网膜的上界不断升高，并与视网膜劈裂层相连，使得视网膜脱离范围扩大。

高度近视发生视网膜脱离临床表现为视力突然减退，眼前有黑影飘动，闪光感，或自觉眼前有固定黑影遮盖，可能是视网膜脱离的先兆症状。此时，应及时到眼科就诊。

第三节　高度近视生理心理学检查

眼睛是人体重要的感觉器官，将外界物体发出光线经过眼折光成像系统（角膜、房水、晶状体和玻璃体）投射到视网膜上，再将视网膜产生的视觉信息经视路传递到视皮质产生视觉。

一、视野

眼球固定不动的情况下，眼睛正视前方物体时，所能看得见的空间范围，称为静视野。眼睛转动所看到的范围称之为动视野。采用与视轴的夹角的角度来表示（图2-13）。视野的大小和形状与视网膜上感觉细胞的分布状况有关，可以用视野计来测定视野的范围。

正常视野范围：上方56°，下方74°，鼻侧65°，颞侧91°。生理盲点的中心，在注视点颞侧15.5°，在水平中线下方1.5°，

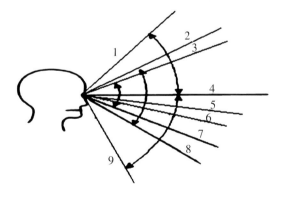

图2-13　1，视野界限为50°；2，颜色辨别界限为30°；3，眼睛最大转为20°；4，标准视线为0°；5，站立时的自然视线为15°；6坐着时的自然视线为15°；7，最佳眼睛转动为30°；8，颜色辨别界限为40°；9视野界限为70°

其垂直径为 7.5mm,横径为 5.5mm。生理盲点的大小及位置因人而稍有差异。在生理盲点的上、下缘均可见到有狭窄的弱视区,为视神经乳头附近大血管的投影。视野缩小会影响人们的生活和工作,当视野小于 10°时,无论中心视力是否正常均定义为盲。

有研究表明,高度近视眼的视野改变早于眼底改变,与屈光度、视网膜及脉络膜变性程度、眼轴长度、近视年限、年龄、巩膜组织衰退程度等多因素有关。因此,视野缺损也呈现多样性、不规则性、个体间的差异性。主要表现为中心视野改变,首先为生理盲点扩大及旁中心暗点,周边视野初期也可出现异常,继之出现黄斑中心的相对暗点。然后,出现与生理盲点颞侧楔形或者扇形相连的暗点,形成颞侧或者颞下弧形暗点。依次视野缺损以颞侧明显,之后渐向鼻侧明显,然后渐向鼻侧扩大而形成环形暗点。视野损伤呈多形态、不同程度并存的特点。

高合英等研究还发现,豹纹状眼底的中心视野有改变,患者屈光度、眼轴长、眼底改变与视野损伤呈明显正相关,年龄、性别则与视野无明显相关。随访观察,视野进行性损伤,尤其在颞侧上象限及 11°~20°环形区域,其最早期的病变可能开始于视盘的颞下方。有学者发现,生理盲点扩大与眼底视神经斜入、近视弧、牵引弧及视盘周围脉络膜、视网膜萎缩等病变相吻合;中心及旁中心暗点的出现说明黄斑病变对视功能影响较大,在检眼镜下尚未见明显黄斑异常时,就出现黄斑部中心光敏度的改变。也有研究发现,视野形态的改变与眼底改变不完全对应,有时在同一视野中可出现 1 个至多个暗点,提示高度近视有神经纤维束型的视野损伤。

二、色觉

色觉,即颜色视觉,是指人或动物的视网膜受不同波长光线刺激后产生的一种感觉。产生色觉的条件,除视觉器官之外,还必须有外界条件,如物体的存在和光线。精细的色觉是人类的一大有利进化,能够分辨颜色从而极大丰富了我们的世界。

颜色的基本特征

色调、亮度和饱和度,为颜色的三大基本特征。其中缺少任何一种,都不能准确地决定一种颜色。

色觉检查方法:一般有色盲检查镜、色盲检查灯、假同色表(色盲检查表)和颜色排列(Farnsworth D-15 检查法)(图 2-14)、彩色绒线束等。色觉检查方法在识别是否存在色觉缺陷和诊断先天色觉缺陷方面很有价值。Farnsworth D-15 检查法是较为复杂的检查方法,主要用于辅助诊断先天性和获得性色觉异常。高度近视并发黄斑病变,如黄斑出

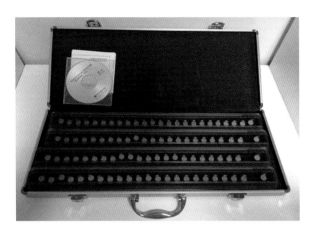

图 2-14　Farnsworth D-15 检查法

血、萎缩、漆裂纹(Bruch 膜出现裂隙)及 Fuchs 斑等改变,会出现不同程度的色觉异常。

三、光觉

(一)视觉感受器的重要特性

1. 特异性

光感受器只对一定频率内的光强度的光刺激敏感,通常情况下,人眼只能感受到可见光光波的范围(380~760nm)。

2. 抗干扰性

人眼能够从十分杂乱的视觉环境中提取所需要的视觉刺激信号。

3. 感受阈

非常宽广,人的视觉感受器可感受最小光强度为 2.2×10^{-10} 尔格,可以承受的最大光强度为 1×10^{9} 尔格。

4. 适应性

当我们刚进入暗室时,可能什么都看不见,等适应一段时间后,我们便能看清暗室中的物体。

5. 阈值性和饱和性

刺激必须达到一定的量,才能发生反应(阈值性)。但当刺激足够大时,再增加刺激也不会引起感受器反应的增加(饱和性)。

光觉感受器的细胞由视锥细胞和视杆细胞组成,视锥细胞感受色觉和精细视觉,而视杆细胞对光敏感度高,但精确性差,不能辨别颜色。

(二)光觉检查方法

1. 暗房光觉检查法

较为简单,被检者与正常暗适应功能的检查者同时进入光度可控制的暗室,分别记录在暗室内可辨别周围物体的停留时间,以粗略判断被检者的暗适应功能。

2. 暗适应计检查法

患者坐于暗室机器前,开亮灯光,让患者先注视仪器中乳白色玻璃板 5 分钟,然后关灯,把乳白色板换成有黑色线条的间隔板,逐渐加强板上亮度。当患者见到黑白线条时,立即告诉检查者,检查者即在表上记录此点,每 1~2 分钟重复一次,以后可相隔较长时间予以重复,共检查 1 小时。最后,将各点连成曲线,即暗适应曲线。

3.高度近视眼的光觉改变

高度近视光敏度下降,都与眼轴、屈光度有关,能较敏感地反映黄斑功能,周边部视网膜光敏度的严重损伤,与正常人群有着明显的功能和结构差异,当其下降至一定程度时,提示周边视网膜退行性病变的严重程度。周边部视网膜光敏度的进一步损伤将导致不可逆的中心视力降低。多数学者认为,高度近视眼有暗适应障碍。Martin 发现,在中心30°范围内,平均分辨阈值增加与近视程度显著相关。Rudnicka 等发现,仅有近视弧及豹纹状眼底改变的近视者,随屈光度、眼轴、近视弧面积的增加,光敏感性降低,多见于眼轴大于 26mm、屈光度大于 -5.00D 者。

姚克发现,-8.50D 以上或眼轴 26mm 以上近视患者暗适应敏感度均降低,α 曲线敏感度降低,认为:①近视屈光度高于 -8.50D 的近视眼视杆细胞和视锥细胞暗适应功能明显下降,屈光度越高,功能越差;②眼轴小于 26mm 的近视眼视杆细胞暗适应功能不受影响,大于 26mm 则功能下降,眼轴越长,功能越差;③近视眼底变化越明显,视杆细胞暗适应敏感度越低。另外,有研究表明,大于等于 -6.00D 近视眼黄斑部光敏感度明显降低,矫正视力正常时即出现,并且尤以大于 -15.00D 以上的近视者光觉障碍最为严重,还与眼轴长度呈明显负相关。这些都说明光敏感度较矫正视力敏感,其降低多由于眼轴延长使巩膜伸展扩张导致眼内循环障碍所致,在一定程度上能反映眼轴长度。

四、对比敏感度

在日常生活中,人眼需要分辨边界清晰的物体,也需要分辨边界模糊的物体。分辨边界模糊物体的分辨能力称为对比敏感度(CS)。对比敏感度定义为视觉系统能觉察的对比度阈值的倒数。对比敏感度=1/对比度阈值。对比度阈值低,则对比敏感度高,则视觉功能好。在某一空间频率,视觉系统有一定的对比敏感度;反之,在同一对比度时,视觉系统有一定的空间频率分辨力(形觉)(图2-15)。

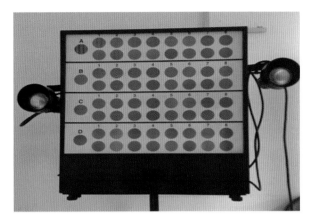

图 2-15 对比敏感度仪 CSV-1000E

(一)空间频率特性概要

在电学中,某种频率的正弦电波,经滤波器后,其幅度和相位有所变化,但仍然是同一频率的电波。光学系统(如底片、视网膜)与电滤波器的性质相似,只不过电滤波器是对时间频率的波起作用,而光滤波器是对空间频率的波起作用,也就是说,实质上,光学系统是空间频率滤波器。 在光学上,所谓调制度(即对比度)的定义为:

$M=(I_{max-Imin})/(I_{max}+I_{min})$。

其中 I_{max} 和 I_{min} 分别为物面或像面的最大光强和最小光强。

任何一种图像都可以分解为许多不同空间频率的正弦波 (光强按正弦波分布)光栅,即任何一种图像都是由许多不同空间频率光栅叠加而成的。 对于一幅图像而言,如果组成物的某空间频率的调制度为MO(N),通过系统调制度变为 M(N),则调制传递函数为 MTF= M(N)/ MO(N)。MTF 表示了各种空间频率 N 的对比度下降程度。

(二)视觉系统 MTF 的基本特性

视觉系统可分为两部分:

(1)使外界物体在视网膜上成像的眼球光学系统(或称屈光系统)。

(2)对视网膜上的像进行处理和传递,致使大脑产生感觉的视网膜-大脑系统(或称感觉系统)。

整个视觉系统 MTF 为眼球光学系统 MTF 和视网膜-大脑系统 MTF 的乘积,正常人眼的对比敏感度函数呈倒置的 u 形或称带通形。在中空间频率时,有升高,在低或高空间频率时,对比敏感度下降。这表明视觉系统观看粗、细条纹轮廓较困难,而观看中等条纹较容易。这种特性与视网膜的感受野的侧抑制有关,是视觉图像信息处理的重要特性之一。

1. 激光干涉条纹视力

以激光干涉条纹作为视标,在视标的对比度为最大值时(M=1),不改变对比度,仅改变空间频率,可测定出人眼视力分辨阈值(能识别的视标最小到何种程度)。为了区别通常所说的视力,称之为干涉条纹视力,简称为 IVA。

空间频率同现行视力表视标的关系如下:视力表以识别 1 分视角视标时的视力规定为 1.0,如果能分辨的空间频率是 30 周/度,此时,条纹每半周所对应的视角正好为 1分。所以能分辨的最高空间频率的 1/30,就可看成同视力表所对应的视力。

2. 多通道理论

依据 CSF 特性,联系视觉系统的解剖结构及生理功能,Campbell 等提出了与视觉信息处理机构有关的多通道理论,即在视觉系统中,可能存在着多个相互独立的空间信息传递"通道"。这些通道选择性地对较窄范围带的空间频率(一定视角之内明暗相间的条纹数目)敏感,它们在视网膜上有不同的感受野。对脊椎动物的视网膜研究表明:至少存在三种不同的神经节细胞:①X 细胞(持续细胞)。轴突细,持续放电约为 1min,传导速度为 20m/s,对小光斑及慢刺激反应好。②Y 细胞(瞬时细胞)。轴突粗,持续放电约为 1sec,传导速度为 40m/s,对大光斑及快刺激反应好。③W 细胞。轴突较 X、Y 细胞要细,主要投射至中脑上丘,与控制运动、朝向选择、对比变化检测等感受野有关。在视路中,神经节细胞各亚群的活性在不同空间频率上也不相同。其中黄斑中心凹处视觉最敏锐,该处加工处理的信息不仅包括高空间频率,还几乎包括其他空间频率,而视网膜周边部则只处理低空间频率的信息。

每一空间频率均有对比度阈值,即人眼所能分辨的最低对比度,当对比度低于此阈值时,条纹间隙即成为一片均匀的灰色,人眼就不能分辨出条纹来。此阈值对比度的倒数即称为对比敏感度。阈值越低,则 CS 越高。在此理论基础上,将不同空间频率作为横坐标,将条纹与空白之间亮度的对比度作为纵坐标,即将视角与对比度结合起来,测定人眼对各种不同空间频率的图形所能分辨的对比度,从而得出对比敏感度函数。

(三)高度近视眼的对比敏感度改变

轻度的屈光不正在高空间频率时,其 CS 下降,随着屈光不正程度的增加,中或低空间频率时的 CS 也下降。如果屈光手术未能完全矫正屈光不正,其术后的 CS 曲线与屈光不正相似。高度近视眼虽矫正视力可正常,但仍觉视物模糊或者疲劳,这与其视网膜功能下降导致的 CS 降低有关。高度近视眼的对比敏感度函数曲线较正常人的曲线低,降低的程度与屈光度的增加、矫正视力的下降直接相关。

朱超等对矫正视力正常者(-7.00D 以上近视)检测发现 CSF 下降,高频段尤为明显,即黄斑受损,有空间频率分辨力的丧失。Risse 等发现,屈光度高于-8.00D,眼轴 ≥ 26mm,视力 ≥0.1 的近视,有全频范围下降,高频段显著,随近视程度,眼轴增加愈明显,但非正相关,眼镜对光线的折射对结果有一定影响。类似研究还发现,非黄斑病变组 CSF 的高频段下降,而黄斑病变组全频段明显下降,受损规律由高向中、低频扩展。矫正视力在 1.0 时,已出现在高频段异常,认为高度近视首先影响黄斑部,随后逐步发展到周边部。

高度近视眼的 CSF,在各空间频率区相对于正视眼均有不同程度的降低。随着近视度数的增加,CS 的异常程度会逐渐加重。一般情况下,高度近视眼 CSF 曲线有下列主要改变:①高频段明显降低;②中、高频段显著降低,曲线的高峰频率"左移";③全频段显著降低,曲线高频段的截止频率"左移"。在大于-10.00D 的高度近视患者中,均伴有不同程度的眼底改变,眼底损害越严重,CS 的异常越明显。

五、立体视觉

由视网膜位差产生的深度觉叫做立体视觉,主要与近处精细深度觉相关。观察远处物体时候,立体视觉相对不重要,因为需要物体间有较大距离间隔使投影方向足够成角而形成视网膜位差。如果影像在左右眼视网膜上的位置分别提示不同的方向,将引起生理性复视。立体视觉的衡量单位为立体觉敏锐度,也称立体视敏度,是指人们在三维空间分辨最小相对距离差别的能力,是用双眼视差的最小辨别阈值来表示的。在科学研究领域,立体视敏度的测量是使用 Holward-Dolman 立体视觉计进行。

高度近视眼在立体视功能上也表现出异常,有研究证实:视力低于正常或两眼视力不等,以及屈光不正、屈光参差等均可影响立体视阈值。研究发现,近视眼裸视立体视阈值较正常人高,矫正视力正常后立体视阈值仍高于正常人,裸眼立体视阈值高于戴镜立体视阈值。同时,立体视阈值还与屈光不正的程度有关。立体视锐度的阈值与近视屈光度的绝对值呈正相关,即近视度越高,立体视越差。

六、视觉电生理检测

VEP 是大脑皮层视觉中枢 17 区诱发出的电活动,从枕后头皮记录到的 VEP 主要代表视野中央 6~12 度的活动。这是因为视网膜不同区域在枕叶皮层的投射特点决定的。诱发电位是指凡是外加一种特定刺激,作用于感觉系统或脑的某一部位,在给予刺激或撤除刺激时,引起中枢神经系统产生可以测出的电位变化。"诱发"一词是相对于"自发"而言。 自发电位,即中枢神经系统的自发电位,反映的是大脑皮层在无外界刺激时产生的电活动,多具连续性和节律性。

高度近视眼 ERG-b 波降低,a 波可深大、下降,甚至消失,a、b 波呈正相关。EOG 比值与 ERG-a、ERG-b 波无直接相关,随眼底变性程度加深,比值进一步下降,与屈光度无关。暗适应异常者,EOG 比值也下降。Tokoro 等则发现,EOG 比值、ERG-b 波振幅与眼轴长度呈负相关,小波幅 ERG-b 波于眼底改变早期出现,推测早期病变可能在视网膜色素上皮与视细胞层。Lshikawa 等研究黄斑局部 ERG,发现豹纹状眼底者(矫正视力在 0.8 或以上)a、b 波振幅降低,潜伏期正常;后极部葡萄肿者则不仅 a、b 波、OPs 振幅下降,且潜伏期均延长,推测早期病理改变为视锥细胞数量减少。另外,有研究联合 ERG、EOG,发现眼底尚未出现变化时,检测即有异常,两者各项指标间无明显相关,说明高度近视视功能损害早于眼底改变,表现为多层次、多部位性。Kawabata 等分析多焦 ERG,随屈光度增加,振幅降低,峰值延长,提示近视最先是视锥功能的丧失,眼底没有明显改变时即出现;中高度近视眼,短波敏感性视锥细胞反应的改变先于检眼镜下所见,与屈光度及眼轴长度明显相关。仅有豹纹状眼底改变时,明适应 ERG-b 波及 b 波/a 波比值明显下降,说明随屈光度的增加,视网膜内层的改变较光感受器更明显,b 波下降部分是由于眼轴增长影响电位传导,但最主要是视锥细胞功能的丧失。

VEP 是视网膜受到闪烁光刺激后视路传导到视皮层所诱发的电位变化, 能反映视路及中心部位视网膜功能,与 ERG 相比较,较少受屈光间质浑浊时对刺激光强度的影响。高度近视 P-VEP 振幅有所下降,潜伏期延长,与脉络膜视网膜变性,以及光感受器、双极细胞与节细胞的功能异常有关。伴视网膜脱离眼 P100 振幅明显下降,潜伏期延长,表明视网膜病变已影响到黄斑及视路,视力预后较差。

七、调节与集合(辐辏)的关系

调节指在无屈光不正的情况下,平行光线通过眼的屈光介质后,聚集成一个焦点并准确落在视网膜黄斑中心凹。为了近距离目标也能聚焦在黄斑中心凹,需增加晶状体的曲率,从而增强眼的屈光力,这种为看清近物而改变眼的屈光力的功能称为调节。集合指当眼在调节放松状态下注视远处物体时, 两眼的视轴是平行的, 当要看清近处物体时,眼不但要调节,而且两眼的视轴也要转向被注视物体,这样才能使双眼物像落在视网膜黄斑中心凹,经过视中枢合二为一,形成双眼单视,这种运动称为集合。Müller 实验证明,调节与集合一起出现,当出现一定量的调节时,不同个体会出现不同量的集合,用调节性集合(用棱镜度来表示)和每单位调节(用屈光度 D 来表示)比率来表示,即 AC/A 比率。调节越大集合也越大,调节和集合是一个联动过程,两者保持协同关系。

调节、集合及其相互作用协动参数在近视者中有明显的差异,AC/A 为关键参数,并因近视度数增高而呈上升趋势。AC/A 增高表明近视者在近距离工作时存在视网膜离焦趋势。调节幅度越低,近视屈光度越高,提示我们可能通过训练调节幅度来缓解近视加深。

在对近视儿童进行 AC/A 测量后,得到:近视眼 AC/A 比率高于正视眼,而高度近视眼 AC/A 比率高于轻、中度近视跟;近视眼若持续戴镜 AC/A 比率均值低于未戴镜及间断戴镜组。提出未矫正的近视眼儿童 AC/A 比率的异常是耐调节和集合不协调的一种适应,AC/A 比率的增加又导致了近视眼的深度化。而近视眼通过戴镜矫正一段时间后,不协调的辐辏和调节间的关系得以重新调整,AC/A 比率逐步下降。

高度近视常伴随调节集合功能的异常,调节集合功能的检查有助于了解患者的视功能状态,为高度近视眼的治疗提供依据。检查多使用综合验光仪和开放视野红外验光仪。

八、眼位与眼运动

正位视是指无论融合反射是否存在,眼位始终保持正位。隐斜视是指眼球有潜在的偏转趋势,但在融合反射的作用下使眼位保持正常,也就是说融合反射存在,眼球正位,融合反射被打破时,眼位偏斜。显斜视是指无论融合反射存在与否,眼位呈现明显偏斜。高度近视眼长时间屈光问题容易出现眼位和眼运动变化。

在对不同屈光度近视的研究发现,看近时,会倾向产生外隐斜。而较高度数的近视眼佩戴矫正眼镜,不仅有利于调节集合的平衡,还可以刺激调节活动,防止睫状肌由于长期废用而变得衰弱。到目前为止,引起外隐斜或外斜的病因机理还不完全清楚。调节因素认为,由于未经矫正的近视患者其远点位于眼前有限距离,在看近时,与正视眼相比少用或不用调节,引起调节性集合减弱,常引起外隐斜,日久可导致外斜视。中高度近视眼调节反应不足的比例高于低度近视组。

此外,固定性斜视是高度近视的一种特殊类型的斜视,以固定性内斜视和下斜视多见。严重者甚至导致功能性盲,影响患者生活质量。

第四节　高度近视物理学检查

高度近视眼绝大多数(90%以上)存在不同程度的眼部病理及形态学改变,是高度近视眼低视力、失明的重要原因。借助眼部特殊物理学检查,可以更好地显示高度近视眼(尤其是眼底)的病变性质、形态及程度,帮助评估病情预后及指导治疗。

一、超声检查

超声检查技术是眼科重要的辅助诊断方法,特别是在屈光间质混浊的情况下,可以观察到光学检查设备无法探及的检查部位。

(一)超声检查原理

人体超声成像原理是利用超声波照射人体,接收来自组织或病灶的反射、散射和衍射的回波信息,经信号转换、处理和显示,获得其带有解剖学意义的可见图像的方法。

频率在 20 000Hz 以上的声波,称为超声波。医用超声诊断仪应用的超声波,其频率更高,称为高频超声,常用范围在 10~20MHz。超高频超声仪使用的频率为 50MHz,分辨率为 50μm,达到了光学显微镜水平,也被称为超声生物显微镜(UBM)。声阻抗是用来表示介质传播超声波能力的一个重要物理量,两种不同声阻抗物体的接触面,称为界面。超声束传播途中遇到大于波长且具有不同声阻抗的界面时,部分声束发生折射进入另一介质,部分声束发生反射。由于人体内各组织的密度不同,相邻两种组织的声阻抗也不同,当声阻抗差达千分之一时,两组织界面便会产生反射,反射的声波被探头接收到,从而将两组织区分开来。如此,就可以根据回声强弱、多少、性状等对组织状态做出判断。

超声技术分类包括 A 型超声、B 型超声、彩色多普勒血流成像和眼超声生物显微镜。

(二)A 型超声

A 型超声(简称 A 超)是一维图像,用波幅反映组织性质。我们现在主要应用它精确的测距功能。

A 超测距公式:$L=C \times T/2$。

L 为测量的长度;C 为超声波在组织中传播速度;T 为发射到接收的时间。

　　应用 A 超测量距离,实际上我们测量的是超声波反射回来的时间,乘以超声波在组织中传播的速度,得到距离。由于前房、晶状体和玻璃体的声速不同,我们采用的是分段计算再求和的方法获得眼轴长度。

　　A 超眼轴测量的临床适应证包括:人工晶状体植入术前,测量眼球轴长、前房深度和角膜曲率等相关参数,计算人工晶状体的屈光度,屈光不正病因学诊断及研究,青光眼的辅助诊断,角膜屈光手术术前检查。

　　A 超轴测量方法包括接触式 A 超、浸润式 A 超。

　　接触式 A 超眼轴测量操作方法:接触式 A 超增益设置于适当水平,常规测量模式为自动模式。患眼表面麻醉,A 超探头消毒,探头置于角膜顶点垂直于角膜,探头与角膜不压迫不分离,观察 A 超波形。临床上主要应用的是此种方法。

　　A 超正常声像图表现为 4 峰波形。第一个波为超声起始波,其包含了角膜波形。第二个波为晶状体前囊波,两波峰之间为前房平段。第三个波为晶状体后囊波,其后为玻璃体平段。第四个波为视网膜波,其后为逐渐衰减的球后脂肪波形。4 个波均为垂直高大的饱和波,超过 A 超仪设定的阈值线水平(图 2-16)。在自动测量模式下完成 8~10 组数据测量,仪器会自动给出眼轴长度、前房深度、晶状体厚度和玻璃体长度及它们的标准差。

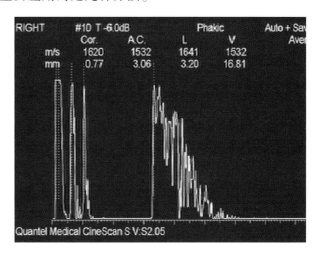

图 2-16　A 超正常表现

　　高度近视的 A 超眼轴测量是较为困难的。其表现为眼轴延长,前房深度/眼轴比值较正视眼下降。视网膜波形很难得到垂直的饱和波,多为倾斜上升的波形,有时上升支包含多个节点,测量出的眼轴长结果差异大(图 2-17)。这主要是因为后巩膜葡萄肿的存在,超声波很难与

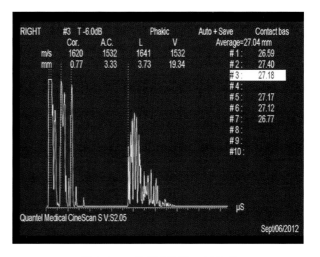

图 2-17　高度近视眼 A 超表现

球后极垂直。

对于有后巩膜葡萄肿眼轴的测量,我们可适当降低增益,或降低阈值线(即使用长眼轴模式),优选视网膜波接近饱和波的波形,优选角膜和晶状体前后囊波形较好的数值,增加测量次数,删除波形较差的数据。

浸润式 A 超测量操作方法:A 超仪测量模式调整为浸润模式,在结膜囊内放入浸润式 A 超专用眼杯(例如 Ossoinig 眼杯),A 超探头卡在眼杯内,从导水管注入生理盐水,探头与角膜有一定间隔,其间充满生理盐水,机器自动测量出 8~10 组数据。这种方法的优点是排除了 A 超探头对角膜的压迫,并且 A 超探头与角膜有了一定间距,患者可真正看到了探头表面的注视灯,测量更接近于视轴。

A 超声像图表现为 5 峰波形。超声起始波与角膜波形分离,角膜波形可区分出角膜上皮波形与角膜内皮波形,测量真正为角膜顶点到视网膜的距离(图 2-18)。这种方法虽然准确性更高,但因操作复杂,国内开展的医院并不多。

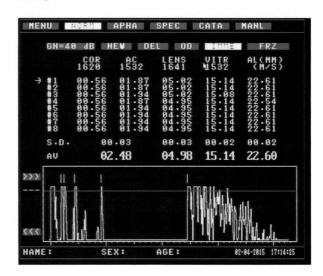

图 2-18 浸润式 A 超正常表现

(二)B 型超声

B 型超声操作方法:一般采用直接眼睑法,即眼睑涂耦合剂,探头紧密接触眼睑,扫描方位应用轴位和轴旁位,两者又各包括水平位和垂直位。操作者多角度对眼部进行探查,并在头脑中建立眼部三维立体结构,以避免漏诊。

B 型超声中轴位显示图像中前部圆形无回声暗区为玻璃体腔,其前部可见一月牙形强回声结构为晶状体后表面回声,玻璃体腔后部弧形强回声光带为球壁回声,因超声分辨率所限,不能分辨出球壁 3 层结构。球后充满密集强回声光点为球后脂肪,球后中央水平显示一条无回声管状或锐角三角形结构为视神经,其与球壁相交处为视盘。两侧各见一带状中低回声为内外直肌。内外直肌与视神经共同构成横置的"W 形"结构(图 2-19)。

高度近视:B 超表现为眼轴延长,玻璃体腔呈椭圆形,图中球后结构显示范围变小,后巩膜葡萄肿,球壁欠圆,局部向后突出呈弧形、锥形或类方形(图 2-20)。

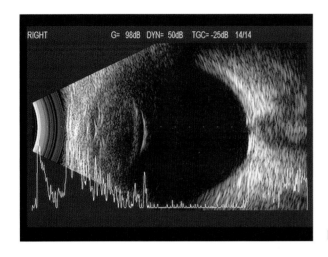

图 2-19　正常眼 B 超表现

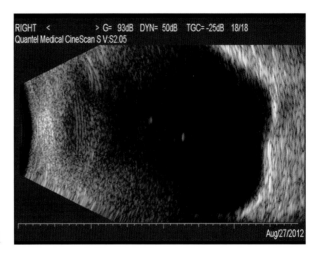

图 2-20　高度近视眼 B 超表现

　　玻璃体混浊:B 超表现为玻璃体腔内见点状、片状或团絮状低回声,运动活跃,后运动阳性。

　　玻璃体后脱离:B 超表现为玻璃体腔中后部见条带状低回声, 运动活跃, 后运动阳性。如与视盘相连称为不完全性后脱离;如与视盘不相连,称为完全性后脱离。完全性后脱离活动度更大,呈波浪状运动。并且光带在视盘上方的一段出现与视盘直径大小相当的回声增强,为脱离的 Weiss 环影像。

　　视网膜脱离:B 超表现为玻璃体腔中后部见膜状强回声光带,其下为无回声暗区,后连视盘。新鲜视网膜脱离范围局限时,光带呈一字形,表面光滑,转眼可有轻微运动。当形成全视网膜脱离时,光带可呈 V 字形,表面光滑回声均匀一致,转眼可有运动,但较玻璃体后脱离活动度低, 运动方向与球壁垂直。脱离时间较长时,V 字形光带可表面不光滑,回声强弱不均,厚薄不等,可有囊变,无运动。陈旧性网脱光带可呈 Y 字形,甚至与晶

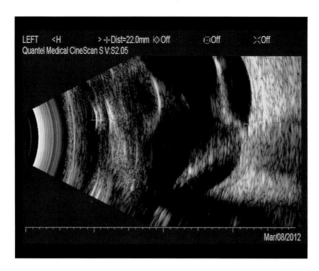

图 2-21　视网膜脱离 B 超表现

状体后表面相贴。孔源性网脱可见到局部回声光带中断(图 2-21)。

(三)浸润式 B 超引导下 A 超眼轴分段测量

其主要用于视轴不易确定的眼球，如后巩膜葡萄肿眼，应用 B 超协助判断黄斑位置。浸润式 B 超所需眼杯可使用超声生物显微镜(UBM)的眼杯。操作方法为眼表面麻醉,眼杯和 B 超探头消毒,眼杯置于结膜囊内,注入适量生理盐水,B 超探头浸没于液体中。此时,B 超声像图与探头直接置于眼睑上有很大不同，图像前部出现双短弧形强回声,为角膜的前后表面,其后凸面向前的强回声弧形带为晶状体前囊回声。产生这种图像变化的原因是眼科 B 超探头为机械扇扫,由于换能器的近场特性,在探头表面形成一个盲区，角膜和晶状体前囊位于此区域内无法显示。而浸润式 B 超探头与角膜间有液体相隔,角膜处于探头近场之外,可清晰显示。调整探头与眼球位置,使角膜顶点与黄斑区均位于中轴线上,冻结图像,从 B+A 模式切换到分段测量模式,标记 4 个或 5 个波峰,得出眼轴长度(图 2-22)。

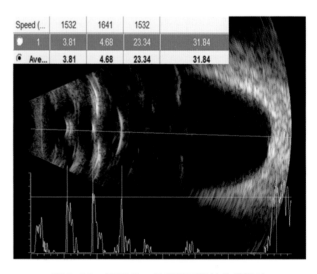

图 2-22　浸润式 B 超引导下眼轴分段测量

二、眼部 CT、MRI 检查

CT 及 MRI 已经广泛应用于临床各个系统疾病。目前，对于眼球、眼眶及眶周疾病，因其可以全面、直观、立体地显示病变，CT 及 MRI 已经成为必不可少的检查方法之一。

(一)高度近视的 CT 及 MRI 的影像表现

当高度近视所致眼球壁扩张变形、后巩膜葡萄肿及继发视网膜脱离时，CT 及 MRI 检查会有特征性表现。

1. 后巩膜葡萄肿

正常眼球近似圆形，眼轴长约 24mm。当高度近视发生时，眼球增大，眼轴延长，眼环变形，常表现为长椭圆形或者不规则形。眼环后部的扩张变形更为常见，即为后巩膜葡萄肿，这是病理性近视的最主要特征性体征之一。发病与眼轴的过度增长及后极部眼球组织退行性变密切相关。影像学上主要表现为眼环后部向眼球后极方向扩张，扩张可以是弧形、圆锥形、楔形或者矩形，其中以锥形最常见，多位于后极部。

2. 视网膜脱离

视网膜脱离是高度近视的继发表现。CT 改变主要表现为：眼球后部 V 字形的线条影，软组织密度或者高密度；V 字形线条下方多呈低密度液性区，为视网膜下渗出，若渗出液内含有蛋白成分较多或者合并出血，液体密度会升高；若陈旧视网膜脱离，还可以合并眼环的钙化。MRI 改变主要表现为：若眼球后部 V 字形或者弧形的异常信号影，T1WI 呈中等信号，T2WI 呈等信号或者略低信号影，代表脱离的视网膜；若视网膜下渗出液，T1WI 呈低信号(黑)，T2WI 呈高信号(白)；若视网膜脱离时间较长，网膜下渗出液蛋白含量增加，T1WI 信号会升高(变白)；若合并出血，信号变化会比较复杂，T1WI 可呈高信号或者低信号；若主要成分为血红蛋白时，T1WI 呈高信号；若血红蛋白转变成含铁血红素时，T1WI 又可变成低信号。

(二)鉴别诊断

高度近视所致后巩膜葡萄肿，主要同牵牛花综合征进行鉴别。牵牛花综合征常为单眼，包括大的视盘缺损，合并有视网膜血管异常，视盘周围视网膜色素上皮的改变和胶质增生，眼底表现形似牵牛花。CT 及 MRI 影像学主要表现为：轴位扫描见视神经与眼球连接部呈漏斗状扩大，大者与眼球直径类似，小者稍粗于视神经，凹陷处 CT 为低密度玻璃体液所填充,MRI 为 T1WI 低信号、T2WI 高信号,漏斗部边界与眼球壁相同,密度与信号一致。

鉴别要点,①后巩膜葡萄肿:高度近视病史,多为双眼发病,眼球扩大;牵牛花综合征:先天性疾病,多为单眼病变,可见小眼球。②后巩膜葡萄肿:眼环后部向眼球后极成弧形、圆锥形、楔形或者矩形扩张,视神经完整无缺损;牵牛花综合征:视神经与眼球连接部呈漏斗状扩大,视盘凹陷、缺损。

三、眼部 OCT 检查

光学相干断层成像技术(OCT)是近 20 来年迅速发展起来的一种非侵入性、实时、高分辨率的横断面影像学诊断技术。OCT 自 1994 年问世以来,经历了时域和频域时代,三维 OCT 成像技术也随之应运而生。OCT 利用弱相干光干涉仪的基本原理,检测生物组织不同深度层面对入射弱相干光的背向反射或几次散射信号,通过扫描,可得到生物组织二维或三维结构图像,分辨率可达 5~7 μm,分辨效果接近组织病理切片水平。其可以对人眼视网膜、视神经、黄斑、角膜等进行微细结构成像并提供量化诊断指标,被临床广泛应用。

(一)正常眼底在 OCT 中的表现

在正常 OCT 图像上,玻璃体腔呈一暗区,玻璃体后界膜表现为与视网膜相贴的一薄层中等反射信号条带。黄斑区视网膜在二维 OCT 中可清楚显示各层层次,自内向外依次为神经纤维层、节细胞层、内丛状层、内核层、外丛状层、外核层、外界膜、IS/OS 层、视网膜色素上皮层(RPE)及其下的脉络膜血管层(图 2-23)。其中,中心凹鼻侧神经纤维层(乳斑束)对应的神经纤维层较厚,呈较厚的高反射信号带,而中心凹颞侧的神经纤维层较薄,仅为一薄层中等反射信号。视网膜内各层中等反射信号与低反射信号相间,中等反射信号层为内、外丛状层,而低反射信号层则为内、外核层。光感受器的内外节膜盘即 IS/OS 层和 RPE 层表现为 3 条紧密相贴的高反射信号层。在 RPE 层下方一些斑驳状不均匀的反射信号是脉络膜毛细血管层(CCL),巩膜层由于部位较深,一般不能探测到。但在高度近视脉络膜萎缩弧处,可见巩膜呈高反射信号。黄斑中心凹呈一凹陷,该处视网膜变薄,表现为一层。

(二)高度近视眼底在 OCT 中的表现

相对于检眼镜、眼底照相、眼底造影等眼底平面检查,OCT 能更好显示眼底各层形

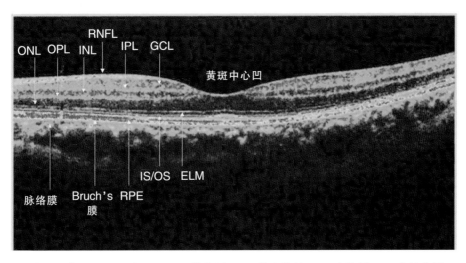

图 2-23 正常眼底黄斑区 OCT 表现。ONL:外核层;OPL:外丛状层;INL:内核层;IPL:内丛状层;GCL:神经节细胞层;RNFL:神经纤维层;ELM:外界膜;ISOS:内感光层;RPE:视网膜色素上皮层

态变化。高度近视视网膜脉络膜病变相较正常眼而言出现时间早,并呈进行性加重,同时呈现多样化表现。常见的高度近视黄斑结构异常改变主要有:黄斑部视网膜厚度改变、视网膜前膜、黄斑裂孔、视网膜劈裂、视网膜脱离、视网膜下新生血管等。

1. 黄斑部视网膜厚度改变

主要表现为厚度增加或减少。视网膜厚度增加与视网膜前膜、玻璃体后皮质牵拉等因素导致的视网膜内层组织水肿、变形、视网膜劈裂等有关。高度近视后巩膜葡萄肿由于常存在后极部视网膜神经上皮萎缩变薄,或联合脉络膜萎缩变薄,在眼底 OCT 上表现为该区域视网膜厚度减少,并有区域选择性,即在黄斑中心凹 1~3mm 直径范围内损害最显著(图 2-24)。

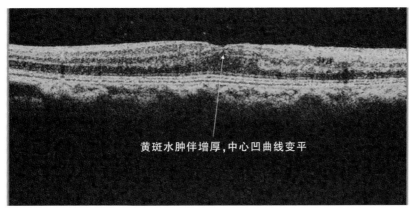

黄斑水肿伴增厚,中心凹曲线变平

图 2-24 黄斑水肿增厚

2. 黄斑部视网膜前膜

视网膜前膜在高度近视尤其是病理性近视中较常见,但常由于背景结构(视网膜、脉络膜)改变,视网膜前膜在直视下不易发现,OCT则能很好显示是否存在视网膜前膜。OCT图像表现为视网膜神经上皮层前的高密度反射光带,因其亮度较高可与视网膜内表面区分,一般呈弧形紧贴视网膜内面,也可与视网膜间存在间隙,可伴有黄斑中央凹变平或隆起(图 2-25)。

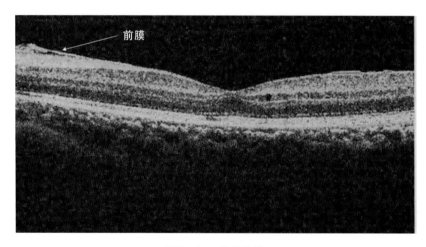

图 2-25 黄斑前膜

3. 黄斑裂孔

高度近视黄斑裂孔(MH)的发病机制不同于特发性黄斑裂孔,而可能与后巩膜扩张所致视网膜劈裂有关。OCT对高度近视黄斑裂孔显示明确,并可提供裂孔直径及其周围组织水肿情况的定量测量数据。高度近视黄斑裂孔可分为全层裂孔、板层裂孔及假性黄斑裂孔。板层和假性黄斑裂孔常伴有视网膜前膜,前膜伴板层裂孔表现为视网膜内表面高密度反射光带,黄斑区神经上皮层部分缺损(图 2-26)。前膜伴假性黄斑裂孔表现为视网膜内表面高密度反射光带,与视网膜部分分离,黄斑中心凹正常凹陷消失,呈陡峭样改变,黄斑区神经上皮层完整。全层裂孔表现为黄斑中心凹处边缘清晰的神经上皮层全层缺损,裂孔边缘外丛状层、内核层间无反射的小囊泡,神经上皮层与脉络膜毛细血管层光带增厚(图 2-27)。

4. 视网膜劈裂

继发性视网膜劈裂是高度近视合并后巩膜葡萄肿常见的一种并发症。OCT表现为

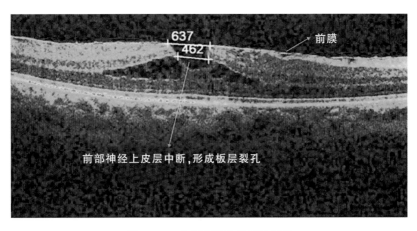

图 2-26 黄斑前膜合并板层裂孔

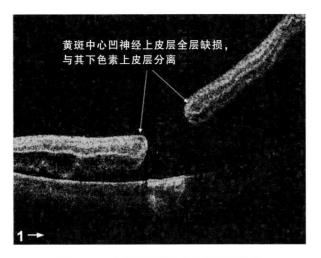

图 2-27 黄斑全层裂孔合并视网膜脱离

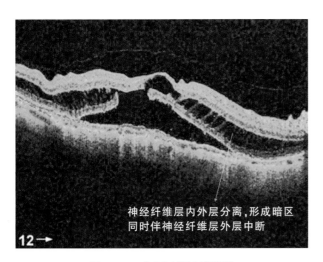

图 2-28 黄斑区视网膜劈裂

后极部视网膜增厚，神经上皮层被分为内外两层或多层，劈裂区表现为低反射区，其间以桥样或斑点样低反射光带相连。此外，黄斑中央凹常伴有视网膜神经上皮脱离、黄斑裂孔等病理改变（图 2-28）。

5. 黄斑部视网膜脱离

高度近视黄斑部视网膜脱离常因黄斑区或黄斑区旁视网膜裂孔所致。OCT 上表现为神经上皮层与色素上皮层两个光带被无光反射的暗区分开，也可合并神经上皮层内劈裂。此外，在黄斑中心凹处或邻近视网膜可见神经上皮层光带中断。部分严重的单纯视网膜劈裂在 OCT 上表现易与单纯视网膜脱离混淆，鉴别时，需要注意。视网膜劈裂在高反射色素上皮层内面仍有一薄层中低反射的外层神经上皮结构，而视网膜脱离则是中反射的神经上皮与高反射色素上皮完全分离。

6. 脉络膜新生血管

高度近视脉络膜新生血管(CNV)是导致中心视力丧失的最常见并发症,眼轴过长导致脉络膜微循环障碍是形成 CNV 的主要原因,CNV 区域常伴出血、渗出及水肿,最终机化瘢痕导致中心视力永久性丧失。OCT 检查可见 CNV 常发生于黄斑中心凹或旁中心凹,其相应部位 RPE/CCL 层光带断裂,或呈团块状高反射信号影,部分表现为自 RPE 层向上突出,位于神经上皮下间隙,呈强或中等强度反射(RPE 下出血),外层视网膜可见条带状反射光带增强(视网膜出血)。CNV 按病程可分为 3 个阶段:活动期、瘢痕期、萎缩期。活动期 CNV 呈圆形隆起的反光团;瘢痕期 CNV 仅表面呈高反射而其后的组织光反射迅速减弱(图 2-29);萎缩期 CNV 完全变扁平,病灶周围脉络膜视网膜萎缩呈高反射。高度近视 CNV 形态及其导致的出血、渗出与年龄相关性黄斑变性或中心性渗出性黄斑病变有明显不同,高度近视 CNV 病灶较小,周围绕以色素,出血及渗漏量明显较少且多局限在色素上皮层下,少有视网膜下积液。

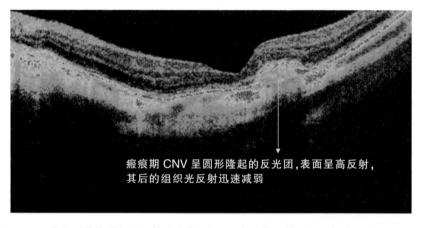

瘢痕期 CNV 呈圆形隆起的反光团,表面呈高反射,其后的组织光反射迅速减弱

图 2-29 黄斑下脉络膜新生血管瘢痕期,表面呈高反射而其后的组织光反射迅速减弱

7. 高度近视性黄斑出血

高度近视性黄斑出血是严重损害中心视力的原因之一,在后极部视网膜严重萎缩呈瓷白色的情况下,常规眼底检查比较难发现。在临床上,可分为单纯型和新生血管型两种。OCT 检查发现,单纯性出血多发生于外层视网膜,即邻近 RPE 层的视网膜深层出血,表现为视网膜外层团片状或带状反射增强,呈中高度反射,其后信号减弱,黄斑中心凹隆起,RPE/CCL 层光带完整。

8. 漆裂纹

病理性近视眼常导致眼球后极部扩张,Bruch 膜发生破裂形成漆裂纹。在 OCT 图像中,漆裂纹常表现为视网膜色素上皮层和 Bruch 膜光带断裂、周围 RPE 光带增强。

四、视网膜断层扫描仪检查

海德堡视网膜断层扫描仪(HRT)是一种共焦激光扫描检眼镜(CSLO)。HRT 可以对眼底视盘及视网膜进行实时三维图像获取。

(一)工作原理

HRT 扫描所采用的激光是波长为 670nm 的二极管激光。激光束聚集于视网膜的待测平面,组织结构反射回来的光线由共焦光学系统所接收,启动扫描装置对待测平面的 x、y、z 三个方向进行 32 个层面的扫描,从而获得一系列光学切面的二维图像。一个三维图像来自于一个距离相等的连续的 32 幅二维图像层面,每一幅二维图由 256×256 像素组成。通过对 32 个层面的扫描及计算机分析,产生一个三维图像,并可在显示器上直接观察眼底结构。可定量测定一系列视网膜和视盘形态参数。

(二)在高度近视中的应用

视网膜神经纤维层由节细胞、神经胶质细胞和星型胶质细胞组成。人类视网膜大概有 70 万至 2 亿个节细胞,视盘神经纤维数也与节细胞相似。研究表明,在近视眼患者,眼轴长度增加 1mm,视网膜神经纤维层厚度减少 7μm。近视屈光度增加 1.00D,视网膜神经纤维层厚度减少 3μm。这些变薄的视网膜主要集中在上下极。有文献报道,高度近视眼视盘轮廓线高度变化值较正常人起伏大。另外,高度近视眼盘沿容积、平均 RNFL 厚度值、RNFL 截面面积均较正常眼的检测值大。这些检测值增大是由于高度近视眼底改变,导致 HRT 测量 RNFL 厚度值较实际值大,最终造成与平均 RNFL 厚度成正比的盘沿容积值和 RNFL 截面面积值也相应较实际值大。因此,对高度近视患者,用 HRT 自带统计软件分析检测结果时, 应考虑近视眼眼底的影响。关于 HRT 在高度近视方面的研究尚不成熟,需要更多的临床经验。

五、共焦激光眼底扫描

Webb 等在 1980 年发明了当时称之为飞点电视检眼镜, 以后改称为激光扫描检眼镜(SLO)的设备。Mainster 等于 1982 年首先将 SLO 用于临床。

(一)工作原理

激光扫描检眼镜是用弱的点状激光束高速扫描眼底,其反射光由光敏接收器接受,经光电转换成视频信号后,录像机录像或转换成数字图像计算机储存图像。780nm 波长的红外激光,用以 ICGA 和普通眼底检查。633nm 的氦氖激光也可作普通眼底检查。488nm 蓝色氩激光用以进行荧光血管造影和神经纤维层的检查,514nm 波长的绿色氩激光用于眼底无赤光检查。经静脉注射各种特殊造影剂(包括荧光素钠和吲哚菁绿),通过血液循环到达眼底血管组织,经各种光谱照射后显影,可以对眼底血管组织的解剖结构及眼底血流过程进行仔细观察,并可进行 FFA 及 ICGA 的同步造影,采集红外线及无赤光眼底图像,临床上主要用于各种视网膜、脉络膜疾病的检查及诊断,为临床诊断及治疗提供可靠的依据。

(二)技术优势

共焦激光扫描检眼镜(cSLO)是在 SLO 的光路中设置可变化的焦点,其后照散射光的强度通过光电转换为数字图像信号记录。改变共焦点的位置,可得到不同平面的系列图像。与传统的摄像系统相比,cSLO 系统具有以下优点:①低曝光强度。激发荧光素需要一个比较窄的波长,激光的波长容易集中在一个特定的波长上。因此,使用激光进行激发是最高效的,共焦激光扫描血管造影的视网膜的曝光量,只为光学照相机曝光量的1%。②连续摄像。激光扫描系统允许每秒 20 帧以上的连续摄像,能够动态地研究眼底循环,特别易于观察早期的图像。③同时进行 FFA 和 ICGA。HRA 的激光扫描技术允许同时摄取 FFA 和 ICGA 图像。④高对比度。共焦光学的设计有效阻止了离焦组织发出的光线,导致了图像的高对比度。⑤三维图像的信息。共焦光学的另一个优点,是摄取的图像具有三维的分辨率。随着焦平面的向后切换,视网膜血管变得不可见,脉络膜血管变得可见。⑥高质量的晚期图像。高度敏感度的探测器,特别适合于晚期图像摄取和分析,根本不需要二次注射造影剂。⑦广角的图像。通过内在图像处理功能,非常容易合成广角的图像。⑧小瞳孔下摄像。由于是扫描激光束,能够通过小瞳孔或者没有散大的瞳孔摄取图像。

(三)在高度近视中的应用

在高度近视眼患者,cSLO 可以应用于以下几个方面:普通眼底检查、FFA、ICGA 和神经纤维层检查等。目前,可以查阅到的 cSLO 在高度近视方面的文献有限,而且多是技术方面的对照研究,并没有真正应用于临床,所以有关 cSLO 在高度近视方面的临床资料很少。有代表性的是 Axer-Siegel R 等的研究,研究表明 cSLO 联合 ICGA 除了能良好显示高度近视眼底的常见病理变化,如眼底出血、新生血管、漆裂纹等,它在病变定位方面有着明显的优势,远好于常规的眼底造影。

六、荧光素眼底血管造影和吲哚菁绿血管造影检查

(一)技术发展史

1871 年,德国化学家 Adolf Baeryer 用间苯二酚与邻苯二甲酸酐初次合成了荧光素。1940 年,Gifford 首次用静脉内注射荧光素来评估眼前节疾病中的房水流率。1955 年,Maclean 和 Maumenee 利用生物显微镜和钴蓝滤光片, 并向人体内静脉注射 10%荧光素5mL,对脉络膜血管瘤和脉络膜黑色素瘤作鉴别诊断。1960 年,美国的 Novotny 和 Alvis在做人体实验后,发展了荧光素血管造影法;这种方法目前被广泛应用于脉络膜视网膜疾病的研究和治疗方面。眼底血管荧光素造影(FFA)技术的应用,使我们可动态地观察视网膜血管结构及其血流动力学改变。

由于脉络膜血管被视网膜色素上皮(RPE)色素及脉络膜本身的色素阻挡,不像视网膜血管那样容易被观察到。因此,人们对脉络膜血管结构的了解远不如像对视网膜血管那样清楚。约 90%的眼部循环流经脉络膜血管,许多致病因子都易聚积于脉络膜而发生多种脉络膜疾患。为了能在活体上更好地观察到脉络膜血管,1969 年,国外有学者采用吲哚菁绿(ICG)及红外光对狗和猴子进行脉络膜血管造影的研究,随后又在人体进行了系列研究。但由于脉络膜血管结构的复杂性及 ICG 的荧光效率较低(约为荧光素的四分之一),难以采用像 FFA 那样的记录方法来清晰有效地记录到脉络膜的循环状况。20 世纪 80 年代,随着录像技术和激光扫描检眼镜(SLO)引入吲哚菁绿血管造影(ICGA),增加了图像的时间分辨率或空间分辨率, 并与数字化计算机图像处理技术结合起来进行图像的处理及分析。这些技术的进展大大提高了 ICGA 的临床应用价值。ICGA 作为 FFA的一种补充技术,目前已在临床普遍开展。

(二)工作原理

FFA 的基本工作原理就是将某种能够发出荧光的物质如荧光素, 快速注入被检查者的静脉内,循环至眼底血管中,受蓝光的激发而产生绿色荧光;其后,利用配有特殊滤光片的眼底照相机,观察并及时拍摄眼底循环的动态过程。荧光素的特点为:在 pH 值为7.4 时,荧光最强;超过 80%和血清蛋白结合(主要是和白蛋白);不与活体组织牢固结

合；在细胞内外空间内快速扩散；在24~36小时后，通过肝、肾快速代谢排出；在24~36小时内使皮肤与黏膜着染；可自由弥散通过脉络膜毛细血管、Bruch膜、视神经和巩膜；无法通过正常视网膜血管、视网膜色素上皮及大的脉络膜血管。

ICGA是用ICG为染料，近红外光或红外激光为激发光源，通过高速摄影或实时摄像并经计算机图像处理系统记录眼底，尤其是脉络膜循环动态图像的一种技术。造影所用的染料(ICG)和激发光(近红外光或红外激光)是影响ICGA的基本因素。ICG是一种三碳箐染料，相对分子质量775 000，分子式$C_{43}H_{47}N_2O_6S_2Na$。其特点为：①最大吸收波长805nm，最大荧光波长835nm，均在近红外光范围内。②与血浆蛋白结合率高达98%，其中又主要与血浆中较大分子形状的高密度和低密度脂蛋白相结合，形成较大体积的ICG-血浆蛋白复合体，故极少从脉络膜毛细血管漏出。③ICG具有亲脂和亲水的双重特性。④ICG的血浆清除有两个高峰，第1个高峰在染料注入后的3~4分钟，第2个高峰在1小时后。⑤ICG由肝实质细胞从血浆中摄取后，以整分子形式排入胆汁，不再经过肠和肝循环，故对眼组织无染色，且短时间内允许重复造影。⑥ICG的荧光效率仅为荧光素的4%。⑦ICG的峰吸收波长与二极管激光发出的波长一致，故可用于ICG染料增强的二极管激光光凝。⑧脉络膜新生血管(CNV)组织内或CNV长入部位积蓄有较高浓度的ICG，而ICG的吸收峰(805nm)与传统半导体激光波长(8l0nm)相近，加上ICG对光敏感、皮肤光毒性低及清除迅速等特点。因此，近年来将ICG作为一种光敏剂应用于ICG介导的光栓疗法来治疗CNV。⑨ICG可使内界膜和晶状体的前囊膜染色，可应用于黄斑裂孔手术时，内界膜的辨认与剥离及白内障的连续环形撕囊术。

(三)FFA的正常过程

1. 臂-视网膜循环时间(A-RCT)

是指荧光素经肘前静脉注入后，随静脉血回流到右心，再通过肺循环至左心，最后经主动脉、颈动脉、眼动脉而到达眼底，这段时间称为A-RCT。一般在10~15秒之间，两眼间差异为1秒则为异常。

2. 视网膜动脉前期或脉络膜循环期

在视网膜中央动脉充盈前0.5~1.5秒出现，表现为脉络膜地图状荧光、视盘朦胧荧光或睫状视网膜动脉充盈。

3. 视网膜动脉期

从动脉充盈开始至静脉充盈之前，一般为1~1.5秒。

4. 视网膜静脉期

视网膜静脉开始出现层流到静脉荧光减弱。

5. 晚期或后期

一般在静脉注入荧光素后 10 分钟,视网膜血管内的荧光明显减弱,甚至消失,只能看到微弱的脉络膜背景荧光。

(四)异常荧光

1. 遮蔽荧光

位于胶片平面和荧光区域之间的组织和液体对正常荧光的遮挡。血红蛋白和色素上皮是主要成分。还可有致密渗出、瘢痕组织、肿瘤、异物及屈光间质混浊等。

2. 透见荧光

又称窗样缺损(WD),发生在 RPE 有缺损时。它的特点是:与脉络膜荧光同步出现,造影期间随脉络膜荧光(或背景荧光)增强而增强,减弱而减弱,但大小形态始终不变。

3. 自发荧光

一些病理改变,如视盘玻璃膜疣、RPE 上的大玻璃膜疣及视网膜上的星状细胞错构瘤等,在荧光素注射前,就可发出相当强烈的荧光而使胶片感光,因此称为自发荧光。

4. 假荧光

由于滤光片匹配欠理想,有些光谱未被滤除或眼底一些白色组织对荧光的反射,均造成实际上不存在的荧光像在胶片上的显影称为假荧光。任何原因使正常眼底荧光强度降低或荧光消失均称为弱荧光或低荧光。

5. 异常血管荧光

(1)**通透性异常**　导致荧光素从血管内渗漏,通过血管壁或者是脉络膜视网膜屏障,然后,进入视网膜下或色素上皮下空间。不同病变的渗漏方式不同,对诊断和治疗有重要意义。

(2)**池染**　如果荧光素渗漏到了某个空间,叫池染。特点为早期荧光素缺损。因为荧光素离开血管到病灶区需要时间,晚期随着池染扩大到某个解剖空间,在尺寸、形状、浓度上有所增加。即使在荧光素离开脉络膜和视网膜循环后,池染也可持续存在。

(3)**着染**　当荧光素渗漏到组织中而不是解剖空间里,称为着染。

(4)**新生血管和异常血管**　微血管瘤、新生血管、侧支循环、先天性血管短路都属于此类。微血管瘤壁很脆弱,可有出血或渗出荧光。多数微血管瘤最终玻璃样变而吸收消失。微血管瘤根据其所含血浆和红细胞的比例不同,可以在眼底和荧光造影上有不同的表现。血浆越多,荧光造影越容易显影,眼底检查越难以发现。而红细胞越多,眼底检查越容易发现,荧光造影显影就越差。视网膜新生血管由于血管内皮细胞没有完善的紧密连接,所以新生血管渗漏荧光;而侧支循环血管是成熟血管,所以不渗漏荧光。

(5)**充盈异常**　包括充盈延迟、视网膜或脉络膜无充盈、逆向充盈。由于病理原因使视网膜、脉络膜和视神经的血管或其供应区域的荧光充盈不良或不充盈、无灌注称为充盈迟缓或充盈缺损。常见于视网膜动静脉阻塞、视网膜血管炎、糖尿病视网膜病变、脉络膜缺血性疾病、脉络膜视网膜萎缩及缺血性视神经病变等。

(五) ICGA 的临床意义

由于所采用的激发光、染料的特性及脉络膜血流动力学的复杂性,以及 ICGA 所见的异常荧光,不仅与病变本身结构有关,而且与所用的图像采集系统有关等原因,使得 ICGA 的荧光图像比 FFA 更为复杂。

正常吲哚菁绿血管造影:

1. 脉络膜血管结构

脉络膜动脉来自黄斑附近的睫状后短动脉,然后呈放射状到达赤道,有时,在起始部不远处分成 2 支。与脉络膜静脉相比,动脉显得细而迂曲且弱荧光。脉络膜毛细血管不能看清,但可借弥漫荧光分辨之。脉络膜静脉较动脉易分辨,约在动脉充盈后 2~4 秒,可见后极部静脉充盈,静脉回流入 4~6 支涡静脉。

2. 正常脉络膜血管充盈形态

脉络膜血管充盈早于视网膜动脉 0.5~1.0 秒。最早见到的动脉多在黄斑和视盘之间。ICGA 研究中测得:脉络膜动脉-脉络膜静脉时间为 0.2 秒;视网膜中央动脉-视网膜静脉层流充盈时间为 2.0 秒;视网膜动脉-视网膜中央静脉充盈时间为 6.2 秒。

(六)高度近视眼 FFA 和 ICGA 表现

1. 视盘近视弧形斑

眼底表现为视盘颞侧缘,有一白色边缘清晰的弧形区,其内视网膜色素上皮和脉络膜缺如,露出巩膜的内侧面。FFA 表现为弱荧光,宽窄不一,大小可达半个视盘直径,大部分位于视盘颞侧。也可环绕视盘或位于视盘下方,晚期边缘染色为强荧光。ICGA 表现为视盘周围弱荧光,晚期与 FFA 病变相应,但为持续弱荧光遮挡。

2. 漆裂纹与漆样裂纹性黄斑出血

漆裂纹是 Bruch 膜的破裂纹,多位于后极部葡萄肿区。漆裂纹呈线形、星形或网状,裂纹管径细小不规则,淡黄色,分支经常呈十字交叉,位于视网膜最深层,在其边界处经常可以见到细小的色素斑。当漆裂纹变大时,脉络膜血管就可以从这些病损处长入视网膜下。FFA 检查有助于发现细小的,以及常规检查不能完全确认的漆裂纹。在 FFA 早期,裂纹呈不规则、分散的线状强荧光,这是由部分萎缩的脉络膜毛细血管的异常透见荧光产生的。在造影过程中,荧光轻度增加。在造影晚期,呈淡荧光,可能是局部巩膜或者瘢痕组织着染的结果。漆裂纹的发生或扩展可与黄斑出血相关,发生在没有脉络膜新生血管膜的情况下,具有不同的特征。多见于青年时期,突然发生实性暗点,有时伴有视物变形,常与轻度外伤有关。这种视网膜下出血经常集中于中心凹处,稠密、圆形、位置较深,多没有视网膜脱离。出血可完全遮盖伴随的漆裂纹,甚至荧光血管造影也不能发现。ICGA 可以发现出血下面的漆裂纹,为条状或网状弱荧光。大多数出血沿着漆裂纹本身,很少波及紧邻区域。出血吸收后,可在同一部位或其他部位再发。一般认为,出血来源于 Bruch 膜和脉络膜毛细血管层紧密连接解剖关系的破坏。出血吸收后,Bruch 膜破裂处未见脉络膜毛细血管的荧光渗漏,多数病例的中心视力预后良好。

3. Fuchs 斑

表现为病理性近视眼后极部特别是黄斑部视网膜黑色斑块,多伴严重的中心视力损害。Fuchs 斑代表视网膜下脉络膜新生血管反复出血机化,并刺激局部视网膜色素上皮增生与迁移,色素上皮可迁移至视网膜内。FFA 造影后期,可见斑状强荧光,其内或周围可见色素斑块遮蔽荧光。ICGA 晚期,黄斑中心见圆点状弱荧光,边缘为弥散强荧光,为隐匿性脉络膜新生血管膜的荧光渗漏。

4. 脉络膜视网膜萎缩斑

病理性近视眼视网膜色素上皮和脉络膜色素变薄,暴露脉络膜血管和血管间色素。显著变薄后,脉络膜血流供应也相应减低,脉络膜萎缩增多。局部萎缩可表现为圆形或不规则形、孤立或多发,黄白色区,其清晰的边缘可有色素聚集。进行性萎缩区可见黄白色脉络膜血管。FFA 片状弱荧光,晚期边缘有荧光染色呈强荧光。ICGA 早期可见脉络膜分叶状充盈延迟,考虑为脉络膜灌注不足时,脉络膜大血管或毛细血管出现充盈缺损,继而引起视网膜色素上皮失代偿的表现。脉络膜视网膜萎缩区 FFA 呈白色或黄白色,圆形或地图状,大小、数量不等,孤立或融合成大片。大片萎缩斑可与视盘周围萎缩连接,成为包括视盘和黄斑部在内的巨大萎缩区。萎缩斑内或其边缘常有色素堆积,有时,还

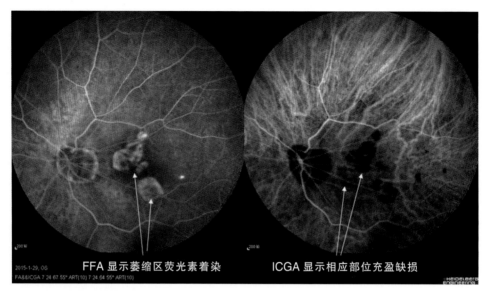

FFA 显示萎缩区荧光素着染　　ICGA 显示相应部位充盈缺损

图 2-30　高度近视黄斑区萎缩斑,FFA 显示萎缩区荧光素着染,ICGA 显示相应部位充盈缺损

可见到残留的脉络膜大血管(图 2-30)。

5. 视网膜下或脉络膜新生血管

病理性近视是 CNV 第二大常见原因。在眼轴等于或大于 26.5mm,或大于−5.00D 的近视中,通常认为有 5%~10%的概率发生脉络膜新生血管。双眼发生脉络膜新生血管的比例可高达 40%。CNV 血管内向性生长导致中心视力下降,通常伴随有视物变形。新生血管多表现为淡灰色,圆形或椭圆形的黄斑区病灶,一般较年龄相关性黄斑变性的 CNV 小。视网膜脱离通常较浅且局限。造影检查是确定 CNV 最有效的手段,可发现边界清晰的强荧光新生血管网,呈条状或颗粒状,随着染料从较大脉络膜血管的清除,其荧光随之衰退。在造影晚期,新生血管网仍有持续强荧光(图 2-31)。

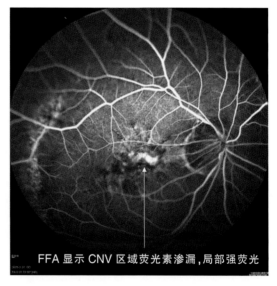

FFA 显示 CNV 区域荧光素渗漏,局部强荧光

图 2-31　脉络膜新生血管:FFA 显示 CNV 区域荧光素渗漏,局部强荧光

参考文献

1. 张金嵩.高度近视.北京:人民卫生出版社, 2013, 112.

2. 胡诞宁, 褚仁远, 吕帆.近视眼学.北京:人民卫生出版社, 2009.

3. 张承芬.眼底病学.北京: 人民卫生出版社, 2010.

4. 高文婷, 刘后仓, 郭伟.近视眼角膜中央厚度与眼压和屈光度的关系.眼视光学杂志, 2004, 6(1):16-18.

5. 倪海龙, 王勤美, 许琛琛等.Orbscan 测量近视眼角膜厚度.眼视光学杂志, 2001,3(3):137-139.

6. 杨兴华, 王育良, 徐新荣等. 近视眼角膜屈光力测定分析. 眼科, 1998, 4.

7. Nemesure B, Wu SY, Hennis A, et al. Corneal thickness and intraocular pressure in the Barbados eye studies. Arch Ophthalmol, 2003, Feb;121(2):240-244.

8. Gierek-Ciaciura S, Gierek-Lapinska A, Ochalik K, et al. Correction of high myopia with different phakic anterior chamber intraocular lenses: ICARE angle-supported lens and Verisyse iris-claw lens. Graefes Arch Clin Exp Ophthalmol, 2007, Jan;245(1):1-7.

9. Hsiang HW, Ohno-Matsui K, Shimada N, et al. Clinical characteristics of posterior staphyloma in eyes with pathologic myopia. Am J Ophthalmol, 2008, Jul;146(1):102-110.

10. 贾沛生, 张金嵩, 魏丽娟等.高度近视眼早期视野平均缺损监测的研究.眼科新进展, 2011, 31(7):648-651.

11. 高合英, 于华军.高度近视的静态视野分析.中国中医眼科杂志, 2009, 19(1):32-34.

12. Jayaprakasam, A, Martin, K.R., White, A.J.R. etal. Phacomorphic intermittent angle closure in a patient with retinopathy of prematurity and lenticular high myopia.Clinical and experimental ophthalmology, 2012, 40(6): 646-647.

13. Rudnicka, AR, Owen, CG, Richards, M et al.Effect of breastfeeding and sociodemographic factors on visual outcome in childhood and adolescence.The American Journal of Clinical Nutrition, 2008, 87(5):1392-1399.

14. 姚克, 徐雯, 于建春等.晶状体眼前房型人工晶状体植入术矫正高度近视的临床研究.中华眼科杂志, 2003, 39(6):339-343.

15. 朱超, 任华, 赵梅生等.近视眼患者 LASIK 术后对比敏感度和立体视觉的临床研究.国际眼科杂志, 2009, 9(1):100-103.

16. 曹哲瑶, 夏丽坤, 弥少文等.调制传递函数和对比敏感度函数评价 LASIK 术后早期视觉质量的研究.国际眼科杂志, 2013, 13(6):1116-1122.

17. 马萍萍, 徐艳春, 巴秀凤等.视力和双眼视力差异对弱视患儿立体视形成的影响.中国斜视与小儿眼科杂志, 2006, 14(4):164-167.

18. 汪晖, 吴星伟, 朱剑锋等. 高度近视眼黄斑部视网膜厚度及多焦视网膜电图的测定分析. 眼视光学杂志, 2008, 10(5):332-334.

19. 吕帆, 徐丹, 瞿佳.双眼协动参数在近视眼的差异研究.中华眼科杂志, 2004, 40(09):583-586.

20. 邸保忠.青少年近视眼的隐斜和止透镜对隐斜的影响.中华眼科杂志, 1999, 35(3):207—209.

21. 孔令媛, 杜兴亚, 徐爱真等. 高度近视合并固定性内斜视的特征及病因分析 . 中国斜视与小儿眼科杂志,

1995, 2(3):64-65.

22. 伍于添.医学超声设备.北京:科学技术文献出版社, 2012.

23. 杨文利.眼超声诊断学.北京:科学技术文献出版社, 2006.

24. 张金嵩.眼屈光学.郑州:河南科学技术出版社, 1996.

25. Jorzik JJ, Bindewald A, Dithmar S, et al. Digital simultaneous fluorescein and indocyanine green angiography, autofluorescence, and red-free imaging with a solid-state laser-hased confocal scanning laser ophthalmoscope. Retina, 2005 , Jun; 25(4):405-421.

26. 李凤鸣.中华眼科学.北京:人民卫生出版社, 2005.

27. 刘家琦.实用眼科学.北京:人民卫生出版社, 2004.

28. Huang D, Swanson EA, Lin CP, et al.Optical coherence tomography. Science, 1991, 5035 (254): 1178-1181.

29. EA Swanson, JA. Izatt, M.R.Hee, et al.In vivo retinal imaging by optical coherence tomography. Optics Letters, 1993, 21 (18):1864-1866.

30. Hee MR, Puliafito CA, Wong C, et al.Optical coherence tomography of the human retina. Arch Ophthalmol, 1995, 13:325-332.

31. J G. Fujimoto, M E.Brezinski, G J.Tearney, et al.Optical biopsy and imaging using optical coherence tomography. Nature Med, 1995, 1(9):970 -972.

32. 刘杏, 黄晶晶.光学相干断层扫描仪在我国眼科临床的应用.眼科, 2004, 13 (4):196-199.

33. 董方田. 协和光学相干断层扫描(OCT)图谱. 北京:中国协和医科大学出版社, 2009.

34. 刘杏, 黄时洲.眼科临床光学相干断层成像学.广州:广东科技出版社, 2006.

35. 高付林.OCT 在高度近视后巩膜葡萄肿视网膜劈裂中的应用. 眼科新进展, 2005, 25 (4):381-383.

36. Fitzgerald M E, Wildsoet C F, Reiner A, et al.Temporal relationship of choroidal bjood flow and thickness changes during recovery from form deprivation myopia in chic:ks. Exp Eye Res, 2002, 74(5):561 -570.

37. 壬光璐、王明扬、熊颖.病理性近视的相干光断层扫描.中华眼科杂志, 2004, 40(9):597-600.

38. 刘玉燕、韩泉洪.高度近视眼底改变的光相干断层扫描新发现. 中华眼底病杂志, 2009, 25 (5):402-404.

39. 贾洪强、杨云东、杨立东等.OCT 在临床常见黄斑疾病的图像特征及应用价值. 国际眼科杂志, 2009, 9 (1):124-128.

40. Benhamou N.Massin P, Haouc:hine B, et al.Macular retinoschisis in highly myopic eyes. Am J Ophthalmol, 2002, 133:794- 800.

41. Kwok AK, Cheng LL, Gopal L, et al.Endolaser around macular hole in the management of associated retinal detachment in highly myopic eyes. Retina, 2000, 20(5):439-444.

42. Baba T, Ohn02Matsui K, Futagami S.et al. Prevalence and characteristics of foveal retinal detachment without macular hole in high myopia. Am J Ophthalmol, 2003, 135(3):338-342.

43. MaLinovsky VE. An overview of the Heidelberg Retina Tomograph. J Am Optom Assoc, 1996, 67 :457-467.

44. Renard JP, Giraud JM. Glaucoma-Structural imagery : HRT, GDx, OCT. Joumal Francais D Ophthalmologe, 2006, 29 : 64-73.

45. Hoffmann EM, Lamparter J, Schmidt T, et al. Glaucoma diagnosis and follow-up using the Heidelberg Retina Tomograph. Ophthalmologe, 2009, 106 : 687 -688, 690-685.

46. Kim JS, lshikawa H .Cabriele ML, et al. Retinal nerve fiber layer thickness measurement comparability between time domain optical coherence tomography （OCT）and spectral domain OCT. Invest Ophthalmol Vis Sci, 2010, 51:896-902.

47. Rauscher FM, Sekhon N, Feuer WJ, et al. Myopia affects retinal nerve fiber layer measurements as determined by optical coherence tomography. J Glaucoma, 2009, 18 : 501 -505 .

48. 马盏, 富名水, 张哲. 近视眼视网膜神经纤维层厚度的 HRT 研究.中国实用眼科杂志, 2005, 23 :610-611.

49. Leung CK CA, Chong KK, Leung KS, et al. Optic disc measurements in myopia with optical coherence tomography and confocal scanning laser ophthalmoscopy. Invest Ophthalmol Vis Sci, 2007, 48 : 3178 -3 183.

50. 方爱武, 王勤美, 杨杰等. 高度近视眼视盘地形图检查. 中华眼底病杂志, 2006, 22(2):136-137。

51. Yamazaki Y, Yoshikawa K, Kunimatsu S. Influence of myopic disc shape on the diagnostic precision of the Heidelberg Retina Tomograph.Japanese Journal of Ophthalmology, 1999, 392-397.

52. Chihara E, SawadaA. Atipical nerve fiber layer defects in high myopia with high myopia with high-tension glaucoma.Journal of Arch Ophthalmol, 1990, 228-232.

53. Hyung SM, Kim DM, Hong C. Optic disc of the myopic eye:relationship between refractive errors and morphometric characteristics.Korean Journal of Ophthalmology, 1992, 32-35.

54. Quigley H, Addicks E. Regional differences in the structure of the lamina cibrosa and their relation to glaucoma.Archives of Ophthalmology, 1990, 228-232.

55. Leung CK CA, Chong KK, Leung KS, et al. Optic disc measurements in myopia with optical coherence tomography and confocal scanning lascr ophthalmoscopy. Invest Ophthalmol Vis Sci, 2007, 48 :3178-3183.

56. Webb RH, Hughes GW, Pomerantzeff O. Flying spot TV ophthalmoscope. Applied optics, 1980, 19: 2991 - 2997.

57. Mainster MA, Timberlake CT, Webb RH, et al. Scanning laser ophthalmoscopy. Clinical applications. Ophthalmology, 1982, 89: 852-857.

58. 陈松.现眼科检查方法与进展.北京:中国协和医科大学出版社, 2000.

59. Ellingford A. The Rodenstock scanning laser ophthalmoscope in clinical practice. The Journal of audiovisual lmedia in medicine, 1 994, 17 : 67 -70.

60. Vieira P, Manivannan A, Sharp PF, et al. True colour imaging of the fundus using a scanning laser ophthalmoscope. Physiological Measurement, 2002, 23 : 1-10.

第三章

高度近视屈光性手术治疗

第一节　高度近视屈光性手术矫正概论

近年来，矫正高度近视的手术在角膜屈光手术、眼内有晶状体眼人工晶状体植入术、晶状体置换手术等方面都取得了很好的效果。高度近视由于改变屈光度程度较大，部分角膜屈光手术方式受到了限制，但是随着晶状体手术的越来越成熟，高度近视造成的屈光不正通过手术方式已经基本可以完全矫正。

角膜屈光手术最早在 1939 年由日本的佐藤勉尝试，他通过放射状角膜切开手术矫正近视，但因损伤了角膜内皮导致大泡性角膜病变而终止。20 世纪 70 年代，西班牙的 Barraquer 创立了板层角膜屈光手术，通过改变角膜厚度的方法来改变角膜屈光度。1979 年，前苏联的 Fyodorov 首次报道了角膜前表面放射状角膜切开术矫正近视的结果，而美国的 Bores 则把这一技术进行了改良，使其对于中低度近视有了较好的矫正效果。

1987 年，美国的 McDonald 把 Trokel 进行角膜切削研究使用的 193nm 的 ArF 准分子激光应用于近视眼治疗，开创了准分子激光角膜表面切削术，一直持续至今。对于高度近视患者，因其术后容易引起 Haze 与回退，矫治范围受到了限制。

1986 年，Ruiz 使用近视性原位角膜磨镶术治疗高度近视，但是预测性差。1990 年，希腊的 Pallikaris 结合角膜磨镶术与准分子激光角膜切削术，创造了准分子激光原位角膜磨镶术，推动了角膜屈光手术的发展，成为矫正屈光不正的主流手术。

1999 年，意大利的 Camallin 在准分子激光原位角膜磨镶术基础上开创了准分子激光上皮瓣下角膜磨镶术，使用 20% 的乙醇制备角膜上皮瓣。其后，2002 年，Pallikaris 又发明了角膜上皮刀制作上皮瓣。以上这两种手术均减少了准分子激光原位角膜磨镶术术后的 Haze 发生率。2003 年，随着飞秒激光的应用，使用超高频的飞秒激光进行角膜瓣的制作，有逐渐替代微型角膜刀的趋势，由于其制作的上皮瓣安全、精准、可预测性佳，对于高度近视、角膜相对较薄的患者更适合。全飞秒激光手术，特别是小切口飞秒激光角膜基质透镜取出术(SMILE)，通过飞秒激光在角膜基质层间进行两次不同深度的扫描，制瓣和透镜切除，通过 4mm 弧度小切口将透镜取出矫正近视，更大程度地保持了角膜的生物力学特性。

随着晶状体手术的提升，白内障手术已经进入屈光手术时代，高度近视患者在白内障手术的同时，也矫正了屈光不正，通过摘除透明晶状体植入人工晶状体也成为一种治疗高度近视的选择。

有晶状体眼的人工晶状体手术被越来越多的患者接受。此类人工晶状体分为房角固定前房型有晶状体眼人工晶状体、虹膜爪型有晶状体眼人工晶状体、后房型有晶状体眼人工晶状体。其中的房角固定前房型有晶状体眼的人工晶状体，因其对角膜内皮损伤应用受限。目前，世界范围广泛应用的眼内有晶状体眼的人工晶状体植入，因其适用范围广，对于角膜屈光手术不能矫治的高度屈光不正患者也适用，已获得了很好的效果，成为越来越多超高度近视患者的首选。

随着手术技术和加固材料的进步，后巩膜加固术在临床的应用也在不断增加，研究表明，其能阻止或延缓近视及其眼底病变的发展。因而对近视增长速度很快，合并眼底病变特别是视网膜劈裂和黄斑裂孔者，提供了一种治疗方法。

屈光手术在高度近视的治疗领域已经取得了巨大成就，通过手术让患者脱镜的梦想已经成为现实，新的理念和尝试必将引领屈光手术走入更完美的境界。

第二节　激光角膜屈光手术

激光角膜屈光手术是指应用准分子激光、飞秒激光等激光技术，通过切削角膜基质改变角膜的曲率半径或去除基质内镜片而进行矫正的角膜屈光的手术。

应用准分子激光切削角膜基质的方式一般可分两大类，其中一类为板层(基质)切削术，通常是先做一角膜板层瓣，将其掀开后，再行激光切削，代表术式为准分子激光原位角膜磨镶术(LASIK)、飞秒激光 LASIK、前弹力层下激光角膜磨镶术(SBK)。也包括仅以飞秒激光完成角膜基质微透镜并取出的术式，以飞秒激光角膜基质透镜切除术(FLEx)、飞秒激光小切口微透镜切除术(SMILE)为代表，其中 SMILE 手术的切口小，整个过程不掀开角膜瓣。另一类为表层切削术,指将角膜上皮去除,暴露前弹力层,然后,再行准分子激光切削,代表术式为准分子激光角膜表面切削术(PRK)、乙醇法准分子激光上皮瓣下角膜磨镶术(LASEK),以及机械法准分子激光上皮瓣下角膜磨镶术(Epi-LASIK)。不同的手术方式都有其相应的适用范围,治疗者需要根据患者具体情况选择合理的手术方式。2015年,中华医学会眼科学分会角膜病学组的专家达成共识,并对适应证、禁忌证、术前评估、知情同意、围术期处理、术中并发症和术后并发症等都做了相应的说明。

高度近视因切削较深,所以,在选择手术方式时,应充分考虑切削后角膜基质床的厚度。除此之外,PRK等表层手术方式因术后反应较重,易出现Haze,在高度近视患者手术选择时,应慎用。

一、激光角膜屈光手术设备

准分子激光机、飞秒激光机、微型角膜板层刀是临床上进行激光角膜屈光手术所需的主要器械。

(一)准分子激光机

1. 工作原理

准分子是指处于激发状态的不稳定的分子结构。当包含惰性气体和卤素的二聚体在高电压的作用下,从基态跃迁到激发态成为准分子。当准分子从激发态跃迁回基态时,释放出光子,通过谐振腔振荡发射出激光。这些光子能释放出巨大的能量,作用于生物组织时,发生光化学效应,使细胞组织汽化、分解,以达到组织切削的目的,但其对周围组织不产生影响。

准分子激光机主要由谐振腔及激光输出系统组成。谐振腔发出激光,经过滤光器、透镜组、驱动器、探测器、计算机系统等传输系统到达角膜。激光头由谐振激光腔、泵浦激光源、激光电极和工作介质组成。准分子激光机的激发方式有快速放电激励和电子束激励等。激光脉冲宽度约几十到几百毫微秒,能量转换效率一般为3%左右。每一个脉冲可切除角膜组织0.25μm。能量密度是指作用于切削区单位面积上的激光能量的大小。通过了解能量密度的大小,再经过计算而获得任何屈光矫正量所需的激光脉冲数,掌握每一脉冲输出的精确能量值,从而可预测手术的治疗效果。当能量密度达120mJ/cm²时,切削的效果才开始比较稳定,而随着激光能量密度的逐渐增加,脉冲间的稳定性也会随之增加,光束的质量亦会得到提高。但是也不能盲目地增加能量密度,否则伴随而来的是激光能量的光能损失、热效应及有声响冲击波的增加。因此,目前常用的准分子激光机

的能量密度为 $100\sim250mJ/cm^2$。准分子激光机目前多为气体激光机,其激光腔内工作物质是利用高压电能作为激励源激发的,进而实现粒子的反转在激光腔内形成激光振荡,向外输出激光。目前,由于气体脉冲式激光的相对不稳定,因此,在手术前,医生的首要任务是将机器调到最佳状态,包括能量的测试和确定中心。同时,术中也要动态地检测机器的能量状态、稳定性和光斑的均匀程度,从而保证手术的质量。此外,激光机与眼球跟踪系统、手术显微镜及屏幕显示器的结合,保证了精细地手术操作及术中眼位的监测与激光扫描的跟踪控制。

准分子激光二聚体被激活后,所产生的高能量光子束是一种紫外激光,而每一个光子具有的能量也远远高于角膜组织与碳酸分子间共价键的维持能量。准分子激光的切削是由发射、组织吸收、组织分子的断键、组织被切削等四部分组成。照射时,角膜组织分解成小片段而产生汽化效应,这种效应称为烧蚀性光化学分解效应。实验结果表明,紫外波段的激光几乎全被浅层角膜吸收,波长越短,组织穿透力越弱。大量的实验表明,ArF 准分子激光最适合做角膜切削。这是因为,它除了具有光子能量大的特点外,还具有只能穿透浅层的特点。目前,眼科所用的准分子激光机都是以输出 193nm 激光的氟氩气体作为工作物质的。

2. 准分子激光生物学特点

(1) **对相邻组织损伤小**　准分子激光的切削作用主要依赖于高能量的光子束。波长越长,光子能量越低,其切口周围热损伤的范围越大;反之,波长越短,光子能量就越高,所伴随的切口周围热损伤就越小。ArF 准分子激光波长为 193nm,最接近 190nm 的角膜及巩膜组织的最大吸收峰,激光照射到角膜和巩膜组织中,绝大部分在小于 $5\mu m$ 的极小范围内被吸收, 几乎不引起热损伤。因此,193nm 的较短波长的准分子激光较其他类型较长波长激光的热损伤明显减轻。

(2) **穿透力微弱**　准分子激光的光束仅被表面组织所吸收,穿透力极微弱。一个脉冲切削组织的深度约为 $0.25\mu m$,切口整齐,毗邻组织损伤小,对眼内组织影响极小。

(3) **能精确控制切削的形状和类型**　可利用准分子激光的释放系统按能量模式及切削原理和目的的不同切削角膜组织,以达到预期的矫正效果。例如矫正远视,则是从角膜光学中心到周边部切削渐深,使角膜中央区变陡;当切削面呈椭圆形,则可矫正散光。

(4) **切削面光滑**　近年来,通过改进激光机,采用小光斑飞点扫描,切削模式为高斯分布,大大增加了术后的准确性和预测性,提高了激光光束能量密度的均匀性和切削平面的平整和光滑性,使激光手术更加安全可靠。

3. 准分子激光的临床应用

(1) **屈光性角膜切除术(PRK)** 用于治疗近视、远视和散光。通过准分子激光切削角膜中心部或旁中心部和周边部,使角膜中央区表面变平或变陡,屈光度减弱或增加。当外界物体的反射线通过角膜折射后,焦点移到视网膜上,从而达到矫正近视或远视的目的。

(2) **激光治疗性角膜切削术(PTK)** 用于治疗角膜不规则散光、大泡性角膜病变及角膜浅层瘢痕等。

4. 准分子激光副作用

(1) **对角膜内皮细胞的可能影响** 准分子激光切削角膜时,可产生约 130 个大气压的压力,分解物质以高于声速的速度喷出。这样的高速冲击力可能造成内皮细胞的损害与丢失,但大量的临床和基础研究未显示,在 193nm 的准分子激光切削角膜时,对其内皮细胞没有明显影响。

(2) **对 DNA 的可能影响** 虽然 DNA 的光谱吸收峰值位于紫外波段,但是 193nm 的准分子激光并未表现出潜在的基因诱变作用。

5. 常用准分子激光机的特点

目前,用于眼科临床的准分子激光机有以下两种类型:

(1) **扫描切削式** 使用聚焦光束,以直径簇 1.0mm 的光点在角膜上飞速扫描,对不同的屈光矫正有不同的扫描方式和时间,完全由电脑控制。它的优点是仪器激光脉冲频率低,体积小,耗气省,发生偏心少;缺点是患者的眼动对切削精度影响大,中心岛发生率较高。

(2) **光斑扫描式** 是用光栅的变化控制角膜切削的形状,优点是患者的眼动对切削精度影响小,切削均匀,表面光滑;缺点是仪器体积大,耗能多,治疗时间长。其他的一些设备则是将两者的原理结合起来。

计算机系统控制激光器的能量输出和传输系统中光学元件的动作,以及处理监视系统的反馈信息。临床所应用的大多数准分子激光机都装有自动追踪术眼系统,在切削过程中确定中心准确性,通过实时监测及显示组织切削信息而提高切削精准度。

6. 新一代准分子激光机的特点

(1) **自动眼球跟踪系统的应用** 激光手术显微镜上安装的摄像机,可以把患者眼睛的图形资料输于计算机中,只要锁定一个相对参照点,再配备监视系统即可应用。在一定范围内,当患者眼睛移位时,自动眼球跟踪系统会让计算机发出指令,通过调整使激光的切削中心与患者的瞳孔中心始终保持一致。自动眼球跟踪系统所采用的摄像一般为红外光来照明,以不影响手术医生的术中观察。近年来,随着激光设备的不断改进,通过角膜巩膜缘组织血管识别、虹膜定位、三维跟踪、瞳孔偏移补偿等方式控制眼球各方向的移位,从而减少高阶像差的增加,期望获得最佳的视觉效果。

(2)小光斑 大光斑的扫描在能量的均匀性和光束边缘产生的消融阶梯都会影响组织表面的平整度,从而在治疗远视和散光上受到限制。而现今的光斑直径<1 mm,激光束能量呈高斯分布,切削面更光滑,损伤小。其大大减少了既往大光斑扫描易产生的中央岛效应;同时也减少了由于切削角膜的表面组织不平整及随之引起的角膜雾状混浊(Haze)。

(3)飞点式扫描模式 飞点扫描时,每一个光点在角膜上的位置都是随机的,整个切削分布构成呈一非球面的光滑表面。并且其更有利于角膜散热,避免热效应的产生。

(二)飞秒激光机

飞秒激光是波长 1000~1053nm 的红外激光,以脉冲形式运转,是过去十余年间由激光科学发展起来的新工具之一。1飞秒等于 $1×10^{-15}$ 秒,其持续时间特别短,是人类目前在实验条件下所能获得的最短脉冲。它能聚焦到极微小的空间区域,能量可在瞬间释放。因此,飞秒激光具有非常高的瞬间功率,可达到百万亿瓦。由于飞秒激光具有高分辨率等特性,目前,在眼科已经被应用于切割角膜组织,如用于制作角膜基质瓣的飞秒激光辅助下的角膜基质环植入术中制作植入通道、角膜基质内透镜切割,以及角膜移植手术等。

飞秒激光机的主机部分包括飞秒激光产生发射系统;手术显微镜、计算机控制系统。附件部分包括负压管道系统、锥镜、脚踏开关控制激光发射,或同时控制负压控制系统。

飞秒激光机开机预热后,首先,在振荡器内获得飞秒激光脉冲;接着,展宽器将飞秒激光脉冲按照不同长度的波长,在时间上展开;随后,放大器使得展宽的激光脉冲获得能量;最后,压缩器将放大后的不同成分的光谱汇聚一起,恢复飞秒宽度。因而,获得具有极高瞬间功率的激光脉冲用于组织的精细切割。调制激光机的光斑大小、点间距和预设位置,激光脉冲在瓣的周边可以接近垂直方向作用制作沟槽,产生角膜瓣的边缘。控制飞秒激光,可在角膜组织内完成适合临床需要的各种精确切割模式。

不同于准分子激光通过激光与角膜组织作用使组织断键,飞秒激光导致角膜组织分解,其能在非常短的时间里聚焦于组织内极狭小的空间。因此,产生巨大的能量而使组织电离。利用飞秒激光以较低的能量瞬间,在极小的空间产生极高的能量密度,使角膜组织电离并形成等离子体。而等离子体产生的电磁场的强度比原子核对其周围电子的作用力还大数倍,最终使角膜组织通过光裂解爆破产生微小气泡,成千上万紧密相连的激光脉冲产生数以万计的小气泡连在一起,形成微腔切面,可聚焦极小直径的空间区域,可精确到 $1\mu m$ 的切割,从而达到极其精密的组织切割效应。在临床上,正是利用了这一优势制作角膜瓣和板层移植植片,同时,通过角膜基质透镜样切割,实现全飞秒激光治疗屈光不正的目的。

根据波长不同,目前,在临床上可用的飞秒激光机分别为 Technolas 520F Intracor (1000nm)、WaveLight FS200(1030nm)、VisuMax(1043nm)、FEMTO LDV(1045nm)、IntraLase (1053nm)。不同的飞秒激光机其扫描的方式不同,有直线推进式、同心圆螺旋式、矩阵折返式等。其特征包括:准确聚焦和切割可精确到 $1\mu m$,切割组织可重复性好、精确性高、预测性佳;瞬间产生的极高能量对组织产生光裂解爆破作用对组织损伤较小,安全性高;应用范围日益广泛,优于准分子激光治疗屈光不正,有望取而代之;根据患者需求及自身条件,个性化地制作各种角膜瓣,并且可改变角膜瓣边缘的制作角度,使其嵌合密闭得更好。

飞秒激光的生物学特性:准确聚焦并均匀切割组织,组织反应很轻微;飞秒激光脉冲极强,因而在组织中无明显衰减直达聚焦点,几乎无热效应和冲击波,对周围组织损伤很小,制作角膜瓣精确;飞秒激光作用于生物组织时,会出现多种多样的相互作用机理的变化,如等离子体诱导光蚀除、光致击穿、热相互作用等。

由于一定参数的飞秒激光可能与生物大分子相互作用,以致损伤细胞结构或影响细胞功能。因此,飞秒激光输出参数的选定是极其重要的。通常认为,细胞毒效应可能会导致角膜透明性的下降,这是由于物质在飞秒激光作用下变成等离子体的缘故。因为,这种等离子体可能辐射出各种波长的射线激光,这样就不可避免引起组织细胞毒性及致突变的发生。目前,尚未有飞秒激光术后角膜混浊的相关报道。

目前,在临床上,可供使用的飞秒激光机共有 5 种类型,每种机器各有其特点(表 3-1)(图 3-1)。

(三)微型角膜板层刀

最初的微型角膜板层刀是应用于角膜自动板层成形术,对角膜组织进行两次切削完成屈光矫正。自 1990 年 Pallikaris 完成了首例准分子激光原位角膜磨镶术后,微型角膜板层刀被进一步改进,切削模式从原来的游离角膜帽变为带蒂的角膜瓣,一度成为 LASIK 手术必备的手术器械。目前,随着飞秒激光的普及,飞秒激光制作角膜瓣技术最大程度上减少了机械角膜板层刀的并发症,已逐渐被临床上应用。

微型角膜板层刀的种类:根据切削原理不同,分为机械刀和激光刀。激光刀即指使用飞秒激光制作角膜瓣。机械微型角膜板层刀分类:①按刀片驱动力的不同分为电动式及气动式;②按刀头推进的模式分为自动型及手动型;③按刀头运行的轨迹分为自动水

表 3-1

不同飞秒激光机性能比较

飞秒类型	波长	切削模式	负压	发射频率及光斑能量	应用范围
Femtec 520E Intracor	1000nm	同心圆螺旋式	弧面压平镜,全自动负压调节	40~80kHz; 光斑较小,能量较低	屈光手术的角膜瓣制作,角膜移植,角膜植入物,老视治疗
WaveLight FS200	1030nm	同心圆螺旋式	平面压平镜,全自动负压调节,负压较低	200kHz; 光斑较小,能量较低	屈光手术的角膜瓣制作,角膜移植,角膜层间基质植入物
VisuMax	1043nm	同心圆螺旋式	弧面压平镜,全自动负压调节,负压较低	500kHz; 光斑小,能量较低	屈光手术的角膜瓣制作,角膜移植,角膜层间基质植入物,角膜层间透镜切除
FEMTO LDV	1045nm	矩阵折返式	压平镜平面,负压较高	120MHz~5MHz; 光斑小,能量低	屈光手术的角膜瓣制作,角膜移植,角膜层间基质植入物
IntraLase	1053nm	直线推进式	压平镜平面,负压较高	60~150kHz; 光斑较大,能量较高	屈光手术的角膜瓣制作,角膜移植,角膜层间基质植入物

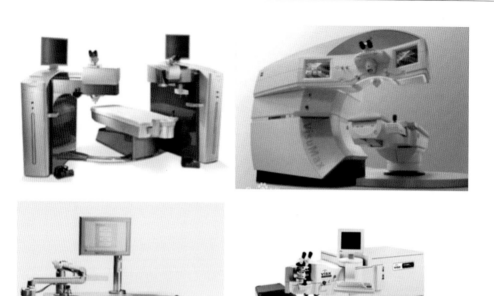

图 3-1 左上:德国的鹰视;右上:德国的蔡司;左下:瑞士的达·芬奇;右下:美国的 VISX STAR

平往复式及旋转式。随着微型角膜板层刀的不断改进及发展,制作的角膜瓣更薄、更均匀,安全性、可预测性及可重复性不断提高。通常认为自动水平往复式或旋转式微型角膜板层刀重复性及预测性较好,操作较容易。机械微型角膜板层刀主要由主机、马达手柄、双侧马达脚踏开关、单侧负压脚踏开关、刀片、刀头、负压管道、不同型号的负压环组成。配有眼压测量计、角膜瓣直径测量计(图 3-2)。

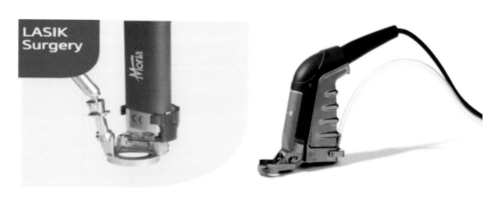

图 3-2 左图为旋转角膜刀,右图为平推角膜刀

微型角膜板层刀的连接和使用:分别连接双侧马达脚踏开关、单侧负压脚踏开关、负压管道、机械装置、电源线;连接负压手柄和负压环。根据角膜曲率、直径和厚度选择不同型号和不同类型的负压环。安装刀片至刀头上,连接刀头与马达手柄。启动负压装置,将眼压计放置于角膜中央。当压痕小于眼压计本身的环形标记时,表明眼压达到了手术需求。此时,将角膜瓣直径测量仪放置负压环上检测预计切削的角膜瓣直径。将带有刀头和刀片的马达手柄滑落至负压吸引环的轨道上,启动双侧马达脚踏开关(先进后退)。角膜瓣制作完成后,松解负压环,卸下马达刀头。

二、激光板层角膜屈光手术

激光板层角膜屈光手术指用机械刀或飞秒激光辅助制作角膜瓣的准分子激光原位角膜磨镶术,以及飞秒激光完成角膜基质微透镜制作并取出的术式。其包括准分子激光原位角膜磨镶术(LASIK)、飞秒激光 LASIK、前弹力层下激光角膜磨镶术(SBK)、飞秒激光角膜基质透镜切除术(FLEx)、飞秒激光小切口微透镜切除术(SMILE)。

(一)适应证

1. 患者本人精神及心理健康,有摘镜愿望,对手术效果有合理的期望值。

2. 年龄≥18 周岁(除特殊情况,如择业要求、高度屈光参差、角膜疾病需要激光治疗等);术前,在充分理解的基础上,患者本人及家属须共同签署知情同意书。

3. 屈光状态基本稳定 2 年以上,每年近视屈光度数增长不超过 0.50D。

4. 屈光度数:近视≤−12.00D,散光≤6.00D,远视≤+6.00D。采用仅以飞秒激光完成角膜基质微透镜并取出术式者,建议矫正屈光度数球镜与柱镜之和≤−10.00D。使用各种激光设备矫正屈光不正度数的范围,应在中国食品药品监督管理局批准的范围内。

5. 角膜厚度大于 480μm。

(二)禁忌证

1. 绝对禁忌证

(1)疑似圆锥角膜、已确诊的圆锥角膜或其他类型角膜扩张。

(2)眼部活动性炎症反应和感染。

(3)角膜厚度无法满足设定的切削深度:中央角膜厚度<450μm、预期切削后角膜瓣下剩余角膜中央基质厚度<250μm(建议不小于 280μm)、预期术后剩余角膜中央基质厚度小于术前角膜厚度 50%。

(4)重度干眼。

(5)严重的眼附属器病变,如眼睑缺损、变形等。

(6)尚未控制的青光眼。

(7)影响视力的白内障。

(8)未控制的全身结缔组织疾病及自身免疫性疾病,如系统性红斑狼疮、类风湿关节炎、多发性硬化和较严重的糖尿病等。

(9)焦虑、抑郁等精神症状。

2. 相对禁忌证

(1)对侧眼为法定盲眼。

(2)超高度近视眼合并显著后巩膜葡萄肿,矫正视力<0.3。

(3)轻度睑裂闭合不全。

(4)眼眶、眼睑或眼球解剖结构异常,导致微型角膜刀或飞秒激光无法正常工作。

(5)角膜过度陡峭(角膜曲率>47.00D)或过度平坦(角膜曲率<38.00D)。

(6)屈光状态不稳定,每2年的屈光度数变化在1.00D以内。

(7)角膜上皮黏附性差,如上皮基底膜营养不良、复发性角膜上皮糜烂等。

(8)角膜基质或内皮营养不良。

(9)中度干眼。

(10)在暗照明情况下,瞳孔直径大于计划的角膜切削直径。

(11)有单纯疱疹病毒性角膜炎病史(2年内未复发)。

(12)有视网膜脱离及黄斑出血病史。

(13)糖尿病。

(14)青光眼(眼压控制良好)。

(15)有结缔组织病史、自身免疫性疾病史。

(16)怀孕及哺乳期妇女。

(17)发生角膜创伤高风险者。

(18)正在服用某些全身药物,如糖皮质激素、雌激素、孕激素、免疫抑制剂、抗抑郁药物(胺碘酮、左炔诺孕酮植片、秋水仙碱等)等。

(19)年龄未满18周岁。

(20)对手术期望值过高。

(三)术前评估

在进行各种激光角膜屈光手术之前,均应进行全面病史询问和眼部评估。

1. 病史

除询问并记录全身及眼部疾病等病史外,还需了解要求手术的原因(如摘镜、戴镜不适、上学、就业等),近2年屈光状态的稳定情况。佩戴角膜接触镜者,应停止使用,直到屈光状态和角膜曲率达到稳定状态;佩戴球性软镜者,应停戴1~2周;佩戴散光软镜和硬性透气性角膜接触镜者,应停戴3~4周;佩戴角膜塑形镜者,应停戴3个月以上。

2. 常规眼部检查

(1)视力:单眼及双眼裸眼视力、小孔视力、近视力和习惯矫正视力(戴镜视力)。

(2)眼位和眼球运动:有无隐斜或斜视。

(3)客观验光:以电脑验光、检影验光初测小瞳孔下的屈光状态。

(4)综合验光:根据最高正度数镜片至最佳视力(MPMVA)原则,确定小瞳孔下的屈光状态。必要时,给予框架眼镜或角膜接触镜试戴。有调节过强或潜伏性远视眼的患者,可考虑睫状肌麻痹下验光。睫状肌麻痹下验光后,应等待瞳孔恢复至正常,再进行复验光。

(5)确定优势眼。

(6)检查角膜地形图。

(7)采用裂隙灯检查法(散大瞳孔前)排除眼前节疾病。

(8)测试眼压:以压平式或非接触式眼压计筛查高眼压症及青光眼患者。

(9)测量瞳孔直径:在明视和暗视状态下测量瞳孔直径。

(10)采用裂隙灯检查法(散大瞳孔后)进一步排除眼前节和前玻璃体疾病。

(11)使用直接和间接检眼镜排除眼后节疾病。必要时,进行三面镜检查。

(12)测量角膜厚度:确定角膜中央厚度。必要时,测定旁中央区角膜厚度。

3. 特殊检查项目

根据患者的具体情况,必要时,采取以下检查。

(1)泪液测试:泪膜破裂时间(BUT)、泪液分泌试验(Schirmer test)。

(2)角膜形态检查:角膜前后表面及角膜厚度。

(3)全眼波前像差等眼部视觉质量检查。

(4)对比敏感度和眩光检查。

(5)A超检查:判断屈光不正度数与眼轴长度是否一致。

(6)调节和辐辏功能检查。

4. 高度近视 LASIK 手术的术前检查和评估

除了常规术前评估外,高度近视患者应该特别注意的问题是:

(1)排除圆锥角膜。仔细评估角膜前后表面形态,力争排除亚临床期圆锥角膜。

(2)评估角膜厚度。术前角膜最薄点应不低于 $480\mu m$。仔细估算激光矫正后的基质床厚度,至少要保持在 $250\sim300\mu m$ 以上。如果小于 $250\mu m$,则需改用其他手术方式或是保留适当度数。

(3)眼底检查。应使用三面镜仔细检查视盘及周边视网膜,对于有明显的视网膜脉络膜变性及缺血性疾病患者,不宜做 LASIK 手术。对于周边视网膜有明显变性区及裂孔者,过去认为,术前 2 周应先做视网膜光凝术。新的观点则认为,可以暂不做处理,密切随访,当出现病变进展,再考虑进一步治疗。

(四)知情同意

1.手术医师有责任获得患者的知情和同意。

2.应该在术前告知患者潜在的风险、收益、替代治疗方法及不同屈光手术之间的差异。

3.向患者详尽告知的内容,应该包括:术后预期的屈光状态、残留屈光不正度数的可能、阅读和(或)视远时仍需要矫正、有最佳矫正视力降低的可能、视功能的改变(如在暗环境里的眩光和视功能障碍)、发生感染性角膜炎的危险、发生继发性角膜扩张的可能、发生药物不良反应或其他并发症的可能。

4.应该告知患者术后可能出现短期干眼症状,或者干眼症状会有进展,或者恶化的可能。

5.应该与达到发生老视年龄的患者讨论单眼视的优点和缺点。

6.应该记录知情同意过程,在术前让患者有机会得到所有问题的解答。

(五)手术原理和手术机制

依照 Gullstrand 的测量,眼的全部静态屈光力是 58.64D。其中角膜的屈光力范围通常在 40.00~45.00D。角膜屈光手术通过改变角膜的屈光力,矫正眼睛的成像,提高视力。角膜屈光力的测定公式:$D=1000(n-1)/R$,其中 n 为角膜折射率,R 为角膜曲率半径,1 为空气的折射率。角膜有效折射率为 $n=1.376$,根据计算公式:$D=(n-1)(1/R1-1/R2)$(n 角膜折射率,R1 切削前角膜曲率半径,R2 切削后角膜表面曲率半径)求得屈光力(D)。角膜曲率半径的微小改变,即可引起明显的屈光力改变。如果角膜曲率半径在 7.8mm 内,每 0.1mm 的曲率半径差异会导致约 2/3D 的屈光力改变。

准分子激光手术使用波长为 193nm 的氟化氩(ArF)准分子激光对角膜组织进行切削,以达到重塑角膜的作用。手术通过控制激光水平切削模式改变了角膜前曲率,得到类似凹透镜、凸透镜和柱镜等的效果,以达到治疗近视、远视和散光等的目的(图 3-3)。

LASIK 手术是在 PRK 基础上发展起来的,将板层角膜屈光手术与准分子激光切削相结合,应用微型角膜板层刀或飞秒激光在角膜上一个带蒂的角膜瓣,掀开角膜瓣,在暴露的角膜基质床上进行准分子激光切削。由于手术未破坏角膜上皮及前弹力层,PRK 术后的一些并发症,如 Haze 等则被有效减轻和避免,术后眼部不适感也明显减轻,视力恢复快,术后用药时间短。因此,在屈光矫治手术中,这种手术被广泛应用。同时,随着飞秒激光制瓣技术的应用,进一步降低了角膜微型板层刀

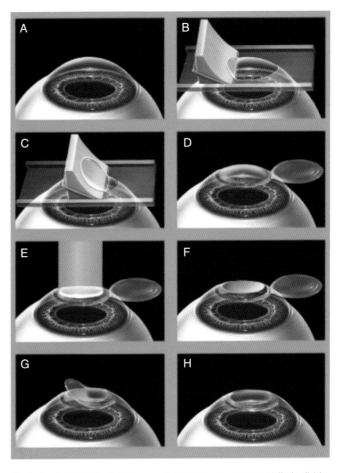

图 3-3　LASIK 手术原理:A.术前角膜;B.板层刀制作角膜瓣;C.角膜瓣制作完成;D.掀开角膜瓣;E.激光切削角膜基质;F.角膜基质切削完成;G.复位角膜瓣;H.手术完毕

制作角膜瓣的并发症。因此,飞秒激光制瓣结合准分子激光切削成为角膜屈光手术的主要发展方向之一(图 3-4)。

根据角膜瓣的薄厚,LASIK 手术又分为普通 LASIK 手术与薄瓣 LASIK 手术,后者由 Durrie 在 2007 年提出,又称为前弹力层下激光角膜磨镶术。相比普通 LASIK,其制作了更薄的角膜瓣,保留了更多的基质床。因此,后者进一步提高手术的安全性,尤其适用于角膜相对较薄的高度近视患者(图 3-5)。

飞秒激光 LASIK:代替传统 LASIK 手术中机械微型角膜板层刀制瓣,利用飞秒激光制作设定的带蒂角膜瓣,再用准分子激光进行角膜基质切削。飞秒激光制作的角膜瓣不

受角膜曲率、弹性、大小及厚度的影响，根据患者屈光度数、瞳孔直径、角膜直径等个体化设计角膜瓣的厚度、直径、中心位置、蒂部位置和边缘角度，具有安全、可预测和精准等特点，能有效避免机械微型角膜板层刀制瓣相关并发症的发生。

全飞秒激光有以下两种：

（1）FLEx 该手术利用飞秒激光在角膜基质层间进行了两次不同深度的扫描，分别为制瓣和透镜切除两部分，等同于切除了一个透镜式的片状角膜组织，掀开角膜瓣，将角膜组织分离并取出，再将角膜瓣复位，从而改变眼屈光状态。

（2）SMILE 与 FLEx 不同的是，该术式角膜瓣的边缘仅作 4mm 弧度的侧切，顺着小切口分离并取出透镜式片状角膜组织，整个过程不掀开角膜瓣。

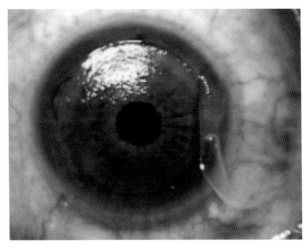

图 3-4　手术中制作的角膜瓣

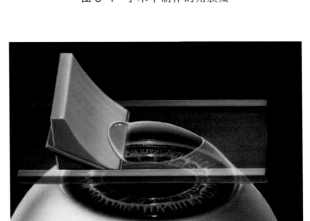

图 3-5　角膜刀制作角膜瓣示意图

（六）围术期处理

1. 术前用药

（1）广谱抗生素滴眼液点眼 3 天，每天 4 次；或者点眼 2 天，每天 6 次；或者点眼 1 天，频点。

（2）若角膜有点状上皮缺损，可使用人工泪液或角膜上皮修复药物等，直至角膜愈合。

（3）若有干眼症状，可酌情使用人工泪液。

2. 手术方法

（1）术前常规清洁结膜囊，或者特殊患者选择泪道冲洗。0.9%生理盐水或平衡盐液冲洗结膜囊，0.5%碘伏及 75%酒精消毒眼睑及眶周皮肤。用碘伏清洁睑缘时，切勿让消毒液进入结膜囊，或接触角膜表面。

(2)确认患者、手术眼、输入准分子激光计算机的参数是否准确。可事先将设计好的各项治疗参数输入控制激光机的计算机,也可在做角膜瓣的同时,助手输入激光治疗参数。应反复核实治疗参数及眼别,确保准确无误。

(3)遮盖非手术眼,对手术眼进行麻醉,通常仅使用表面麻醉。常用表面麻醉剂可选择0.4%奥布卡因、0.5%丁卡因、0.5%丙氧苯卡因或4%利多卡因。应注意表面麻醉剂使用频率和首次使用时机,通常待患者平躺于手术床上后,开始点药。开睑器撑开眼睑后,再点一次,共2次。过早或过多使用表面麻醉剂可损伤角膜上皮,尤其是患者表面麻醉后,瞬目次数减少,可使角膜过度干燥,从而造成角膜瓣制作过程中角膜上皮破损或脱落,并可影响术中激光束对角膜组织切削的精确性。双眼同时手术的患者,后做的眼(通常为左眼)由于表面麻醉剂作用及眼睛暴露时间较长,角膜更容易脱水,应适当调整激光参数,或稍微延迟表面麻醉剂时间。对于睑裂小、眼窝深需做外眦切开者,局部使用浸润麻醉。个别较紧张的患者,术前0.5~1小时,可口服镇静剂。放置开睑器时,以尽量暴露角膜为宜。

(4)使用记号笔或专用的LASIK标记环,在角膜瓣蒂对侧的周边角膜表面做标记,便于术后角膜瓣准确复位。特别是在发生游离瓣时,良好的标记能使复位变得更加容易和准确。

(5)若使用微型角膜刀制作角膜瓣,须在角膜上放置与角膜曲率相匹配的负压吸引环,确认达到有效吸力,然后,用微型角膜刀制作一个带蒂的角膜瓣。使用不同的微型角膜刀可以将蒂制作在不同位置。操作前,要仔细检查微型角膜刀工作状况及刀片情况。

(6)若使用飞秒激光制作角膜瓣或角膜基质透镜,应选择直径适宜的角膜吸环,再用负压固定眼球,压平锥镜,对准并慢慢放入吸环中。这时锥镜会将角膜压平(图3-6),并与吸环紧密连接。设定激光分离深度,然后,进行激光制作角膜瓣。全飞秒激光采用"模拟人体角膜"弧形设计的凹面接触镜,在手术过程中,保持角膜处于生理状态。

(7)对角膜瓣进行检查后,掀开并反折,仔细检查角膜瓣和基质床的大小及规则性。将细头虹膜恢复器或灌洗钝针头插入角膜瓣下,向鼻侧(水平往复式,蒂位于鼻侧)或向上方(旋转式,蒂位于上方)掀开角膜瓣,暴露基质床面。理想的角

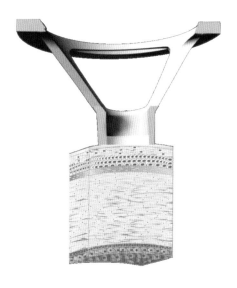

图3-6　平面透镜压平角膜示意图

膜瓣:厚度为 90~150μm,直径为 8.0~10.0mm,角膜蒂长约 30 弧度,切面光滑,无破损。通常为保持角膜瓣内表面清洁,掀开角膜瓣时,可将其自然对折,使角膜瓣基质面相合。

(8)若角膜瓣和基质床质量足够好,准分子激光切削可以进行。若角膜基质暴露不充分,或者基质床和角膜瓣不规则,则建议停止准分子激光切削,将角膜瓣原位平复。1~3 个月待角膜瓣愈合后,考虑再次行表层或板层手术。

(9)以角膜顶点或视觉中心为中心,对角膜基质床进行准分子激光切削。必要时,切削中心需要调整移位。

(10)准分子激光切削之后,将角膜瓣复位,瓣与基质床之间的界面用平衡盐水彻底冲洗,再用无屑吸血海绵抚平角膜瓣,并确认角膜瓣对位良好。

(11)确认角膜瓣附着,然后将开睑器取出。

(12)若进行角膜基质微透镜取出术式 FLEx,掀开角膜瓣后,将扫描成形的透镜取出,再将角膜瓣复位。SMILE 手术相似,只是切口小,不完全打开角膜瓣,仅在角膜帽缘分离长度 2~4mm 切口,在角膜基质透镜上方和下方进行充分钝性分离后,将角膜基质透镜完整取出,冲洗后,用无屑吸血海绵抚平角膜帽。

(13)局部使用广谱抗生素及糖皮质激素滴眼液。

(14)在患者离开前,应再次采用裂隙灯检查法检查手术眼,以确认角膜瓣的位置和外观无异常。

3. 术后用药及处理

(1)术后,透明眼罩护眼。

(2)抗生素滴眼液连续点眼 5~7 天。

(3)糖皮质激素或新型非甾体类抗炎滴眼液点眼 1~4 周,并酌情递减。

(4)人工泪液或凝胶点眼。

(5)术后需定期复查,复查时间通常在术后第 1 天、1 周、1 个月、3 个月、6 个月和 1 年。

4. 增效手术或再次手术

(1)板层手术:对于板层手术后的屈光度数欠矫和过矫,条件允许时,可通过再手术进行矫正。再手术时机通常以初次手术 1~3 个月后角膜情况良好,并且屈光状态基本稳定时为佳。一般情况下,若角膜瓣正常、剩余基质足够,可采用直接掀开角膜瓣的方法;若角膜瓣过薄或不规则,可重新制作角膜瓣,或改用表层手术方式,或使用角膜地形图及波前像差引导手术。

(2)放射状角膜切开术(RK)后,增效手术应慎重,RK 术后至少 2 年以上,方可行增效手术。

(3)表层手术:表层手术后的板层手术,应在术后至少1年以上进行。

(七)术后不良反应和并发症

1. 光学方面的不良反应和并发症

(1)欠矫或过矫

欠矫:术后,屈光矫正度低于预期矫正值-1.00D,有近视残留,出现视力下降、复视等。

原因包括:验光结果不准确,如调节不稳定的患者没有放松睫状肌,有调节因素的参与,产生误差;术中激光器能量的衰减及角膜基质水肿均会使切削量相对减少;患者角膜组织对激光不敏感,伤口愈合反应过程出现 Haze 或瘢痕。

除此之外,不同的 LASIK 激光治疗软件、不同的环境(温度、湿度、洁净度)、术者操作习惯、患者个体差异等,也影响 LASIK 激光治疗的准确性。为了提高精确性,每个术者可根据自己的经验,参照厂家提供的治疗软件稍作调整。

术前,确保准确验光结果准确及激光机处于最佳状态;术中,充分麻醉,避免角膜表面过多水分。已经出现且屈光力稳定的欠矫患者,可根据眼部条件决定是否再次行准分子激光矫正术。

过矫:一般认为术后超过预期矫正值1.00D为过矫。+0.50D的过矫可被 20 岁左右的人接受,但过矫超过 1.00D 的近距离工作时,调节与集合需求就要相应增加,如恰巧患者的调节储备又相对不足,则易于出现视疲劳、复视等。原因包括:在未放松睫状肌状态下测定屈光力时,由于调节因素的参与,验光度数偏高;术中角膜基质床暴露时间较长。个体差异:角膜伤口愈合反应过弱,患者调节能力过弱,组织对激光敏感。

术前必须详细检查,调节不稳定者建议行睫状肌麻痹后,再散瞳验光。必要时,做调节检查。对年龄偏大或调节能力过弱者宁欠毋过。术中避免角膜表面的过度干燥。已经出现过矫的患者,可进行阅读训练,增加眼的调节能力。

戴用角膜接触镜或手术矫正:准分子激光矫正,或激光角膜热成形术(LTK),或传导性角膜成形术(CK)等远视矫正术。

(2)屈光回退

术后屈光状态随时间推移,逐渐向术前进展,导致视力下降。回退幅度的大小与预矫治度数呈正相关,尤其高度近视患者,远期发生屈光回退概率较高,可能与角膜基质重塑有关。设计 LASIK 手术激光切削参数时,应充分考虑屈光回退因素,可通过增加切削区直径、增加过渡区、增加矫正度数等方式减少回退概率。

糖皮质激素滴眼液对于 LASIK 术后回退者,无治疗作用。对于近视性屈光回退者,早期可使用降眼压滴眼液。后期等待屈光度稳定后,如果角膜厚度在安全范围,可以考虑再次 LASIK 手术,或采用表层屈光手术。如角膜厚度不允许再次手术,则应重新验光配镜。

(3)最佳矫正视力下降

由于患者紧张导致眼球过度偏位,患者 Kappa 角大,光照下患者瞳孔缩小并偏移,手术中心定位误差,激光系统光束的偏离等原因造成的严重的偏中心切削,是影响术后最佳矫正视力的重要因素(图 3-7)。手术中,嘱患者尽量放松,配合注视;可使用自动跟踪系统以减少偏中心切削的发生。切削中,如发现患者眼偏离或眼球过度移动,应及时终止,待调整眼位后,再进行切削。手术前,校准激光与注视光的中心定位。小的偏中心(小于 0.5mm),通常不引起患者明显的主观感觉,可不处理。如果严重的光学切削区偏中心,造成术后最佳矫正视力下降 2 行以上者,可在视力稳定后,重新掀开角膜瓣,通过角膜地形图或波阵面像差引导,进行准分子激光个体化切削。

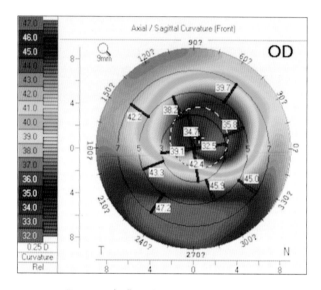

图 3-7 角膜地形图显示的偏中心切削

激光对角膜的不规则切削,通常由于激光束能量不均匀、角膜含水量不均匀、切削过程中产生的组织碎屑和"烟雾"造成,形成"中央岛",导致术后视觉质量下降(图 3-8)。因此,术前应仔细检测激光能量分布;掀开角膜瓣前,擦干边缘液体;掀开角膜瓣后,注意保持角膜基

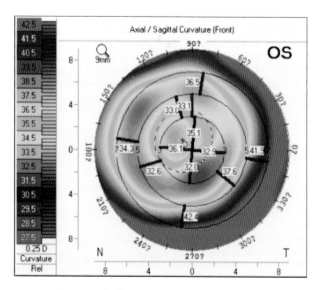

图 3-8 角膜地形图显示的角膜"中心岛"

质床干燥;切削过程中,使用激光器附设的抽气或吹气装置。

(4)视觉干扰

包括一过性或永久性眩光或光晕,尤其夜间的视力下降。

主觉点光源发散变形称为眩光,主觉点光源周围有同心环状光圈称为光晕,多伴夜间视力下降。术后高阶像差,特别是球差和彗差的明显增加是引发的主要因素。较高的矫正屈光力、较小的光学切削区、偏中心切削及暗光瞳孔直径大,均可导致高阶像差增大。如暗光下瞳孔直径较大,可适当扩大光学切削区并增加过渡区,同时,应用眼球跟踪定位、波阵面像差引导、角膜地形图引导等,可显著提高术后视觉质量。如果已发生眩光,多数随时间延长能逐渐消失或改善。

(5)对比敏感度降低

患者可有视物颜色变淡、夜间视物障碍等。术后角膜表面形态改变、术后角膜表面的像差增加及角膜上皮下混浊,均可导致对比敏感度下降。术前,应测量患者暗光下瞳孔大小,过大者避免手术。严格掌握手术适应证,避免 Haze。术中,非球面切削,扩大切削区域。LASIK 术后,眩光刺激对对比敏感度函数(CSF)的影响主要集中在暗视下中、高频率。随着术后时间的延长,CSF 逐渐恢复,眩光对 CSF 的影响逐渐减小。高度近视者,通常术后对比敏感度下降明显,可随着时间的推移逐渐恢复。

(6)产生规则或不规则散光

术后散光是指术后的散光度大于 0.50D。可有视物不清、单眼复视。角膜地形图显示角膜散光轴向与手术前不同经线,或出现不同程度的散光。其分规则散光及不规则散光两种。

原因包括:术中眼球旋转,患者头位与激光发射方向有倾斜,或激光光束不均匀;术中清除角膜上皮不均匀或碎屑抽吸系统气流分布不均匀, 角膜表面水分分布不均匀;激光切削偏中心;中央岛;角膜瓣下上皮植入;角膜瓣并发症;角膜扩张和继发性圆锥角膜等。

要求手术医生在保证激光束的均匀一致性的条件下,运用中心定位技术,准确掌握手术技巧。

建议此类患者佩戴光学质量较好的滤光眼镜,其中的规则散光,可通过再次手术矫正;而不规则散光引起的眩光患者,可佩戴硬性透气性角膜接触镜。针对引起眩光的原因,可考虑再次手术,行个体化切削技术进行矫正。个别严重者,可用缩瞳剂缓解症状。

(7)佩戴近视阅读镜

少数患者术后会发生远视飘移,在近距离阅读时,发生困难,需要短期佩戴近视阅读镜。有些年龄偏大的患者术前有老视倾向,术后发生老视,也需要佩戴近视阅读镜。伴有老视的近视患者行 LASIK 手术时,非主视眼预留一定度数是一种科学合理的手术方案,延缓了术后视近不清的老视症状的出现。

2. 医学方面的不良反应和并发症

(1)不良反应

1)非感染性弥散性层间角膜炎(DLK)

也称角膜板层间撒哈拉反应。角膜瓣下无菌性、弥漫性层间炎症,多散发,也可在同一批手术患者中集中出现。角膜层间异物残留成为 DLK 的可能诱因。DLK 可发生在初次或再次的 LASIK,常发生于术后 1~6 天,术后上皮缺损的患者多见,个别迟发性者则多与角膜上皮损伤、眼外伤、头面部及眼部炎症或感染等有关。可以无自觉症状或仅有轻微或中度眼部疼痛、异物感、畏光流泪。裂隙灯显微镜下,可见反应局限于角膜瓣和角膜基质床间,范围弥散,不伴或伴有轻度前房内炎症反应(图 3-9)。

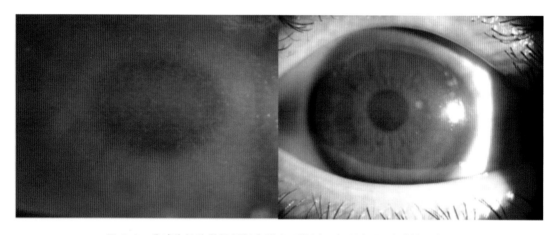

图 3-9　非感染性弥散性层间角膜炎,裂隙灯下,观察呈"沙漠样反应"

Linebarger 等根据严重程度和位置,将 DLK 分为四级:

一级:局灶性灰色或白色颗粒,局限于周边部角膜层间,无眼部充血或前房炎症反应,视力正常。

二级:弥漫性角膜层间灰色或白色颗粒浸润,累及中央区,无眼部充血或前房炎症反应,视力正常。

三级:弥漫性角膜层间灰色或白色颗粒浸润伴颗粒聚集,轻度结膜睫状充血,无前房炎症反应,视力轻度下降。

四级:弥漫性致密的角膜层间颗粒浸润,局部角膜水肿、角膜瓣皱褶、自融伴视力明显下降、眼睑水肿、轻度结膜睫状充血和前房炎症反应,可有局部角膜变薄、混浊、不规则散光及远视性改变。

DLK 应与角膜瓣下感染、角膜瓣下异物,如睑板腺分泌物、纤维物等周围的浸润反应相鉴别。尤其应注意与角膜瓣下感染鉴别,DLK 患者无疼痛或仅有轻微疼痛,结膜充血及前房反应少见,角膜浸润于角膜层间,对糖皮质激素反应良好;角膜瓣下感染患者可能无疼痛,或有严重的疼痛,常伴有严重的前房反应,病灶分散,可向深部蔓延,应用糖皮质激素可导致病情急剧恶化。

一级、二级 DLK:糖皮质激素,推荐 1% 醋酸泼尼松龙滴眼液,1 次/1~2 小时,好转后减量,1 周至 1 个月,可同时口服泼尼松 60~80mg/d,共 5 天。密切观察是否反复或加重、是否合并感染。

三级、四级 DLK:掀开角膜瓣,刮除聚集颗粒,做细菌培养试验,排除感染。瓣下 BSS 冲洗,4~6 小时后,开始点 1% 醋酸泼尼松龙滴眼液,每隔 1~2 小时 1 次。好转后,减量,共 1 个月。

防止各种异物残留,可以减少 DLK 的发生,如进行术前眼表面冲洗、使用手术贴膜粘贴睫毛、选用无滑石粉手套、充分清洗器械、避免使用润滑油、掀开角膜瓣前擦干结膜囊、瓣下仔细冲洗。同时,术后 12~24 小时使用糖皮质激素滴眼液,每天 4 次,持续 5~7 天,再逐渐减量。

2)出现干眼症状或使原有干眼症状恶化

通常 LASIK 术后数周至数月出现干眼症或加重原有干眼症状(图 3-10),发生率可达 50% 以上。其危险因素包括:术前有干眼、女性患者(尤其年龄较大者)、角膜瓣厚、高度近视、切削深度较大、瓣蒂在上方、药物影响等。LASIK 术后产生干眼的原因主要有:制作角膜瓣时,手术切断角膜神经,知觉减退,破坏眼表泪腺反馈系统,导致反射性泪液分泌减少,瞬目减少;结膜杯状细胞及角膜上皮的微绒毛受损,术后泪膜黏附力下降;角膜曲率改变,睑结膜与角膜的贴附性减弱,影响泪膜的分布;表面麻醉、抗生素及含防腐剂滴眼液的长期使用,造成的毒副作用。

术前详细询问病史,排除一些较严重的干眼或有潜在可能的患者。对所有患者进行干眼相关的检查,包括睑缘检查、睑板腺功能检查、泪膜破裂时间、泪液分泌试验。对于较严重的干眼患者,如有明显自觉症状,泪膜破裂时间少于 5 秒,Schirmmer I 试验少于 5mm,伴一个象限以上的角膜点状染色,暂时不能做 LASIK。应首先使用人工泪液、泪点塞、治疗睑缘炎、改善睑板腺功能等方法积极改善干眼,如有效,再考虑做 LASIK 手术。术中,尽量减少表面麻醉剂的使用频率;调整角膜瓣的位置,鼻侧的角膜瓣由于保留一

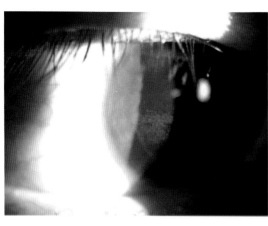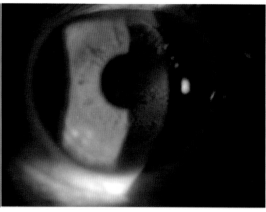

图 3-10　裂隙灯下观察角膜上皮干燥斑

侧的感觉神经。术后,干眼症状要优于同时切断两侧感觉神经的上方角膜瓣。应用 BSS 或人工泪液湿润眼表面后,再启动角膜板层刀。

术后,应选用不含防腐剂的人工泪液,尽量避免长时期使用抗生素眼药水及糖皮质激素(一般在一周内停药)。注意用眼卫生,尽量少用电脑等电子产品。对于干眼症状明显患者,可使用泪点塞、黏稠的人工泪液,并注意室内保湿。

3)神经营养不良性上皮病变

角膜感觉神经切断后出现的暂时性角膜上皮缺损,多位于角膜中、下方呈粗大的点状荧光素染色,可连成片状,严重者影响视力,发生率为 1%~2%。术前存在干眼的患者发生可能性大。治疗同干眼,多在术后 3~6 个月恢复(图 3-11)。

4)角膜知觉下降

LASIK 手术中用旋转式角膜板

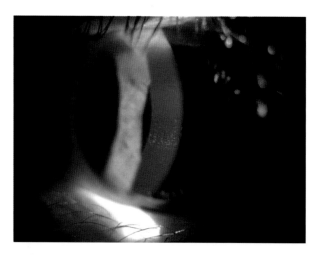

图 3-11　裂隙灯下观察角膜神经营养不良性上皮呈片状分布

层刀或者飞秒激光制作角膜瓣,支配角膜的神经不仅在瓣的制作过程中被切断,而且在基质层进行激光消融过程中也有损伤。LASIK 术后角膜神经丛的丢失主要集中在除了蒂部的角膜瓣上皮下神经丛和前基质层神经。术后,角膜神经再生修复,角膜知觉逐渐恢复。

5)单纯疱疹病毒性角膜炎复发

病毒性角膜炎复发表现为点状、树枝状和盘状角膜浑浊。手术过程刺激可能潜伏在三叉神经节上的单纯疱疹病毒,使其释放,炎性反应复发。故既往有病毒角膜炎史患者应慎重手术,如发病很久、角膜情况稳定又需要手术者,术前给予抗病毒药物。对于已经复发患者,及时给予抗病毒药物治疗。

6)角膜上皮下雾状混浊(Haze)、瘢痕早期或延迟发生

板层角膜屈光手术发生 Haze 的概率很低,处理同表层角膜屈光手术。在遇到制作不良的角膜瓣,如薄角膜瓣、不规则或破碎瓣上继续行激光切削,容易形成角膜瘢痕。故一旦发生角膜瓣过薄或不规则,应停止激光切削,复位角膜瓣。对于术后形成的角膜瘢痕,且瘢痕较浅时,可考虑一年后,行 PTK 术。

(2)并发症

1)角膜瓣术中并发症

①角膜瓣过薄及破损:角膜瓣过薄主要是指角膜瓣厚度不足 90μm,掀开困难或发生破碎。造成的原因包括:术中使用的刀片加工不良或刀片多次使用,刀刃较钝,甚或有豁口,可造成切削面不平整,角膜瓣过薄或厚薄不均;不足的负压吸引,水肿充血的球结膜堵塞负压吸引环上的小孔造成假吸、压力升高,但实际眼内压并未达到阈值;睑裂过小时,负压吸引环未与眼球紧密接触;板层刀电力不足等。由于 SBK 的角膜瓣较薄,手术中角膜瓣发生不完全瓣,碎瓣、上皮瓣的概率相对较高,目前趋势更倾向于使用飞秒激光制瓣。

发现角膜瓣过薄或破损后,应立即复位角膜瓣,根据上皮恢复情况,戴绷带型角膜接触镜 1~3 天,至少等 3 个月后,再行手术。不要勉强进行激光切削,否则容易造成术后不规则散光或角膜局部形成瘢痕。

②“纽扣瓣”:是指制作角膜瓣时,刀片部分切入角膜基质,而部分未切入角膜基质,角膜瓣中央区形成圆形或条状破孔。形成原因可能是术中负压吸引力不足,角膜曲率较大

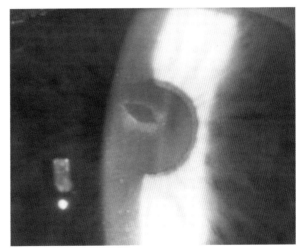

图 3-12　纽扣孔

等。其处理原则同角膜瓣破损(图 3-12)。

③角膜瓣过小:当负压吸引不足及角膜前表面过平(曲率小于 40D)时,可能形成小角膜瓣(小于 8.0mm)。由于角膜瓣小于激光切削区直径,尽量不要采用缩小光学切削区的

办法进行激光切削,尤其是在做散光或远视矫治时,要求有更大的角膜瓣直径,以减少术后产生眩光、光晕等并发症的出现。如果角膜瓣较小,应该先将其复位,3 个月后,根据情况选择再次制作新的角膜瓣,或考虑角膜前表面过平的情况改成飞秒激光制瓣或 PRK、LASEK 术式。

④不完全角膜瓣:原因通常是术中刀头运行过程中突然失去负压,造成脱刀,通常导致角膜瓣撕脱或不规则瓣形成,或者在刀具的轨道或齿轮上有异物,如组织碎屑、睫毛、黏液,甚至盐水结晶等,在板层刀推进过程中造成"卡刀""跳刀"而使角膜瓣制作不完全,或角膜床面不平整形成"洗衣板"现象。

术前严格清洁刀具,尤其注意轨道或齿轮的缝隙处。在进刀过程中,要保证足够的负压。如果不完全角膜瓣形成,其所暴露的角膜基质床超过光学治疗区,则可继续按常规完成手术,若所暴露的角膜基质床未超过光学治疗区,则应回复角膜瓣,等 3 个月后再次手术,不要勉强作激光切削,避免术后产生严重的不规则散光。

⑤游离角膜瓣:角膜蒂部离断。产生原因主要有:小角膜或角膜前表面较平(中央角膜曲率小于 40D);刀头停止器安装或选择有误,刀头停止器作用距离大于角膜瓣直径;未安装刀头停止器。如游离的角膜瓣大小及厚度符合要求,可先将角膜瓣湿润保存于刀头原位或湿房内,继续完成激光切削,辨识角膜瓣正反面,根据标记仔细对位,无需缝合。

2)气体进入前房

飞秒激光光爆破后,角膜基质内微小气泡聚集成较大气泡,部分经房角 Schlemm 管进入前房。通常在 15~30 分钟内消失。如果前房气泡干扰眼球跟踪与定位,则需等待气泡吸收后,再行准分子激光切削。

3)角膜瓣皱褶

轻微的角膜瓣皱褶可无自觉症状,位于视轴区且较显著的角膜瓣皱褶,可造成其裸眼视力及最佳矫正视力下降。裂隙灯显微镜检查,可见角膜瓣上条形纹理,角膜瓣蒂位于鼻侧者多呈水平走向,而角膜瓣蒂位于上方者多呈垂直走向(图 3-13)。

皱褶形成原因常见于:①角膜瓣偏薄或水肿,水肿消退后形成皱褶;②术中擦除液体时,方向不正确,角膜瓣发生微小扭曲;③术中角膜瓣干燥不够充分;④取出开睑器时,碰触角膜瓣;⑤高度近视矫正术后,由于中央角膜显著变平,角膜瓣与角膜床贴合不良更容易产生角膜瓣皱褶;⑥术后早期,患者用力揉眼。

SBK 因角膜瓣较薄,尤其对高度近视患者术后容易形成细小角膜瓣皱褶。因此,应在角膜瓣对位后,用棉签将角膜瓣和基质床层之间的水分充分排出,尤其是对高度近视患者。由于角膜前表面曲率变化较大,细小角膜瓣皱褶更容易出现,角膜皱褶大部分不

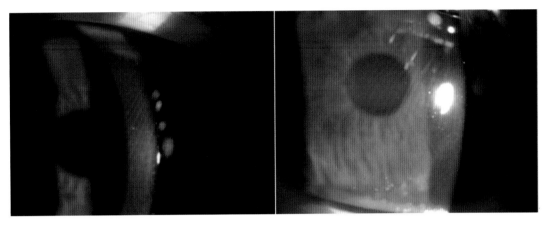

图 3-13 裂隙灯下观察 LASIK 术后角膜瓣皱褶

影响术后视力,少数患者对角膜皱褶敏感且影响术后视力。

根据角膜瓣皱褶的严重程度,Probst 等将其分为三级:

Ⅰ级,裂隙灯显微镜下不明显,或较显著的局部皱褶位于周边,裸眼视力及最佳矫正视力无影响。

Ⅱ级,细小平行皱褶,在裂隙灯显微镜下较容易发现;最佳矫正视力下降至 0.5~0.8;或患者可有单眼复视症状。

Ⅲ级,粗大的平行皱褶或"篮缝样"最佳矫正视力低于 0.5;患者有视力模糊、单眼复视或眩光等症状。

如果是Ⅰ级皱褶,可以不作任何处理;Ⅱ级和Ⅲ级角膜瓣皱褶,且位于光学区产生不规则散光,使最佳矫正视力下降,一旦发现应及早处理。

处理方法:平衡液冲洗结膜囊,标记角膜瓣位置,重新打开角膜瓣,使用低渗盐液(4mL BSS+1mL 蒸馏水)浸泡基质面 30~60 秒钟,等待角膜瓣因水肿而展平,可用冲洗针头轻压角膜瓣,以辅助展平,瓣下冲洗,海绵吸干角膜瓣边缘,空气中干燥 5 分钟。对于严重且难以展平的角膜瓣皱褶,可刮除皱褶处局部角膜上皮,戴绷带型角膜接触镜。对于个别严重者,可在角膜瓣边缘,用 10-0 尼龙线在与皱褶主轴向垂直方向间断缝合4~8 针,1~2 周后,拆除。

4)角膜瓣下上皮内生或植入

是指角膜上皮细胞在角膜瓣下从边缘向中央生长或角膜瓣下种植的角膜上皮细胞在原位生长。发生率为 0.92%~14.7%。多于手术后几周内发生,角膜瓣下上皮内生可见角膜瓣边缘层间发生多发小巢穴细胞团或一片半透明的物质,多位于边缘,裂隙灯显微镜下,可见乳白色颗粒状沉积。有时,还伴有角膜瓣边缘浸润,但多为自限性,不会造成任何视力损害,可不用处理(图 3-14A)。部分从瓣的周边向中心放射状生长,且生长迅速,累及视区影响视力,并产生散光,位于角膜上皮与植入上皮间的基质易坏死而溶解。原因可能与角膜瓣错位扭曲、角膜瓣中央破裂、角膜瓣过薄、术后反应重、角膜瓣水肿有关。如可自限则不需再手术,如危及视力且散光增加或为进行性者均应尽快处理,从而避免基质溶解。治疗时,将瓣掀开,清理角膜瓣侧及基质床面的上皮细胞,然后,仔细复位。对于复发者,在仔细刮除植入上皮后,可考虑在植入区做 PTK。

角膜瓣下上皮植入表现为层间出现灰白色奶油样半透明圆点,可能与手术器械将脱落的上皮细胞带入层间,瓣下冲洗不彻底有关。多数上皮植入发生于术后 1 个月内,通常为裂隙灯下观察的小于 0.5mm 的植入灶,且呈自限性,无需处理。对于进行性上皮植入(图 3-14B),造成不规则散光及视力下降,角膜瓣进行性融化者,应及早打开角膜瓣,在瓣下充分刮除植入并增殖的上皮。

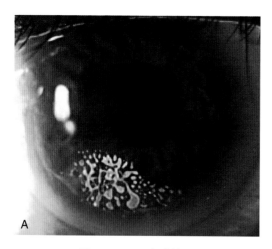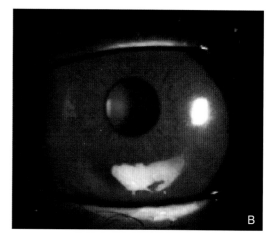

图 3-14　(A)角膜瓣下上皮内生呈地图样分布;(B)角膜瓣下上皮植入呈斑块状。

5)角膜浸润、溃疡、融解或穿孔(无菌性或感染性)

感染性角膜炎发生率约为 1/1000~1/5000,是最严重的术后并发症之一,可严重威胁视力。原因:失去上皮和前弹力层,角膜局部抵抗力降低;部分患者术后戴用角膜接触镜,增加感染机会;原有局部感染灶,例如睑板腺炎、泪囊炎等,也是诱发原因之一。因此,要严格术前检查,明确有无感染灶;术前彻底消毒,术中严格无菌操作,术后保持局部清洁;术前、术中和术后应用抗生素预防感染;术后短期内应密切注意角膜表现。一旦发生感染,患者可有视力下降、异物感、畏光、流泪、眼部疼痛、分泌物增多等症状,裂隙灯显微镜下,可见睫状充血或混合充血、角膜层间单个或多个白色浸润可蔓延至角膜瓣和角膜床深部、角膜水肿、上皮缺损、角膜瓣融解、前房反应与积脓。可通过刮片和细菌培养明确诊断。

如果怀疑为术后感染，但尚未明确病原体时，应立即使用大量抗生素并密切随访，如感染进一步加重，则应掀开角膜瓣，刮除病灶，涂片染色，同时进行细菌培养、药敏试验；可用加有广谱抗生素的 BSS 如阿米卡星（10mg/mL）角膜瓣下冲洗，大量广谱抗生素滴眼液频繁点眼，24 小时不间断。等明确病原体后，根据药敏试验结果及时调整抗生素。同时避免或慎重使用糖皮质激素，如果治疗效果不明显，应考虑真菌感染或阿米巴原虫感染。炎症控制后，还应注意应用减少瘢痕反应形成的药物。如感染难以控制则考虑去除角膜瓣。为避免感染性角膜炎的发生，应对每一个可能造成感染的环节都进行积极预防，比如术前积极治疗干眼症及眼表及附属器炎症，术前预防性使用抗生素 3 天，术前、术中严格消毒及无菌操作，术后注意眼部卫生，使用抗生素持续治疗至少 3 天。

角膜瓣融解：机制不明。瓣的前基质部分发生炎症反应，极少见。

6）糖皮质激素诱导的并发症

如高眼压症、青光眼、白内障。

激素性高眼压（指术后长期应用糖皮质激素后，患者眼压升高，大于等于 22mmHg，压平眼压计）。患者诉视物不清，矫正后视力不能完全提高，眼压测定经校准后，仍高于术前或大于 22mmHg，早期可不伴有视野及视神经损害，减少或停用激素后，眼压多数可恢复正常。严重者，可形成激素性青光眼、视野缺损及视神经损害。原因有：不合理应用泼尼松龙和地塞米松等渗透性较强激素，或应用较高浓度的糖皮质激素。用药时间过长，次数过多。有青光眼家族史也是重要危险因素。

故术前严格筛选，有青光眼家族史或术前眼压偏高者慎行手术，发现可疑患者，做青光眼排除检查；术后 3 周可开始测量眼压，由于术后眼压测量值较实际眼内压低，建议用压平眼压计测量；术后用药正确选择激素种类，避免长时间大剂量使用激素。对眼压偏高术后患者，激素减量或停用，密切随访，观察眼压变化，当眼压升高至 22mmHg 以上，应考虑局部应用降压药物；如眼压不能控制，加用其他抗青光眼制剂和全身辅助性用药，例如高渗剂。必要时，行抗青光眼手术。

眼局部使用糖皮质激素所引起的白内障极少见。可能引起以晶状体后囊混浊为特征的激素性白内障。激素性白内障的发病机制复杂，主要有氧化损伤学说、激素通过受体途径而发挥作用的受体学说、离子转运障碍学说、晶状体结构蛋白和酶功能损害学说、细胞黏附分子异常学说。激素不仅可能直接攻击晶状体蛋白质，而且也可能通过受体、细胞调控、黏附调节等间接发挥作用。

7）角膜扩张或继发性圆锥角膜

角膜扩张及继发性圆锥角膜多发生于术后角膜厚度不足 400μm 或角膜瓣下厚度不足 250μm 的患者。其余少数术后角膜及角膜基质床厚度是足够的患者，则多与术前即存在亚临床期圆锥角膜或有圆锥角膜遗传倾向有关。可佩戴硬性角膜接触镜对早期患者进行治疗，严重情况下，需进行穿透性角膜移植手术(图 3-15)。

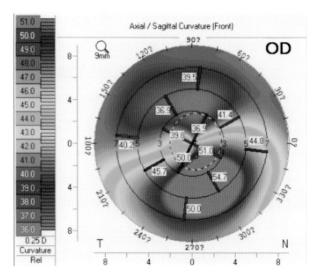

图 3-15 角膜地形图显示的角膜局部曲率异常增高，角膜扩张

8）眼后节病变

如视网膜裂孔或脱离。

近视尤其高度近视患者,通常合并高度近视眼底病变,如周边视网膜变性及裂孔,术前充分散瞳进行详细的眼底检查,如果发现高风险病灶,可光凝治疗,待稳定后,再行 LASIK。应让患者充分了解视网膜病变的预后,叮嘱患者术后严密随访,以减少远期视网膜脱离发生率。

三、准分子激光表层角膜屈光手术

准分子激光表层角膜屈光手术是指以机械、化学或激光的方式去除角膜上皮,或者机械制作角膜上皮瓣后,在角膜前弹力层表面及其下角膜基质进行激光切削,包括:准分子激光屈光性角膜切削术(PRK)、乙醇法准分子激光上皮下角膜磨镶术(LASEK)、机械法准分子激光角膜上皮瓣下磨镶术 (Epi LASIK) 及经上皮准分子激光角膜切削术 (TPRK)。

(一)适应证

1. 基本同板层手术,建议屈光度数≤-8.00D。

2. 特殊职业需求,如对抗性较强的运动员、武警等。

3. 角膜偏薄、睑裂偏小、眼窝偏深等特殊解剖条件不易行板层手术。

4. 增效手术预期剩余基质过薄,而角膜瓣厚度足够。

5. 患者要求或医师建议行表面切削术。

6. 角膜浅层疾病同时伴有屈光不正。

7. LASIK 术中角膜瓣异常,可行 PTK 联合 PRK。

8. 各类激光手术的补矫:可单独行 PRK,或 PTK 联合 PRK,或 LASEK。

9. 人工晶状体植入术后的残余屈光不正。

10. 玻璃体手术、视网膜手术后的屈光不正(包括屈光参差)。

(二)禁忌证

1. 绝对禁忌证

基本同 LASIK。

2. 相对禁忌证

(1)对侧眼为法定盲眼。

(2)高度近视眼合并显著后巩膜葡萄肿,矫正视力<0.3。

(3)轻、中度睑裂闭合不全。

(4)角膜基质或内皮营养不良(角膜内皮细胞数>1 500 个/mm^2)。

(5)角膜地形图提示异常,如顿挫型圆锥角膜或其他类型角膜扩张(角膜外伤后角膜瘢痕、角膜移植手术后等)。

(6)中度干眼。

(7)在暗照明情况下,瞳孔直径大于计划的角膜切削直径。

(8)有单纯疱疹病毒性角膜炎病史(2 年内未复发者)。

(9)糖尿病。

(10)青光眼(眼压控制良好)。

(11)有结缔组织病史、自身免疫性疾病史。

(12)正在服用某些全身药物,如糖皮质激素、雌激素、孕激素、免疫抑制剂、抗抑郁药物(左炔诺孕酮植片、秋水仙碱等)等。

(13)怀孕及哺乳期妇女。

(14)年龄<18 周岁。

(15)患者对手术认识欠缺或期望值过高,经过医患反复交流才达成共识者。

(16)晶状体密度增加

(三)术前评价

基本同 LASIK。

(四)知情同意

基本同 LASIK。应告知患者术后更易出现 Haze、高眼压、屈光状态波动;视力恢复时间相对较长;需要按时随诊,避免眼部紫外线直接照射等。

(五)手术机制

PRK 是最先应用于眼科的治疗屈光不正的激光手术,机械刮除角膜上皮后,再应用 193nm 的准分子激光对角膜进行切削。LASEK 和 Epi-LASIK 则保留了具有活性的角膜上皮,术后恢复快、反应轻,是优化了的表层切削手术。相比板层切削手术,表层切削具有其优越性,其效应主要体现在像差效应、创伤愈合效应和优化表层切削综合效应。

1. 像差效应

避免了常规 LASIK 基质瓣源性像差增加的问题。与包含基质的 LASIK 瓣比较,微型角膜刀的瓣风险顾虑为零,亦无因微型角膜板层刀制瓣所带来的术源性散光。

2. 创伤愈合效应

避免 LASIK 厚基质瓣制作时的风险及术后瓣分离、移位等并发症,具有更快的角膜神经与知觉修复速度,更少的术后干眼现象。具有活性上皮瓣的 LASEK 和 Epi-LASIK 自身的高活力上皮瓣和完整的基底膜,显著区别于 PRK 后裸露的基质面的创伤愈合,是天然的生理屏障,抑制了创伤愈合反应的某些导致 Haze 和屈光回退的细胞因子的渗入与基质细胞活化。

3. 优化表层切削综合效应

以 LASEK 为代表,在疼痛、有效视力恢复、屈光稳定性等方面非常接近,甚至等同于常规 LASIK。具有活力上皮瓣的 LASEK 更具有优化表层切削的特点:①术后不适在 2~8 小时内减轻;②术后 12~24 小时术眼安静;③光学区内的上皮在裂隙灯下和术前一样完整、清晰、无水肿。

Epi-LASIK 与 LASIK 机械角膜刀制瓣类似,但制作的是更薄的上皮瓣。与 LASEK 相比,基底膜更完整。在术后,因角膜上皮并没有受到乙醇等化学性损害,愈合可较 LASEK 更快,产生的 Haze 也减少。

TPRK 则采用激光去除上皮方法,一次激光即完成了去除上皮和激光切削的目的,使手术缩短。相比化学法、机械法去上皮,不需要更多的辅助器械,对于睑裂小、配合度差的患者更为适用。

(六)围术期处理

1. 术前用药

(1)基本同 LASIK。

(2)可酌情用新型非甾体类抗炎药,建议术前 30、15 及 5 分钟各点用 1 次,以减轻术后疼痛反应。

2. 手术方法

(1)术前常规清洁结膜囊,0.9%生理盐水或平衡盐液冲洗结膜囊,0.5%碘伏及 75%酒精消毒眼睑及眶周皮肤。碘伏清洁睑缘,切勿让消毒液进入结膜囊或接触角膜表面。

(2)确认患者、手术眼、输入准分子激光计算机的参数是否准确。可事先将设计好的各项治疗参数输入控制激光机的计算机,也可在做角膜瓣的同时,助手输入激光治疗参数。应反复核实治疗参数及眼别,确保准确无误。

(3)手术眼通常仅用表面麻醉,应注意表面麻醉剂使用频率和首次使用时机,通常待患者平躺于手术床上后开始点药,开睑器撑开眼睑后,再点一次,共 2 次。放置开睑器以暴露角膜。

(4)滴数滴平衡盐液或人工泪液于角膜面,使之湿润。以刮刀(PRK)、微型角膜机械刀(Epi-LASIK)或激光(TPRK)去除角膜上皮或 20%乙醇处理后,用环钻和刮刀(LASEK)制作角膜上皮瓣。

(5)暴露角膜基质范围应充足,包含计划准分子激光切削的范围。

(6)以角膜顶点或视觉中心为中心,对角膜前弹力层和基质进行准分子激光切削。必要时,切削中心需要调整移位。

(7)准分子激光切削之后,平衡盐水充分冲洗。

(8)准分子激光切削深度较大者,可慎重选用 0.02%丝裂霉素 C。

(9)带角膜上皮瓣术式应复位上皮,并用无屑吸血海绵抚平上皮瓣大致对位或者直接去除上皮瓣。

(10)常规局部点用抗生素、糖皮质激素和新型非甾体抗炎药。

(11)使用绷带式接触镜。

(12)取出开睑器。

3. 术后用药及处理

(1)术后佩戴绷带式接触镜数日(3~5 天),直至角膜上皮完整恢复。

(2)可加用促角膜上皮生长滴眼液帮助角膜上皮愈合。

(3)止痛片备用。

(4)抗生素滴眼液连续点眼 7 天。

(5)术后即刻开始点用糖皮质激素滴眼液,次日起每天点眼 4 次,持续 7~10 天。根据患者的近视矫正度数、回退程度和 Haze 等情况,持续用糖皮质激素滴眼液 1~3 个月,按每月递减原则酌情递减。眼压升高或容易失访患者,也可选择新型非甾体抗炎药。

(6)同时监测眼压。

(7)人工泪液点眼数月。

(8)推荐外出佩戴太阳镜防止紫外线损伤。

(9)术后需定期复查,复查时间通常在术后第 1 或 3 天、1 周、1 个月、2 个月、3 个月、6 个月、1 年。特殊不适情况,随时复诊。

4. 增效手术和再次手术

(1)表面切削术后,由于屈光度数欠矫、过矫或屈光状态回退需再次手术者,应在初次手术后屈光状态、Haze 及角膜地形图检查稳定至少 6 个月后,进行。

(2)对有 Haze 需进行再次治疗者,应认真考虑。2 级以上 Haze,影响视力首选局部糖皮质激素点眼, 根据情况增加糖皮质激素用量和时间,1 年内应用糖皮质激素效果不佳者可考虑再次手术。手术中,可使用 0.02%丝裂霉素 C,以预防 Haze 再发生(慎重选用)。

(3)角膜移植术后表层手术:角膜移植术拆线后,屈光状态稳定 1 年以上。角膜伤口愈合不良者,应避免手术。

(七)术后不良反应和并发症

1. 光学方面的不良反应和并发症

基本同 LASIK。

2. 医学方面的不良反应和并发症

(1)术后短期疼痛和不适

由于术后角膜上皮缺损,感觉神经暴露及个体敏感性的差异原因,PRK 术后早期患者会有不同程度的异物感、流泪及疼痛,随角膜上皮的修复,症状可逐渐减轻,一般 2~3 天自行消失。

术后,可应用绷带型角膜接触镜,术后早期局部点用非甾体类抗炎药等减轻症状。必要时,可涂抗生素眼膏,四头带包扎,口服止痛药或镇静药。

LASEK 80%~90%的病例通常不会有明显的疼痛。其角膜刺激症状与 LASIK 相近。LASEK 由于保存了有活性的上皮瓣,相比 PRK 的疼痛等不适显著减轻,愈合快。时间通常为 2~8 小时。介于 LASIK 与 PRK 之间。

Epi-LASIK 如果上皮受创部分过多,则角膜刺激症状比 LASIK 略明显。

(2)Haze或瘢痕(早期或延迟发生)

Haze ,指准分子激光屈光性角膜手术后,手术区域出现的角膜上皮下基质的混浊(图 3-16)。产生原因不明确,可能的因素有:高度近视切削过深,组织创面愈合反应明显是 Haze发生最常见原因;个体差异;光学区直径过小;较陡峭切削边缘;未应用或不规则滴用糖皮质激素。

激光板层手术发生 Haze 的概率很低, 激光表层手术发生概率相对较高,尤其以 PRK 手术更为多见。

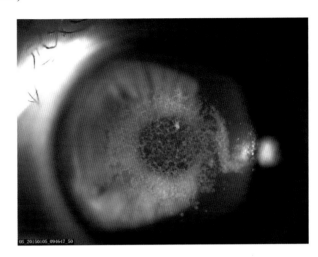

图 3-16　裂隙灯下观察角膜瓣下雾状浑浊

临床上,Haze 分级有多种,常用的 Fantes 的分级标准(1990 年)将 Haze 分为 6 级。

0 级:角膜透明。

0.5 级:斜照法可见轻度混浊。

1 级:角膜轻度混浊,不影响观察虹膜纹理。

2 级:角膜混浊,轻度影响观察虹膜纹理。

3 级:角膜明显混浊,中度影响观察虹膜纹理和晶状体。

4 级:角膜重度混浊,不能窥见虹膜纹理。

角膜混浊程度的差异决定了临床表现的不同。低于 2 级的 Haze 不影响视力,较严重的 Haze,可出现眩光、雾视等,并伴有屈光回退和视觉质量的下降。应对患者密切观察随访,通常 Haze 多随时间推移逐渐减轻至消退。并且合理应用糖皮质激素、非激素类抗炎药物及抗代谢药物。对于已形成的 Haze,可以用 PTK 进行切削治疗,但应慎行,以防止再次激发 Haze 反应。对于伴发的屈光回退,可待角膜恢复透明后,行 LASIK 手术进行矫正。

术前,应严格掌握适应证,避免对患有胶原、免疫性疾病者进行手术。应尽量避免应用 PRK 治疗高度近视。术中,防止角膜表面过度湿润或干燥,应设置较大的切削直径及过渡切削区,规范应用糖皮质激素,可预防性使用抗代谢药物:浓度 0.02% 的丝裂霉素作用时间少于 30 秒。研究推测 MMC 的作用机制是可以对抗激活角膜细胞增殖的,还可作用于角膜细胞凋亡的过程来减少 Haze 形成。

处理:1 级以上的 Haze,建议使用糖皮质激素滴眼液进行局部冲击治疗。如糖皮质激素抗生素眼膏每晚 1 次及糖皮质激素滴眼液每日 8 次,连续应用 5 天。然后,改成作用力略小的糖皮质激素滴眼液,每日 7 次,每 7 日减少 1 次,密切观察,可每 2 周随访 1 次。

(3)糖皮质激素引起的并发症

如高眼压症、青光眼、白内障。

处理同板层切削术。表层手术术后,一般相对点药时间长,出现并发症风险高,应密切关注患者的眼部变化,及时进行药物调整。

(4)角膜上皮延迟愈合、丝状角膜炎

术后 3~5 天上皮仍未完全愈合,存在局部缺损,导致持续的眼部刺激症状、视物模糊。早期会增加感染风险,晚期可能造成较严重屈光回退及 Haze,也可出现丝状角膜炎。原因包括:严重干眼症,角膜局部营养不良;角膜上皮清除范围过大;角膜接触镜不匹配,如过紧;局部应用糖皮质激素或非激素类抗炎药;高龄或患有全身代谢性疾病、消耗性疾病的患者。术前,应严格掌握手术适应证,排除严重干眼及全身性营养、代谢性疾病或结缔组织疾病患者。

局部停用除抗生素外任何可能影响上皮愈合的药物,如局麻药物、非甾体类抗炎药等,同时,使用角膜接触镜或加压包扎促进上皮愈合。

(5)其他基本同板层手术

四、个性化屈光手术

广义的个性化角膜屈光手术,是指针对不同患者的个体化差异,进行不同的个性化手术的设计。治疗者根据患者年龄、病史、验光、角膜情况、瞳孔大小、患者的期望值、职业及预期的花费等综合情况,为患者提供最安全、最有效和最合理的手术方式及制定相应的手术方案。狭义的个性化角膜屈光手术特指采用个性化的切削模式为患者进行屈光治疗,如波前像差引导或角膜地形图引导的个体化切削。无论采用何种方案,都应综合考虑患者具体情况,并与其充分沟通,最终满足患者合理的心理期望及达到满意的视觉效果。

(一)手术方式的选择

高度近视患者相比低中度近视患者具有相对薄的角膜,应充分考虑保留安全角膜基质床厚度,以及避免表层切削手术方式可能造成的 Haze 前提下,治疗者为患者选取最适合的手术方案。

在常规 LASIK 术中,角膜瓣的厚度平均为 120~150μm。由于角膜瓣对于维持角膜生物力学的作用不大。因此,对于高度近视患者,建议选择薄瓣 LASIK 技术,尽可能保留角膜瓣下基质床的厚度及其纤维强度,使结构更为稳定,以利角膜形态维持,防止近视度数回退,也降低了术后角膜扩张及继发性圆锥角膜的发生率。

薄瓣 LASIK 准分子激光切削的角膜基质较常规 LASIK 手术更靠近角膜上皮及基底膜,这可能导致术后角膜组织愈合反应更加显著,延长愈合时间。如果角膜瓣制作厚度低于 90μm,则可能出现类似于表层角膜切削手术术后的角膜上皮下 Haze,也增加角膜破损、穿孔等并发症的发生率。而过薄的角膜瓣在术中发生破损、穿孔的概率也会显著提高。因此,角膜瓣的厚度适合控制在 90~110μm 之间。

飞秒激光制作的角膜瓣相比机械刀更精准,误差更小,安全性、可预测性高,减少了术中高阶像差的引入。在有条件的地区,采用飞秒激光制瓣对于高度近视患者是更好的选择。

(二)板层切削术中角膜瓣的设计

1. 蒂的设计

上方蒂的角膜瓣与正常眨眼方向一致,有助于角膜瓣黏附,但是切断了进入角膜的神经组织。鼻侧蒂的角膜瓣保留了鼻侧睫状长神经,相比上方的角膜瓣,患者术后角膜知觉恢复快,干眼发生率低。但是由于瞳孔自然状态下,可能偏向鼻侧,鼻侧蒂的位置可能影响激光切削而导入不规则散光。

飞秒激光制瓣可以根据患者不同情况设计蒂的位置、长短等,具有明显的优势。

2. 直径的设计

根据患者角膜的直径调整角膜瓣直径,对切削直径大的患者,尽量选用较大的角膜瓣直径,但过大的角膜瓣会引起角膜缘血管出血。

3. 厚度的设计

对于普通 LASIK,较理想的角膜瓣厚度应在 100~130μm,角膜板层刀制作的角膜瓣厚度稳定性差,导致可预测性差,而飞秒激光制作的角膜瓣其厚度标准差可控制在 ±10μm,为高度近视患者术后保留安全基质床厚度提供了保障。

(三)切削模式的选择

传统的角膜屈光手术在改善视力的同时,也带入一些新的视觉质量问题,比如暗环境下视力下降、眩光、对比敏感度下降等。术后高阶像差增加是主要原因,它的来源包括术前已有的像差、术中产生的像差及术后角膜修复过程中及角膜生物力学改变过程中产生的像差。选用个性化的切削模式,则尽可能地减少或避免高阶像差的引入。

1. 波前像差引导的个体化切削

光的传播是以波的形式震荡向前,在某一时点振动传播方向上同位相的点能形成一个面,称为波阵面或波前。理想的波面是以理想像点为中心的一个球面,而实际情况中,光学系统往往使得出射波阵面发生变形,其波面为实际波面,最终形成不清晰的像点。理想波面和实际的变形波面之间的偏差,即光程差称为波前像差。人眼的屈光系统即非理想光学系统,像差的产生可来源于从泪膜到眼内屈光介质的任一部分,如角膜和晶状体表面的局部偏差等。

波前像差引导的个体化切削,是将该理论与角膜屈光手术相结合,根据不同个体的独特光学特性和解剖特性,通过各种球镜、柱镜、非球镜及非对称的切削矫正个体的球镜和柱镜,并消除或降低影响视觉质量的高阶像差,提高术后的视觉质量。术前,通过波前像差仪采集患者个体化的像差数据,将其输入准分子激光机,根据计算机的运算,将波前的光程差转化为切削量对角膜组织进行切削。

通常波前引导的个体化切削术后视力相当于或超过普通屈光手术,部分术后视力超过术前最佳矫正视力,患者夜间眩光或光晕等不适减少,获得较好的术后视觉质量。对以往手术产生的不规则散光或偏中心切削等患者,也有较好治疗效果。

适应证:

(1)暗光下瞳孔较大,或术前已有眩光、夜间视力差等主诉。

(2)术前总高阶像差较大,6mm 瞳孔时,总高阶像差的均方根(RMS)大于 0.3。

(3)Kappa 角大的患者。

(4)高度散光。

(5)对视觉质量要求较高的患者。

(6)前次屈光手术后的术后效果不理想者,如不规则散光和偏中心等。

2. 角膜地形图引导的个体化切削

波前像差引导的个体化切削,对于不规则散光患者通常难以获得准确的测量数据,基于角膜地形图引导的切削方式则能解决这部分问题。

首先,术前采用高分辨率的角膜地形图仪测量角膜前后表面形态,并将结果传输至准分子激光机的计算机程序,自动获得优化的切削模式。适用于处理由角膜瘢痕、前次手术的偏中心切削、穿透性或板层角膜移植术后严重的不规则角膜散光。

3. 非球面引导的个体化切削

生理状态下,人眼的角膜形态是一个中央陡峭周边扁平的非球面,传统的球面切削模式使角膜中央更趋向扁平,周边陡峭,以致术后球差增大,暗光处视觉质量下降。非球面个体化切削经由检查计算获得术前角膜的 K/Q 值,输入计算机程序,改善切削模式,术后角膜前表面基本维持术前的非球面性,有效控制和减少了术后球差的增加,提高了视觉质量。该切削程序综合考虑了非球面的参数因素和角膜愈合的生物学因素,具有良好的远期效果。适用于近视度数较高、暗光瞳孔较大的患者。

4. 节约角膜组织的个体化切削

准分子激光角膜屈光手术对角膜进行切削而达到治疗效果,治疗度数越高,消耗的角膜组织越多。部分患者因为近视度数过高或角膜厚度偏薄而无法接受传统手术治疗,或仅能治疗部分度数,术后还残留部分度数。

节约角膜组织的个体化切削(TS-LASIK)通过引入飞点小光斑,优化了激光切削的发射方式,使得完成治疗相同度数的切削可比标准化 LASIK 节省约25%的角膜组织。此外,还可通过治疗系统内的程序由医生通过增加小直径范围的矫正度数,为患者进行节约角膜组织的个体化设计,在一定程度上扩大了 LASIK 的适应证范围,也可以为角膜厚度足够者提供更大的治疗区或留下更多的角膜组织,增加术后长期的有效性和安全性。适用于近视度数较高、角膜相对较薄或者暗处瞳孔较大的患者。

(四)年龄相关的个性化治疗

制订方案时,应充分考虑患者的年龄因素。对于 18 岁以上 35 岁以下的年轻患者,可在手术后适当保留少量远视度数,应小于+0.50D,年龄越小保留的度数趋于越高。但对于术前伴有内隐斜的患者,过矫可能造成术后调节过度。因此,尽量避免过矫,可以考虑适量欠矫。对于年龄偏大的患者,尽量不要过矫,也可以采用主视眼足矫,非主视眼保留少量近视度数的方式,可以保留-0.50D,或更多。对于保留近视度数的方案,术前,应让患者试镜并与患者充分沟通,在患者知情并认可的情况下进行。

(五)其他相关因素

1. 调节力

由于调节力的差异,部分患者主觉验光和散瞳验光有较大的偏差,应让患者充分放松并多次试镜。如果仍偏差较大,激光矫正度数时,应参考主觉验光结果。

2. 患者的心理预期

高度近视患者激光手术后,即使不过矫,也可能会发生短期内的远视漂移,但其随着时间会逐渐好转。这一点应术前与患者充分沟通,让患者有心理准备。这期间,对于部分使用视力需求高的患者,尤其是年龄偏大的高度近视患者,可建议患者早期佩戴低度数的老视镜,以避免长期近距离工作造成的视疲劳。

3. 患者的社会经济因素

如果医生推荐的方案超出患者的经济预期,或是与患者既往接受到的其他信息经验不符,患者仍有强烈的治疗愿望,此时应尊重患者,同时调整医生的治疗预期。在充分沟通后,医生重新制订治疗方案。

总之,治疗者应充分考虑患者的心理因素、社会因素及眼部因素,为患者制定最适合其本人的手术方案,以期获得最佳的视觉质量。

第三节　晶状体性屈光手术

从解剖学的概念上来分类,屈光手术可分为三大类:角膜屈光手术、晶状体性屈光手术及巩膜屈光手术。有关角膜屈光手术及巩膜屈光手术在前面章节均已介绍,本节重点介绍晶状体性屈光手术。

晶状体性屈光手术因手术部位主要是在眼内,故又称为眼内屈光手术,包括有晶状体眼的人工晶状体植入术、无晶状体眼的人工晶状体植入术及透明晶状体摘出联合人工晶状体植入术。有晶状体眼的人工晶状体植入术根据手术部位的不同,又分为有晶状体眼前房型人工晶状体植入术和有晶状体眼后房型人工晶状体植入术两大类,是本节介绍的重点。

一、有晶状体眼前房型人工晶状体植入术

(一) 定义及简介

有晶状体眼前房型人工晶状体(AC-PIOL)植入术是在保留患者自身晶状体的情况下,通过在前房内植入特定度数人工晶状体,达到矫正屈光不正(主要是近视,特别是高度近视),提高视力的目的。

有晶状体眼前房型人工晶状体植入术至今已有 50 多年的发展历程。AC-PIOL 主要

有硬性房角支撑型、虹膜固定型及软性房角支撑型三种类型(图 3-17,图 3-18,图 3-19)。其中硬性房角支撑型 AC-PIOL 在临床应用不久,人们即发现它易导致角膜内皮丢失、前房角损伤、瞳孔阻滞继发青光眼等并发症,使其长期的安全性受到质疑,目前已趋于淘汰。随着近 10 年的发展和改进,以虹膜固定型为代表的虹膜支撑型 AC-PIOL,已逐渐成为一种较为成熟的矫正高度屈光不正的方法,为人们摆脱框架眼镜和角膜接触镜的烦恼提供了一个新的选择,对于高于-12.OOD 的高度近视和+6.00D 的远视更显示出了其独特的优越性。新一代可折叠房角支撑型 IOL (AcrySof CACHET 房角支撑型 IOL)是目前唯一软性房角支撑型 IOL,用以矫正-6~-16.50D 高度近视。该种 IOL,在 2008 年通过欧洲 CE Mark 认证,并进行了多中心临床研究,结果显示该技术对高度近视矫正效果良好。目前,其仍在 FDA 临床观察阶段。

(二)手术适应证和禁忌证

屈光性有晶状体眼人工晶状体植入术,是以不损伤角膜及晶状体的完整性、保留了术眼的调节力、良好的矫正效果等优点,而成为一种新型的屈光不正的矫正方法。与 LASIK 等角膜屈光手术相比,具有可预测性强,对角膜影响小,矫正屈光范围广,术后视觉质量好,并具有潜在的可逆性和保留调节力等优点,已经成为 LASIK 手术的有益补充。但由于 AC-PIOL 位于前房,对角膜内皮、前房角、虹膜等组织均具有潜在的影响,术中和术后都可能引起与之相关的并发症,甚至对眼组织及视功能造成不可逆的损伤。因而,严格选择手术适应证和禁忌证,对减少手术并发症,提高手术成功率至关重要。

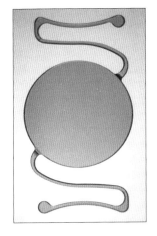

图 3-17　硬性房角支撑型 PIOL

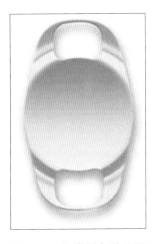

图 3-18　虹膜固定型 PIOL

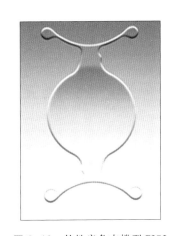

图 3-19　软性房角支撑型 PIOL

1. 适应证

(1)年龄 18~55 岁之间,晶状体透明,近 2 年屈光度变化小于 0.50D。

(2)年龄低于 18 岁患者,特殊情况下可以考虑植入,如屈光参差有形成弱视风险,同时不能耐受角膜接触镜者,可考虑单眼植入。

(3)近视屈光度大于或等于–12.00D 或远视程度大于或等于+6.00D,矫正视力良好者。远视患者常伴有浅前房,能否手术应结合前房深度具体分析。

(4)低于–12.00D 近视和+6.00D 的远视患者,如伴有稳定期圆锥角膜,或角膜基质过薄无法行 LASIK 手术者。

(5)其他不适于 PRK 或 LASIK 的患者,如角膜上皮功能不良、严重干眼、放射状角膜切开术后回退或过矫等。

(6)中央前房深度大于或等于 3.00mm,角膜内皮计数大于或等于 2500 个/mm²。

2. 禁忌证

(1)既往有内眼手术史者;曾有视网膜脱离病史或黄斑病变致视功能受损严重者。

(2)晶状体混浊者。

(3)青光眼或有青光眼家族史者。

(4)各种类型葡萄膜炎患者。

(5)眼附属器感染患者应先行治疗感染灶。

(6)角膜活动性炎症或严重功能不良影响视力者,如角膜瘢痕、退行性变等。

(7)中央前房深度小于 2.80mm;角膜内皮数量小于 2000 个/mm² 为绝对禁忌证。

(8)术前矫正视力低于 0.3 或暗光下瞳孔直径大于 6mm,术后视力可能无明显提高或出现严重眩光者,为相对禁忌证。

(9)双眼弱视无法矫正;单眼弱视,弱视眼矫正视力低于 0.5 者。

(10)病理性近视,周边视网膜格子样变性,需周边视网膜光凝后手术。

(11)对光线敏感,术前即存在眩光的患者。

(12)妊娠、高眼压、糖尿病、自身免疫性疾病、长期服用免疫抑制剂及其他无法耐受手术的全身性疾病患者。

(13)过分焦虑,无法理解手术风险的患者。

(三)术前检查

有晶状体眼人工晶状体植入术前检查,除了眼部及全身一般检查外,还包括为选择合适的人工晶状体和手术安全性所做的特殊检查。

1. 一般检查

(1) **屈光状态**　包括主觉验光及睫状肌麻痹后验光,而且以睫状肌麻痹后验光为主要的手术参数。

(2) **视力**　包括裸眼视力及矫正视力。

(3) **角膜地形图及角膜曲率**　用以评估测量角膜整体形状,散光类型,进而指导 AC-PIOL 的选择和设计手术切口位置,达到矫正近视或远视同时矫正散光的目的。此外,角膜地形图还能发现临床前期的圆锥角膜,有利于筛查手术适应证及禁忌证。

(4) **角膜内皮**　角膜内皮细胞不可再生,出生后,每年以大约 0.57% 的速率减少,AC-PIOL 植入术中机械损伤,术后人工晶状体的刺激都可能减少内皮细胞数量。因此,角膜内皮检查事关患者术后能否有一个长期稳定、良好的视觉功能。目前,在临床上使用较多的是角膜内皮反射显微镜。角膜周边和中央内皮细胞数量存在生理差异,应以中央数量为主,细胞数量一般要求大于 2500 个/mm^2,最低不能少于 2000 个/mm^2。

(5) **眼压**　继发青光眼是 AC-PIOL 植入术后的主要并发症之一,同时,近视与青光眼的发生存在相关性。因此,一定要在术前测量眼压,对于可疑患者,还应针对性地做激发试验、24 小时眼压描记,甚至详细的早期青光眼筛查。

(6) **眼底**　黄斑病变患者术后视力可能没有明显改善,详细的眼底检查有助于术前充分估计患者术后视力,有助于发现病理性近视患者,减少潜在的医疗纠纷。眼底检查须在散瞳下进行,检查全视网膜,若发现周边网膜变性、变薄或干孔,应先行周边视网膜光凝,并告知患者可能存在视网膜脱离的风险及其危害。

2. 特殊检查

(1) **前房角镜检查**　通过房角镜检查以确定是否存在周边虹膜前粘连和任何原因的虹膜缺损,房角和虹膜的任何结构改变都可能导致人工晶状体支撑襻移位,进而导致青光眼,甚至角膜内皮失代偿。

(2) **暗光下瞳孔直径**　屈光手术常见的并发症之一是术后眩光或光晕,主要与暗光下瞳孔直径过大有关。术前进行暗光下瞳孔直径测量,可以提示术者,患者有可能术后会发生光晕或眩光,以便做到充分术前告知或排除不适宜患者。近年来,红外技术及计算机技术的发展为我们提供了精确、客观、标准的瞳孔测量。目前,国际上最常用的有:Colvard 红外瞳孔检查仪、数字式 Procyon 瞳孔仪、波前像差仪等。

(3) **前房直径**　房角支撑型 AC-PIOL 其总长度必须与前房直径相匹配,AC-PIOL 过大可伤及角膜内皮和小梁网,过小影响其在前房的稳定性,导致 AC-PIOL 移位、偏中心。

通常,通过测量角膜水平白到白距离(white to white,W-T-W)来评估前房直径。根据笔者经验,推荐裂隙灯下角规联合电子游标卡尺进行 W-T-W 测量(图 3-20,图 3-21,图 3-22)。首先,在裂隙灯表面麻醉下用角规测量 3 点至 9 点角膜 W-T-W,再用电子游标卡尺读取角规测量结果(精确到小数点后两位),分别测 3 次,取平均值,平均值加 0.5mm 等于前房直径。同时,参考 Pentacam、IOL-Master 给出的角膜 W-T-W 值,据此,选择 IOL 型号。为避免测量误差,术中,应在显微镜直视下,使用角规再次测量核准。需要指出,到目前为止仍没有精确测量前房内径的方法,临床上仍以角膜水平直径进行估计。有报道显示,用前节 OCT 直接测量前房内径发现,前房垂直径大于水平径,这与角膜 W-T-W 水平大于垂直恰恰相反。

(4)**前房深度**(ACD)　前房深度决定了术后 AC-PIOL 与角膜内皮和晶状体之间的空间,与术后是否产生严重并发症密切相关。但 ACD 不能反映周边前房的情况,虹膜根部的膨隆会导致 AC-PIOL 光学部周边解剖结构的改变,继发内皮细胞损伤或瞳孔阻滞,故目前倾向于在 ACD 的基础上测量前房容积。测量 ACD 的方法可分为超声测量仪和光学测量仪两大类,主要有 A 型超声、IOL-Master、前节 OCT、UBM、Pentacam 等。各种测量方法所得的结果都存在一定误差,究其原因可能有以下几点。

①体位的差别:当仰卧位时,晶状体虹膜隔由于体位的原因可略向后退,故仰卧应用超声测量仪检测前房深度比取坐位的光学仪器测量的深。②光线影响：光学测量

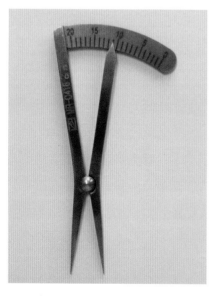

图 3-20　角规

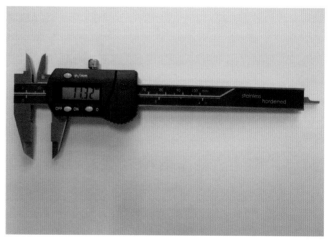

图 3-21　电子游标卡尺

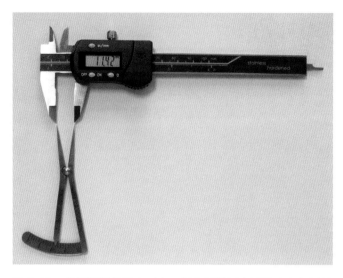

图3-22 角规测量角膜白对白，用电子游标卡尺读取角规测量结果

时，裂隙灯光线通过瞳孔正中，可引起瞳孔缩小，睫状肌收缩，从而使晶状体凸度增大，晶状体-虹膜隔前移，前房变浅。而超声检测时，则可以排除光线的影响，测量结果要大于光学测量。③测量角度影响：测量位置的可能性偏差。光学测量时，是将测量位置确定于瞳孔正中央，瞳孔散大者定位缺乏准确性，或是测量过程中眼球运动亦可造成测量结果小于实际的前房深度。而超声探头在测量时，需垂直放置于角膜上，若探头未垂直角膜，往往会造成结果比真实值偏大。④屈光间质影响：受角膜清晰度或房水清晰度的影响。对角膜水肿、角膜翳严重的患者光学测量时，前房的前后界不清楚，亦可造成测量的误差。

因此，具体使用时，应详细了解各种测量方法可能带来的误差及其原因，并结合患者自身条件合理选择。

3. 辅助检查

主要包括：外眼及眼表有无感染性病灶；角膜有无炎症或其他活动性病变；角膜知觉、眩光敏感性检查；必要的全身检查以排除影响伤口愈合及手术耐受的因素，如严重心脏病、凝血功能障碍和肝、肾功能异常等。

(四)AC-PIOL 度数计算

AC-PIOL 度数计算比无晶状体眼简化，因为该手术是在眼内植入一个屈光间质，术后预测性取决于人工晶状体度数计算的准确性，可以通过角膜曲率和术前屈光力来计算。AC-PIOL 的计算过程较为复杂，为方便起见，每一产品都有相应的表格可供查找，或有计算软件供医生计算，可以满足 95% 左右的临床需要。

此外，人工晶状体的有效位置(ELP)也至关重要，决定 ELP 的因素有前房深度、虹膜前表面到 IOL 平面的距离等。

(五)AC-PIOL 类型及型号选择

1. 前房角支撑型 AC-PIOL

前房角支撑型人工晶状体是出现最早的 AC-PIOL，早期的此类人工晶状体均为硬质材料。因为设计上的缺陷，出现了小梁网损伤、继发青光眼、角膜内皮失代偿、瞳孔阻滞和白内障等严重并发症，曾一度受到质疑。最新一代房角支撑型 AC-PIOL 为丙烯酸酯材料软性折叠 IOL(CACHET AC-PIOL)，改变了襻与光学部设计，以及光学部的直径和厚度，使得这一类型 AC-PIOL 重新得到了大家的认可。但在临床上，因为应用不久，此类人工晶状体对前房角和角膜内皮的长期安全性，仍需进一步观察。

2. 虹膜固定型 AC-PIOL

虹膜固定型人工晶状体最初是为了矫正白内障摘除后的无晶状体眼。前房角支撑型 AC-PIOL 出现后，由于其人工晶状体襻对房角和角膜内皮细胞的刺激，人们转而把目光投向了这种类型人工晶状体。该型人工晶状体每侧襻都有两个紧密对合的"爪"，可钳夹于虹膜中周部表面。此处虹膜运动少，不宜出血，可很好地支撑 AC-PIOL 而不会影响瞳孔活动。需要指出，由于虹膜钳夹处血运障碍，长期影响下，可导致该处虹膜组织萎缩变薄，

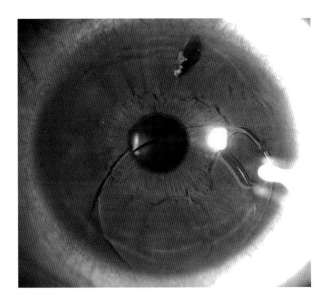

图 3-23　外伤后虹膜固定型人工晶状体发生虹膜脱夹现象

甚至发生虹膜脱夹现象，尤其易出现于剧烈揉眼或外伤后(图 3-23)。早期虹膜固定型 AC-PIOL 也存在角膜内皮损伤等并发症。近年来，经过不断改进，使这类 AC-PIOL 日臻成熟。目前，观察内皮细胞丢失率与常规白内障手术后相似(3%~5%)，但仍需长期随访观察。此外，术后可能出现眩光和光晕，人工晶状体光学区为 5mm 的发生率是 11.7% 左右，6mm 的发生率是 3.2% 左右。

3. AC-PIOL 型号选择

主要根据前房直径、前房深度进行相应选择。

(六)术前准备

1. 术前常规准备

术前 3 天用抗生素点眼,4 次/日;术前 1 天常规冲洗泪道、冲洗结膜囊;术前 30 分钟给予镇静剂(必要时),如地西泮 10mg 口服;术前 30 分钟 1%毛果芸香碱滴眼液,5 分钟 1 次,共 3 次,小瞳孔有助避免术中损伤晶状体。对于情绪紧张患者,术前 30 分钟还可给予 20%甘露醇 250~400mL 静脉点滴降低后房压。

2. 术前虹膜周边激光打孔

为预防瞳孔阻滞继发青光眼,建议术前行 YAG 激光虹膜周边打孔,于 11 点、1 点左右各打 1 个孔 (以防一处有可能被晶状体襻遮挡,图 3-24)。术前未做虹膜周边打孔的患者,术中于 11 点到 2 点间做两处虹膜周切孔。但需要注意的是,周切孔要避免太大和太靠近虹膜根部,否则易导致晶状体襻通过周切孔进入后房,引起人工晶状体偏中心和白内障。

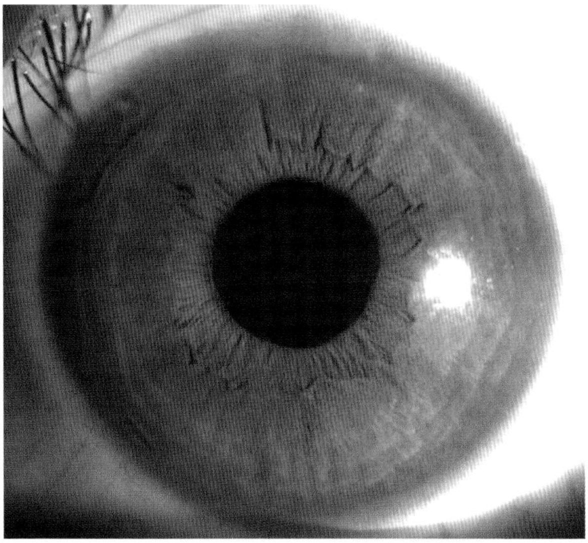

图 3-24 虹膜周边 YAG 激光打孔

(七)手术方法及步骤

1. 术前准备

患者取仰卧头平位,术眼常规消毒、铺无菌手术巾。

2. 麻醉

根据手术医师和患者的情况可选择全麻、局麻或表面麻醉。表面麻醉方便、迅速,可避免全麻和球后麻醉的并发症而较为常用。

3. 复测前房直径

术前各种检查前房直径的方法都无法做到万无一失,术中可使用角规及游标卡尺复测前房直径,与术前测量结果核对。

4. 黏弹剂

AC-PIOL 植入需要稳定的前房空间,建议使用高黏度内聚型黏弹剂,如 ProVisco 和

Healon。术中注意黏弹剂充填要适量,过度充填可将虹膜、晶状体、后囊膜推向后,使睫状小带断裂、后囊膜破裂、晶状体脱位,引起玻璃体脱出、虹膜从切口脱出或其他眼内损害。如黏弹剂注入虹膜后方还会造成虹膜膨隆,前房变浅,影响 AC-PIOL 植入。

5. 切口

首先,根据术前患者散光情况决定主切口位置,尽量与角膜屈光度最大子午线垂直。在选定主切口位置的垂直子午线角膜缘处,以 15° 穿刺刀制备侧切口 1~2 个,自侧切口向前房周边缓慢注入少量黏弹剂支撑前房。之后,行透明角膜主切口或角巩膜缘隧道主切口。切口的大小由 AC-PIOL 的光学直径来决定。对于植入可矫正散光的 AC-PIOL,更应该考虑切口可能造成的术源性散光。

6. 虹膜周边切除

术前未做虹膜周边打孔的患者,应选择 11 点到 2 点间做两处虹膜周切孔。但需要注意的是,周切孔要避免太大和太靠近虹膜根部,否则易导致晶状体襻通过周切孔进入后房,引起人工晶状体偏中心和白内障。

7. 植入 AC-PIOL

植入 AC-PIOL 前,前房内再次注入黏弹剂,保证前房空间,注意从前房周边部缓慢注入黏弹剂,以免因注入速度过快或自前房中央注入导致黏弹剂进入虹膜后。之后,根据所选 AC-PIOL 类型,采取不同植入方式。

(1)**一体非折叠式** 插入 7mm 宽晶状体滑板,注意避免与房角、虹膜根部、角膜内皮和自身晶状体接触。将 AC-PIOL 正面向上,经滑板轻轻送入前房。撤出晶状体滑板时,一手持镊子抽出滑板,另一手同时将 AC-PIOL 上襻送入前房。

(2)**一体折叠式** 将 AC-PIOL 放入特制人工晶状体植入舱及推送器(图 3-25,图 3-26),将推送器头部伸入前房,缓慢推注 AC-PIOL 进入前房,保证推送过程中 AC-PIOL 下襻越过瞳孔区,以免下襻进入后房。当光学部进入前房正确位置后,一边推送 AC-PIOL,一边自切口撤出推送器,将上襻留在主切口外,再用晶体钩将上襻轻柔送入前房周边。避免推送器将上襻在前房打开,目的是避免推送 AC-PIOL 过程中,人工晶状体下襻对主切口对侧房角、虹膜周边、角膜内皮等结构的冲压力及摩擦。

(3)**虹膜固定型** 人工晶状体通过主切口缓慢推入前房,使用调位钩将晶状体旋转 90° 至水平位;固定 AC-PIOL 是手术的关键。方法:一手使用专业晶状体镊夹持住人工晶状体光学部保持其位置居中、稳定;另一手使用虹膜钩或固定镊钩住少许中周部虹膜组织并将其嵌入襻上两紧密对合的"爪"中。需要注意:至少要钳夹 1.5mm 全层虹

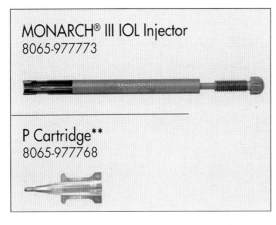

图 3-25　CACHET 可折叠有晶体眼前房角支撑型人工晶状体专用推送器及植入舱

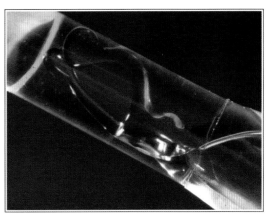

图 3-26　CACHET 可折叠有晶体眼前房角支撑型人工晶状体放入 P 植入舱后外观

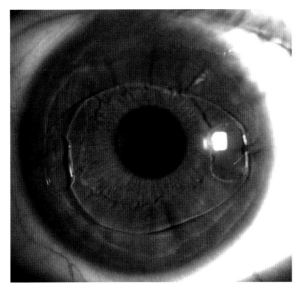

图 3-27　虹膜固定型人工晶状体偏位

膜组织,并保证钳夹处两侧虹膜组织张力对称,否则易导致 AC-PIOL 脱位、偏心及倾斜(图 3-27)。

8. 其他

(1)AC-PIOL 植入后,应注意观察晶状体襻的位置是否正确,有无接触角膜内皮,襻周围虹膜组织有无皱褶。必要时,可用调整钩调整晶状体襻的位置。

(2)观察 AC-PIOL 的大小是否合适时,使用有齿镊固定角膜缘处结膜轻轻左右晃动眼球。过小时,可观察到 AC-PIOL 位移、旋转。过大时,可发现与AC-PIOL 长轴一致的瞳孔或角膜椭圆变形。必要时,需重新置换 AC-PIOL。

(3)应用 BSS 液行前房注吸,清除黏弹剂,重建前房,水密角膜切口。

(4)非折叠 AC-PIOL 需要的切口一般大于 5mm,很难自闭,应用 10-0 尼龙缝线常规缝合。

(5)结膜囊涂复合抗生素激素眼膏,眼垫包扎。

(八)术后处理及疗效观察

(1)应强调术后 2 小时对患者的巡视。要详细询问患者有无严重不适,在裂隙灯下,观察前房反应、瞳孔大小、虹膜根切孔是否开放,以及人工晶状体拱高和眼压情况。如患者眼压升高而前房深度正常,可能为术中黏弹剂残留,药物降眼压或前房穿刺放液即可。若眼压升高而前房浅、拱高大,可能是瞳孔阻滞,需注意检查虹膜根切口是否通畅。在药物降低眼压同时,应再次激光虹膜打孔,解除瞳孔阻滞。若眼压正常,但拱高大、前房浅,考虑 AC-PIOL 直径过大,应尽快更换。

(2)术后第 2 日换药,打开眼垫,局部应用抗生素眼液、非甾体类抗炎眼液及糖皮质激素眼液滴眼,4 次/日。

(3)术后第 2 天检查视力及 AC-PIOL 前房稳定性。如发现 AC-PIOL 直径不合适,应尽快手术更换。术后早期避免水或汗液进入眼睛,以防眼部感染,如游泳、桑拿。避免便秘、搬重物等剧烈活动。

(4)术后 1 周、1 个月、3 个月、半年定期复查,并长期随访,以便及时了解眼压、AC-PIOL 位置、拱高、自身晶状体、眼底、角膜内皮及屈光度的变化,并对症处理。

(九)手术并发症

1. 术中并发症及处理

(1)**虹膜脱出**　虹膜固定型和硬质前房角支撑型 AC-PIOL 常见,主要原因是手术切口较大和后房压力高。为减少大切口的影响,应在尽量选取软性折叠 AC-PIOL 的同时,注意选取内聚型黏弹剂。而后房压力升高,与手术操作和患者焦虑情绪有关。应注意检查有无开睑器对眼球的压迫,患者是否睑裂过小等,尽量采用表面麻醉和全身麻醉避免球周、球后麻醉导致的眶压升高和后房压力升高。其一旦发生,应在黏弹剂的帮助下尽量复位,然后,行下一步操作。

(2)**角膜水肿**　器械反复进出前房,灌注液注吸前房时,液流量过大,灌注时间过长,以及人工晶状体植入等,均可造成角膜内皮细胞的损伤,引起角膜水肿。熟练的手术操作应该可以避免这些并发症的发生。

(3)**晶状体损伤**　主要是 AC-PIOL 植入时的机械性损伤导致,应小心操作,进出器械及 AC-PIOL 时,注意使用内聚型黏弹剂保持足够的前房深度。

(4)**脉络膜出血**　十分罕见,但后果严重。可导致视力完全丧失,甚至摘除眼球。具体发病原因不清,与患者精神紧张、高眼压、原发高血压和严重动脉硬化有关。一旦发生,应立即关闭切口,在高眼压状态下以利止血。术前注意监测患者眼压、血压水平,并尽量维持在正常值范围内,可起到一定预防作用。

(5)**虹膜出血、根部离断**两种类型 AC-PIOL 都可遇到。硬性房角支撑型与滑板进入前房过度，损伤切口对侧虹膜根部有关。虹膜固定型常见于晶状体爪钳夹虹膜组织时过,度牵拉虹膜根部。此外,在行虹膜周切时,也可发生。多数出血经停止操作、升高眼压后,停止,可将出血注吸出来继续手术。大量出血多因损伤虹膜大、小环动脉或周切时伤及睫状体。如形成纤维条和大量凝血块,术后可导致虹膜前粘连,应尽量清除干净。可试用 2500U 尿激酶 0.3mL 前房注入,保留 3 分钟后冲洗,反复 3 次。

2. 术后早期并发症

(1)**眼压升高**　尽管施行了虹膜周边切除手术,但仍要首先排除瞳孔阻滞,临床表现为眼压升高、前房变浅、虹膜膨隆。观察虹膜周切孔是否被黏弹剂或人工晶状体支撑襻阻塞。使用 Nd:YAG 激光做虹膜切除,可使这种情况得到缓解。在激光虹膜切除不能奏效或虹膜与角膜内皮靠得过近不能施行激光时,应采取手术治疗。其次,应考虑前房或小梁网炎症反应、残留黏弹剂等因素导致眼压升高,经抗炎降眼压药物治疗或前房放液,眼压可恢复正常。

(2)**前房炎症反应**　轻度炎症反应常见,不需要特殊处理。严重者与手术损伤有关,远视患者因前房较浅多于近视患者。对于虹膜固定型 AC-PIOL,术中因多次牵拉刺激虹膜及 AC-PIOL 易与虹膜接触摩擦,葡萄膜反应多于房角支撑型 AC-PIOL。可全身和局部联合应用糖皮质激素,个别患者需取出 AC-PIOL。

(3)**AC-PIOL 移动、偏中心**　对于房角支撑型 AC-PIOL,明显的旋转移位主要与人工晶状体直径太小有关。但据报道,60%的房角支撑型 AC-PIOL 一般 1~2 年内会发生轻度旋转,2 年发生率达 80%。如果 6 个月内旋转小于 30°,且在新位置保持稳定,可不予处理。如果有持续的旋转,需要更换较大的人工晶状体。对于虹膜固定型 AC-PIOL 应排除虹膜爪松动,若有松动迹象,需再次手术固定。人工晶状体移动会引起角膜内皮失代偿和黄斑囊样水肿。

(4)**角膜水肿**　术后早期的角膜水肿主要与手术技术不熟练、眼内操作过多有关,通过点用高渗剂、糖皮质激素类眼液,几天内可完全消失。也可能与术后高眼压有关,应仔细检查角膜水肿的类型。

(5)**屈光残留和过矫**　术前屈光度检查误差所致,若屈光误差过大可考虑 AC-PIOL 置换或待手术恢复稳定后(术后 2~3 月),行角膜激光手术矫正。

(6)**眼内炎**　是严重的术后并发症,一旦发生,视力将受到严重损伤,甚至失明。潜伏期与病原体种类有关,一旦发生,需及时取出 AC-PIOL 并行玻璃体切除,联合眼部及全身抗生素应用。

(7)**瞳孔变形** 多因 AC-PIOL 直径过大引起。瞳孔轻度变形者,可密切观察,暂不处理。变形严重者,需及时取出 AC-PIOL 并更换。

(8)**角膜散光** 多因植入一片式硬质 AC-PIOL 引起,若散光较大,可考虑重新调整主切口缝线松紧度。

(9)**眩光和光晕** 常见的原因是瞳孔直径暗光下大于 AC-PIOL 光学部直径,术前仔细检查暗光下瞳孔直径,可避免发生。另外,人工晶状体移位、偏中心也可造成这种现象,这就要求手术医师在术中细心操作。轻微眩光和光晕术后会逐渐减退,同时患者也会逐渐适应。部分无法适应的患者需置换人工晶状体。

(10)**浅前房** 早期浅前房常在术后第 1 天出现,多与切口渗漏有关,伴有低眼压,可检查切口重新缝合。少见的是浅前房的同时伴有眼压升高,需检查有无有效的虹膜周切孔和是否发生瞳孔阻滞,如证实,需立即行 YAG 激光虹膜周边切除。如排除上述情况,要高度怀疑脉络膜上腔出血,需紧急处理。

(11)**人工晶状体瞳孔夹持** 人工晶状体瞳孔夹持极少见,出现这种情况时,可以让患者后仰,强力扩瞳。给予高渗性药物可有助于减少玻璃体的压力。如果成功地解决了瞳孔夹持的现象,开始使用缩瞳药,连续使用数日。如果使用药物不能解决这一问题时,最好采用手术解决。顽固性瞳孔夹持会引起慢性虹膜睫状体炎,并可能导致白内障。

(12)**眼底并发症** 偶有 AC-PIOL 植入并发视网膜脱离或眼底出血的报道,这可能与施行此类手术的患者多为高度近视有关,统计学尚未发现手术和此类并发症的直接关系。

3. 晚期并发症

(1)**白内障** 在房角支撑型和虹膜固定型 AC-PIOL 都有发生,几乎全部是核性白内障。部分病例前囊可见到散在分布的色素颗粒。但这些并发性白内障患者并没有观察到明显的慢性葡萄膜炎,其具体病因不清楚,可能与虹膜周切后,房水循环改变导致晶状体自身代谢异常有关。

(2)**角膜内皮细胞失代偿** 角膜失代偿在 Baikoff ZB、ZB5M 和 Phakic 6 型 AC-PIOL 常见,部分患者因此需要取出 AC-PIOL,平均发生时间是 (8.91 ± 2.21) 年。虹膜固定型 AC-PIOL 发生率较低,据统计,术后 3 个月内皮细胞丢失率为 4.8%,2 年为 1.7%,3 年仅为 0.4%。但仍需每年检查角膜内皮计数,以便及时发现可能的角膜失代偿。

(3)**瞳孔变形、虹膜萎缩** 房角支撑型 AC-PIOL 多见,与晶状体襻长期压迫,导致前房角长期慢性炎症反应,纤维渗出并包围晶状体襻有关。少数患者还可出现虹膜萎缩导致瞳孔超出 AC-PIOL 光学边缘,导致眩光加重。由于压迫和炎症刺激,周边虹膜出现坏死和纤维化,有些病例虹膜萎缩,甚至穿孔。这类患者是否取出 AC-PIOL,尚存在争议,因为晶状体襻和房角组织的粘连往往导致取出困难,建议剪断晶状体襻,不强行分离襻和虹膜组织的粘连,仅取出 AC-PIOL 光学部。

(4)**AC-PIOL脱位** 主要见于虹膜固定型 AC-PIOL,多见于术后 3 个月。与晶状体爪钳夹虹膜组织过少有关,一旦发生,需立即取出或复位。

(5)**虹膜红变及慢性葡萄膜炎** 原因可能为 AC-PIOL 随着瞳孔的舒缩与虹膜接触,机械摩擦引起血-房水屏障破坏,炎症介质释放所致。虹膜固定型 AC-PIOL 直接对虹膜产生剪切力,但 Fechner、Gross 等多项针对此型人工晶状体植入后的房水闪辉研究,没有发现较正常人群升高。

二、有晶状体眼后房型人工晶状体植入术

(一)定义及简介

有晶状体眼后房型人工晶状体(PC-PIOL)植入术指的是在有晶状体眼的后房,即晶状体前表面和虹膜后表面之间的潜在空间中植入人工晶状体以矫正高度近视的一种手术方法。与前述的有晶状体眼前房型人工晶状体相比,PC-PIOL 对角膜内皮、血-房水屏障、虹膜和房角组织的损伤小,更符合人眼的解剖和生理特点。目前已成为矫正超高度近视眼的主流手术。

(二)有晶状体眼后房型人工晶状体的发展简史

鉴于前房型 IOL 引起的严重房角和角膜内皮损伤,人们开始转而探索将 IOL 植入后房以远离角膜内皮。最早的 PC-PIOL 是 1986 年前苏联的 Fyodorov 发明的一种"领结形"硅胶材料的屈光性晶状体(图 3-28),光学中心在虹膜平面,植入后房。但这种 PC-PIOL 也引起了白内障、瞳孔阻滞、虹膜脱色素等严重并发症。由于设计者担心 PC-PIOL 大光学面周边部较

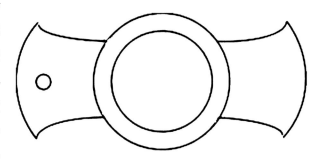

图 3-28 "领结形"硅胶材料的有晶状体眼人工晶状体

厚,将导致一些问题,尤其是与虹膜、晶状体之间摩擦,导致虹膜脱色素、晶状体混浊。所以,此类 IOL 光学面较小(小于 4mm),但同时也影响了患者的术后视觉质量。

现代后房型 IOL 主要有两种类型,一种是 1994 年瑞士的 Staar surgical AG 开始研制的后房型人工晶状体。设计上从 IC2020M、ICMVl、ICMV2、ICMV3, 到 ICM V4、ICM V4c 经过了一系列改进,在保留既往 IOL 优点的同时,克服其缺点,减少了并发症。ICMV4 在 1997 年开始成为成熟的产品,由一种新型的人工晶状体材料制成,其商品名为 Collamer 可植入式接触镜(ICL)(图 3-29)。Collamer 是猪胶

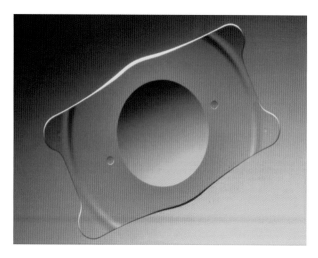

图 3-29　后房支撑型屈光性人工晶状体,又称可植入式接触镜(ICL)

原和 2-羟乙基甲基丙烯酸酯(HEMA)的共聚物,含有吸收紫外线的基团,材料比硅凝胶更加亲水,生物相容性良好,在房水中更轻、柔软、可弯曲,对角膜内皮的潜在性损伤更小。渥太华大学进行的动物实验(兔)显示,其生物排斥反应明显低于 FDA 要求(有关后粘连形成、晶状体前囊膜混浊、晶状体表面改变、虹膜充血、细胞或抗体介导的炎症反应等)。在可见光区域内,晶体材料透光度非常高(98%~99%)。因此,该人工晶状体几乎是看不见的;同时有阻挡紫外线功能 (吸收紫外线 A, 波长小于 387nm 的光吸收量大于 90%),从而有效保护晶状体及眼底。Collamer 比其他植入材料有更高的屈光指数(温度 35℃时,n=1.453),使该人工晶状体的厚度大大减小。例如,近视用的 ICL,其 ICLV4 型号(即第四代)的中央厚度仅为 50μm 左右,周边最大厚度也低于 600 μm。在 35℃以下,折射率为 1.450。由 collamer 制作的 V4,其特点是光学部向前拱起一定的角度,结合平板型脚襻设计和最薄的镜片厚度,增加了与自然晶状体之间的距离。Collamer ICL 于 1997 年通过了欧洲的"CE Mark"认证,2002 年用于矫正散光的 TICL(Toric ICL)也在欧洲上市(图 3-30)。ICL 于 2005 年 12 月通过美国的 FDA 认证,2006 年通过我国的 SFDA 认证。2008 年,TICL 在我国上市。

2011 年最新一代 ICL-V4c 正式应用于临床,2014 年通过我国 SFDA 认证。区别于以往 ICL 的最大特点是 V4c 的 3 个功能孔设计,3 个孔直径仅有 0.36mm, 一个位于 ICL 光学部中央,其功能在于通过该孔,有效沟通前后房房水循环,避免瞳孔阻滞。因而患者术前

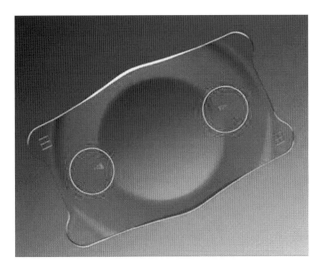

图 3-30　Toric ICL 散光轴定位标记

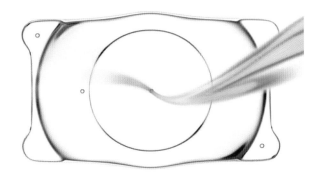

图 3-31　带孔 ICL(ICL V4c)

不需要再行虹膜激光打孔或术中行虹膜根切术;另外,两个孔位于光学区周边,其作用是有利于粘弹剂的清除并且为晶状体前表面提供了更大的房水流通表面。此外,位于脚攀的两个定位孔直径也是 0.36mm,这两个孔主要目的是区分正反面(图 3-31)。Shimizu 等 2014 年回顾性研究比较了植入有孔和无孔 ICL 治疗中高度近视后的视觉质量和眼内散射情况,比较两组间调制传递函数截止频率、斯特列尔比率、客观散射指标(OSI)和 OQAS 值差异,随访时间为 3 个月。该研究表明,无论是有孔 ICL 还是常规无孔 ICL,在植入后都表现出良好的光学性能,包括眼内散射指数。新开发的有孔 ICL V4c 植入后,在视觉质量方面与植入的常规 ICL 相似,这表明人工中心孔的存在,并不显著影响手术后的视觉质量和眼内散射。

另外一种是法国的 Medennium Inc 改进生产了后房型屈光性人工晶状体(PRL)。它是由高纯度医用硅树脂材料制作而成的单片式人工晶状体,光学区直径为 4.5~5.0mm,折射率为 1.46,屈光矫正度数是 -10.00D~-30.00D,间隔都是 0.50D,飘浮在虹膜与透明晶状体之间,由于没有襻,其直径显得不十分重要,因而总长度只有 10.6mm 和 11.3mm 两种型号,此类人工晶状体又称为飘浮型后房型有晶状体眼人工晶状体(图 3-32)。后来,德国的一家公司通过改进生产出了 Adatomed 人工晶状体,此晶状体为硅胶材料,一体式平襻双凹船形,直径 10.5~12mm,光学区直径为 5.5mm。俄罗斯人对这类后房型人工晶状体做了跟踪调查,得出结论:此类后房型 ICL 可以避免前房型人工晶状体带来诸如进行性角膜内皮细胞丢失、血-房水屏障通透性增加导致的虹膜炎和青光眼、虹膜萎缩、瞳孔变椭圆形等并发症。

(三)有晶状体眼后房型人工晶状体植入术的适应证与禁忌证

有晶状体眼后房型人工晶状体植入术，除了和上述前房型人工晶状体植入术所共有的优点外，其独特的优越性是：对前房结构损伤小、更符合眼内的生理特点、矫正屈光范围广、可提供良好的矫正效果及视觉质量。在高度近视、远视的矫正方面具有稳定性、可预测性、安全性和可逆性。因此，其是目前有晶状体

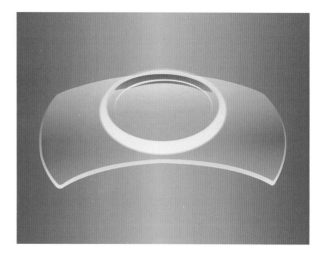

图3-32　后房悬浮型屈光性人工晶状体(PRL)

眼人工晶状体植入术的主流手术。但是，由于IOL位于后房，对虹膜、房角、睫状体、晶状体等邻近组织具有潜在的影响，术中与术后可能会出现一系列与之相关的并发症或光学干扰现象。尤其是并发症一旦发生，如果处理不当，会对视功能产生较大的损害。要避免并发症的发生，除了努力提高手术操作技巧以外，严格掌握适应证与禁忌证也是手术成败的关键。由于后房型IOL位于睫状沟，与角膜内皮接触的概率较小，对角膜内皮的要求相对可以放宽，但对周边前房和睫状体的要求更加严格，同时，由于IOL位于后房晶状体的前面，使光线在眼内折射和结点位置发生改变，术后产生眩光的可能性加大，故对瞳孔的要求也更加严格。

1. 手术适应证

(1)年龄在18~55岁之间。

(2)近视屈光度–3.00~–20.00D之间；远视屈光度+2.00~+10.00D之间；散光屈光度1.00~5.00D之间，矫正视力良好、屈光度数稳定(近两年屈光度变化不超过0.5D)，特别是不能接受框架眼镜或角膜接触镜的患者。

(3)角膜曲率过平(K值小于41)或角膜中央过薄不能选择角膜屈光手术者。

(4)角膜内皮计数大于2300个/mm²(还需参照患者的年龄)。

(5)中央前房深度大于或等于2.8 mm，前房角开放。

(6)虹膜和睫状体无解剖结构异常。

(7)晶状体透明。

(8)对高度近视的患者,视网膜周边部未发现变性病灶或周边部视网膜光凝后病情已稳定者。

(9)患者能充分理解手术风险,同意并能接受手术。

(10)对于合并散光大于 1.00D 者,可选择植入复曲面 ICL(Toric ICL)或术中联合行角膜松解切开。

2. 手术禁忌证

(1)年龄大于 55 岁,晶状体的密度增高或有早期白内障患者,光线进入眼内经过 PC-PIOL、PC-PIOL-晶状体间隙、晶状体发生多重衍射、折射,而极易产生眩光。同时,由于 PC-PIOL 植入,可能会影响晶状体的代谢,也很可能加速患者白内障的形成和发展。晶状体半脱位者,术中、术后易导致晶状体半脱位范围加大或完全脱位,使 PC-PIOL 植入困难,或术后发生 PC-PIOL 偏位、脱位。

(2)角膜内皮细胞计数小于 2000 个/mm²、角膜内皮细胞形态异型性大或有遗传性角膜营养不良家族史,术后具有角膜失代偿的高风险者;病毒性角膜炎的活动期、角膜变性疾病(如明显的圆锥角膜、Terrien 角膜变性等)和角膜知觉异常者。

(3)眼球内空间结构异常:中央前房深度小于 2.8mm;术眼或另眼有青光眼病史、房角结构异常(如高褶虹膜构型、多发性睫状体囊肿、虹膜根部附着异常等);暗光下瞳孔直径过大或变形(特别是对于屈光度大于-15.0D)术后易产生眩光者。

(4)进行性发展的近视,伴有后极部视网膜病变者,如黄斑变性萎缩、Fuchs 斑等。

(5)伴有其他眼部疾病,如葡萄膜炎(活动期或静止期);假性剥脱综合征、色素播散综合征;屈光间质混浊;眼部有感染病灶,如结膜炎、睑缘炎、泪囊炎等;视网膜疾病需要定期检查周边视网膜的患者。

(6)全身疾病如糖尿病、结缔组织病、全身情况不良者及妊娠妇女;有影响术后局部和全身应用糖皮质激素者。

(7)患者不能理解手术风险、过分担心焦虑者。

(四)术前检查和 PC-PIOL 屈光度的测量

由于 PC-PIOL 植入术是屈光手术,患者的眼球又属非"正常眼",并对术后的期望值要求高,所以术前检查一定要认真、细致、周密。术后视功能的结果及并发症的发生也与这些检查是否准确、完善密切相关。

1. 术前检查

同前房型有晶状体眼人工晶状体植入术。

2. PC-PIOL 屈光度计算

后房型 PIOL 与前房型 PIOL 术前检查基本相同，人工晶状体度数测量需要知道患者术前屈光度、前房深度、角膜曲率、角膜厚度及虹膜前表面到 PIOL 平面的距离等。一般情况下，医师只需将患者参数寄给晶状体生产公司，公司会提供相应屈光度的 PIOL。

(五)ICL 的长度选择

ICL 的尺寸可以影响其拱高,这不仅会影响它的屈光度,还会影响它的安全性。过大的 ICL 可以导致虹膜隔前移,前房变浅,甚至房角关闭继发青光眼(图 3-33)。过小的 ICL 由于拱高低,甚至与晶状体前表面接触,产生晶状体前囊及前囊下混浊,并可导致 ICL 稳定性和居中性下降。ICL 植入后,房后理想拱高应为 0.5~1.5 倍中央角膜厚度(CT)(图 3-34)。

目前,ICL 全长的计算公式是水平 W-T-W 距离加 (近视眼) 或减 (远视眼)0.5mm。但实际上,ICL 放置于睫状沟, 决定 ICL 尺寸的距离应该是睫状沟-睫状沟距离 (S-T-S)。而角膜缘的变异非常大,有时 W-T-W 距离与 S-T-S 距离相差很大。一些新技术有可能做到更准确的生物测量, 例如, 超声生物显微镜、Scheimpflug 计算机照相系统。

目前, 由 Vigano 和 Cozzi 完善的软件包可以很快计算出 ICL 的长度, 许多表格描述了睫状沟距离与 ICL 长度对应关系的理论值 (表 3-2),在目前可测量 S-T-S 距离的基础上, 为我们选择 ICL 的长度提供了一个很好的尺寸标准。但只能作

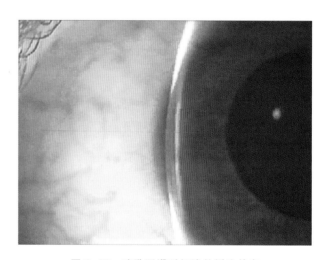

图 3-33　瞳孔阻滞后极浅的周边前房

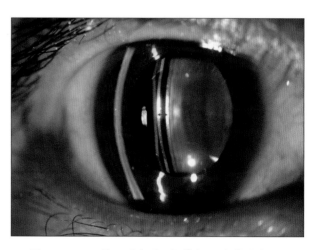

图 3-34　ICL 植入后房后理想拱高(红色箭头表示)

表 3-2
S-T-S 距离与全长的理论对应值

S-S 测量值(mm)	理想全长(mm)	全长的选择(mm)
10.6	11.14	11.5
10.8	11.37	11.5
11.0	11.61	11.5
11.2	11.84	12.0
11.4	12.08	12.0
11.6	12.33	12.5
11.8	12.57	12.5
12.0	12.81	13.0
12.2	13.06	13.0
12.4	13.31	13.0
12.6	13.56	13.5

为参考,不能把它作为计算 ICL 全长的绝对方法。因为,对眼解剖结构异常,尤其是眼前段明显异常者不适用。

(六)后房型有晶状体眼人工晶状体(ICL)植入术前准备

1. 术前准备

患者术前1周,应停戴角膜接触镜,并行心电图、血、尿常规检查。此类手术患者一般都是年轻人,全身情况一般较好,不需要特殊监护。对于情绪特别紧张的患者,术前给予镇静药物。对于全身情况不佳的患者,手术时,可能需准备:①心电监护;②血压监测;③静脉输液通道。术前3天用抗生素点眼,0.9%生理盐水冲洗结膜囊,4次/日,预防感染。术前散瞳,每10分钟滴1次,共4次。

2. 患者评估

要掌握正确完整的病史,必须正确诊断并治愈所有感染性疾病,如口腔炎症。眼附属器(结膜、泪器、眼睑)的检查必须非常彻底,即使有很轻微的感染征象也要立即处理,否则就应推迟手术日期。

3. 虹膜周边切除

ICL 术后一个严重并发症就是瞳孔阻滞,在 ICLV4c 问世以前,都须行虹膜周边切除。可选术前或术中行虹膜周切。这里主要介绍术前 Nd:YAG 激光虹膜周切。在术前1~2周进行,以便使脱落的色素和房水中的炎症因子沉淀并吸收。位置选在周边距角膜缘

0.5~1.0mm 处较薄的虹膜隐窝或基底部进行切开。为避免术后 ICL 襻遮蔽根切孔要求做 2 个切口,ICL 植入术的虹膜周切口的理想位置是:右眼 11:00 点和 1:30 点方位,左眼 10:30 点和 1:00 点方位,两个周切口隔开 1.5~2.5 个钟点(图 3-24)。主切口的位置,应尽量避开虹膜激光打孔处,以避免凹凸不平的虹膜条索接触切口处的角膜内皮而影响植入 ICL 的手术操作。我国人虹膜色素丰富,易继发虹膜根切口闭合,激光切开口宜大于 150μm 以保证其长期通畅。激光打孔后,使用抗炎滴眼液减轻前房炎症反应。

4. 手术麻醉

同前房型有晶状体眼人工晶状体植入术。

(七)手术步骤

(1)常规手术消毒。

(2)根据患者自身条件和医师习惯选择球后、球周、表面或前房内注射麻醉。

(3)先做两个侧切口,宽 0.8~1.2mm,在主切口左右各一,均与主切口相距 75°。主切口于角膜缘血管拱环上做自闭性角膜隧道切口。操作要点:切口行程为隧道式,宽 3.0mm,外切口深 0.5mm,角膜内隧道长度 1.5~2.0mm。ICL 植入术的切口不宜太陡,进刀的方向宜与虹膜平面平行。因此,颞侧切口更具有解剖学优点。12 点钟方向切口或斜方位可减低前房的可见性,且不便于前房内的操作,可能因为不必要的接触而增加损伤眼内组织的机会。然而,对一些明显散光的病例,有经验的手术者可在曲率最陡峭的角膜子午线上做切口,并根据角膜地形图的结果来调整切口的宽度。

(4)前房内注入黏弹剂,因人工晶状体非常柔软,高黏度的黏弹剂妨碍晶状体进入和展开,宜选用低黏滞度、高内聚性透明质酸钠。注入时,针头尽量保持在切口处不进入前房,以免接触晶状体或角膜内皮。注意不能注入太多黏弹剂,过多的黏弹剂将对晶状体前部施加过度的压力,导致 ICL 襻植入睫状沟困难。同时,黏弹剂可能滞留于 ICL 后面,引起术后眼压升高或晶状体前纤维化等并发症。通常前房深度约为 3mm,注入 0.3mL 黏弹剂已足够。

(5)将 ICL 安装在推注器内:ICL 的安装是手术的难点和重点,是手术成败的关键。根据 ICL 光学面的方向分为凸面向上和凸面向下装填技术。

1)凸面向上(M 形)的安装 ICL 技术:在植入舱内注入黏弹剂,夹起 ICL(图 3-35),凸面向上,放于植入舱内。在黏弹剂针头的帮助下,轻轻推动使 ICL 在植入舱中移动,同时通过检查 ICL 的定位孔而判断其正反面。ICL 旁光学区脚板上有两个非全层穿透定位孔,远端孔应在右侧,近端孔应在左侧,称为引导小凹(图 3-36)。安装时,两个引导小凹宜在植入舱的纵轴上，如果远端定位孔位于右侧翼上及近端定位孔位于左侧，则表明 ICL 的前面对着手术者。再向前推进，直至整个 ICL 均可在植入舱内见到。高倍镜下检查 ICL 是否扭转或擦伤，当 ICL 的最后部分自植入舱内推出时，整个 ICL 连同其两翼应呈对称的圆柱形。将 ICL 装在推注器上，通过用泡沫针头活塞将 ICL 在植入舱内向前推进，直至少量黏弹剂自植入舱头端溢出为止（注意防止 ICL 前端推出植入舱）（图 3-37）。该方法的优点是在眼内的展开更好。特别需要注意的是，若 ICL 安装好而不能立即植入时，应将安装好的整个植入舱放于盛生理盐水的杯中，以免干燥受损。

2）凸面向下（U 形）装填技术：U 形技术需使 ICL 的凸面翻转向下放置，而其凹面对着手术者。先将人工晶体植入舱的后翼开大，手术者用生理盐水及少量黏弹剂湿润植入舱内的中央部分。然后，再用生理盐水及少量低分子量黏弹剂的混合物润滑安装区以保护 ICL。将 ICL 夹起，凸面向下，放于植入舱内，松开镊子使 ICL 展开并紧贴于植入舱的内壁。在黏弹剂针头的帮助下，轻轻推动使 ICL 在植入舱中移动。同时，通过检查 ICL 的定位孔而判断其正反面。

（6）将推注器的植入舱头部插入角膜隧道切口，斜面向下，至尖部到达

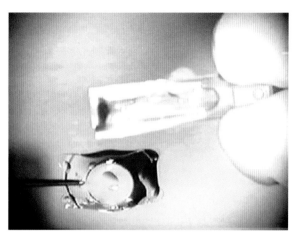

图 3-35　将 ICL 装入植入舱中

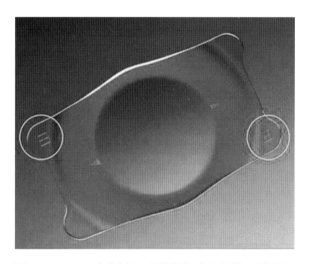

图 3-36　TICL 定位标记：远端标记应在右侧，近端标记应在左侧，表示人工晶状体为正面朝上

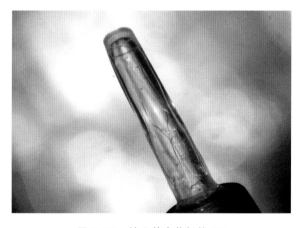

图 3-37　植入舱中装好的 ICL

内切口。推注人工晶状体及要点:保持植入舱头部于切口内,将推进器旋转180°(凸面向下技术)或不旋转(凸面向上技术),轻轻推动活塞,将ICL缓慢地向前推进。注意推注器不能像白内障手术那样进入眼内过深,以免损伤晶状体。然后,等待ICL展开,推进过程中需确认ICL呈柱形,沿植入舱向前移动,没有异常卷曲或偏斜。如果ICL的位置正确,此时,可以见到其襻翼上的右侧远端圆形参考孔(图3-38)。若看见此孔位于左边,则表明ICL翻转了。此时,ICL的大部分仍在植入舱内,手术者只需将推注器旋转180°即可解决这一问题。同时,在推进过程中,如果发现ICL在植入舱内旋,说明ICL的位置放得不好。这时,可以与ICL旋转方向相反的方向作推注器反向旋转,来调整ICL位置。注意,一定要在ICL完全离开推注器展开前将其位置调整好,否则就要取出重新安放。

在ICL植入的全过程中,密切观察其位置至关重要,可用ICL调位器(图3-39)通过侧切口调整ICL位置。在植入ICL时,既要保护好角膜内皮,又要防止与晶状体的接触,保证ICL在眼内植入过程中不引起临近组织损伤。

(7)使用调位器调整人工晶状体脚板进入后房,可通过主切口或侧切口完成(图3-40)。应使用专门的调位器。还有人专门为ICL植入设计了一个磨砂面的针头套在黏弹剂注射器上,可以一边调位一边注射黏弹剂,使ICL调位有更加准确和稳固的保障。

(8)清除黏弹剂。眼内的黏弹剂必须完全清除,因而宜在瞳孔尚大时进行,可根据术者个人习惯选用双管注吸针或超声乳化仪的I/A系统针头,将前后房内黏弹剂抽吸干净。特别注意不要引起前房消失,也不宜过多地注入BSS,使前房过度

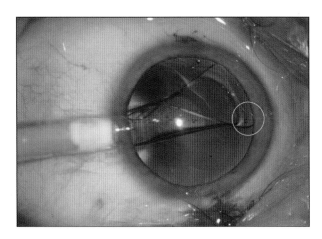

图3-38　ICL植入过程中,可见其襻翼上的右侧远端圆形参考孔代表ICL正面朝上

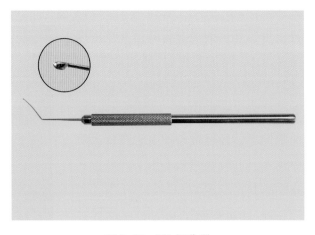

图3-39　ICL调位器

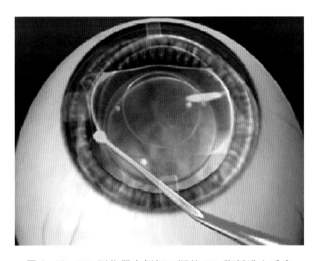

图 3-40 ICL 调位器自侧切口调整 ICL 脚板进入后房

充盈。因此,如果使用自动 I/A 系统,宜放低灌注瓶,尤其是近视眼 ICL 植入时。如使用蠕动泵超声乳化仪,建议参数设置为:负压 46.67kPa（350mmHg）,流量 25mL/min,瓶高 60cm。

（9）虹膜周边切除。针对无中央孔设计的 ICL,如果术前没有行激光虹膜周边打孔,此时向前房内注射 0.3~0.6mL 乙酰胆碱收缩瞳孔,手术切除虹膜的位置宜与 ICL 的纵轴垂直,以避免切孔被脚板堵塞。用微齿或无齿纤维镊伸入前房,垂直于虹膜平面夹住离根部 1~2mm 的虹膜周边部,轻轻提起,再用虹膜剪平行于角膜缘,全层剪除小部分虹膜,形成一个足够大（至少 1mm）的切孔,以让房水能自由通过。另外,后房残留的黏弹剂也可经周边虹膜根切孔进入前房。

（10）检查手术情况并关闭切口。检查瞳孔是否为正圆形,有无虹膜嵌顿于切口内。在切口缘注水以增加切口的密闭性,注意因为高度近视患者术中低眼压发生率高、眼球壁硬度低及弹性较差等原因,常发生切口不密闭,可用 10/0 尼龙线缝合 1 针,并埋藏线结。

（八）术后护理

术毕和术后常规用药同前房型有晶状体眼人工晶状体植入术。

术后 2 小时检查眼压是否升高,若眼压升高超过 8 小时,可能会造成不可逆性视力损害,须及时联合应用降眼压药物。术后,如仍存在屈光不正,可在术后 1~3 个月配镜。此时,手术切口的愈合已趋于稳定,但散瞳时,仍需注意 ICL 的位置,以防 ICL 夹持。

（九）术后随访

同前房型有晶状体眼人工晶状体植入术。

（十）手术并发症及处理

1. 术中并发症

（1）**角膜切口撕裂** 角膜切口制备不良常常与手术刀的锐利度不够有关。众所周知,屈光手术对手术切口的要求很高,切口制备不良常引起术后散光和恢复期延长,也增加 ICL 术中操作困难。切口太小,植入 ICL 时,容易发生切口撕裂。切口太大,术中前房稳定性差并影响术后切口的愈合与术后散光。使用不锐利的手术刀,则出现切口呈锯齿状,甚至刀在板层组织中潜行,形成长隧道后仍未切穿球壁,这样的手术切口,术中容易发生切口的撕裂。切口制备时,手法要轻柔。若植入 ICL 时发现切口过紧,不可强行植入 ICL,应先适当扩大切口,再植入 ICL。若发现 ICL 植入后切口闭合不严或切口过宽,应进行缝合。

(2)**晶状体损伤**　由手术创伤导致的进展性白内障最早在术后 3 周出现,最晚 6~9 个月。粗暴不规范的手术操作是导致透明晶状体损伤的主要原因。术中轻微触及透明晶状体,会造成局限点状混浊,这种混浊局限,不一定持续进展(图 3-41)。如果损伤范围大,可导致术中晶状体全混浊,需要立即行白内障摘出术。预防方法是在植入人工晶状体之前一定要在前房内注入适量的黏弹剂,术中尽量避免在透明晶状体上方操作。ICL 调位时,避免器械触碰 ICL 光学部,因该部位极薄,触碰该部位时极易间接触碰下方晶状体(图 3-42)。另外要注意,不要向前房内注入空气代替灌注液或黏弹剂,空气会影响晶状体代谢引起混浊。

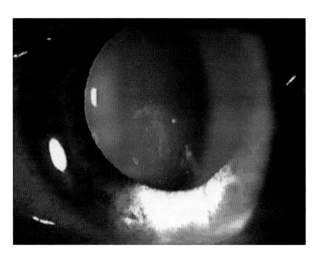

图 3-41　ICL 植入过程中触碰晶状体引起白内障

(3)**人工晶状体损伤**　因为 ICL 厚度极薄(中央仅为 50~80μm),所用材料性质柔软,所以 ICL 非常容易损伤(图 3-43)。最常见的撕裂 ICL 的原因是不正确的装载操作:ICL 在植入管内没有被充分推向前,导致硅胶海绵或 Soft-Tip 压住人工晶状体边缘,使人工晶状体皱褶并损伤。应该牢记脱水会使 Collamer ICL 脆性增加,这种材料一

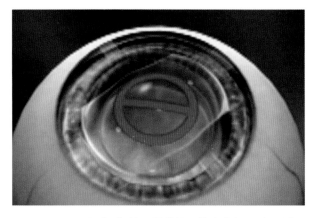

图 3-42　ICL 调位时,禁止器械触碰其光学部(红色区域)

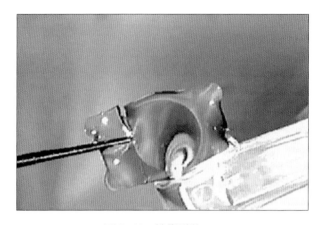

图 3-43 被撕裂的 ICL

旦离开生理盐水暴露于空气中,即使是短短几分钟,也会使其硬度增加,柔韧性减低,从而增加断裂的可能性。

(4)**反向植入人工晶状体的处理** 最早型号的远视型 ICL(ICH2020)襻上没有参照孔(目前使用的 ICL 的远端参照孔位于右侧,近端参照孔位于左侧)容易反向植入。应用最新型的 ICL 时,只要有一定经验并小心操作,完全可以避免反向植入人工晶状体。当 ICL 光学部还没有完全展开时,发现 ICL 放反,可及时调整推注器的方向。如果反向植入人工晶状体完全进入前房,千万不要在前房内将人工晶状体翻转至正确方位。因为,前房空间小,即使前房内有黏弹剂,这种眼内操作仍会对透明晶状体和(或)角膜内皮产生不可逆的损害。应先取出人工晶状体,再重新植入后房,方法如下:

1)将原切口扩大至 4.0mm,再将黏弹剂注于 ICL 的前面和后面。

2)用调位器将右侧近端人工晶状体襻拨入前房,然后,用尖部带有网纹或磨砂面的镊子夹住人工晶状体襻,将此襻从切口中露出。

3)另一把镊子从与第一把镊子垂直的方向(与角巩缘成切线方向)夹住人工晶状体并继续向外拉,直至 ICL 完全脱出。注意绝对不要把镊子的臂放到 ICL 的后面和中央区,以免损伤透明晶状体和 ICL 的光学区。

4)用生理盐水充分清洗 ICL。

5)重新折叠、装载人工晶状体,再次植入。

除反向植入外,还要观察有无 ICL 过大或过小,过小的 ICL 垂在晶状体前表面就像在平静的海面上扬帆一样无法支撑稳定,导致术后 ICL 偏中心、眩光及白内障。过大的 ICL 产生"大三角帆"效应,使得虹膜隔前移,房角入口和前房深度显著减小,术后可引起虹膜后表面受摩擦,从而使色素播散以及血-房水屏障改变导致虹膜炎,且有发生色素播散性青光眼的危险。

(5)**术中瞳孔阻滞** 术中,在应用 BSS 液置换黏弹剂时,如出现虹膜膨隆现象,意味着发生瞳孔阻滞。产生原因与虹膜周切口没有全层穿透、缩瞳后过量的黏弹剂潴留在后房、灌注压太高、患者紧张烦躁等有关。一旦发生,应查找原因并做出相应处理。

(6)晶状体悬韧带损伤 多发生于 ICL 眼内推注时,与用力过大,推注头伸入过长有关,会引起 ICL 偏心及移位。一旦发生,应视悬韧带损伤的范围决定处理方法。如损伤范围在 1/4 以下,没有玻璃体的脱出,估计术后不会引起 ICL 偏心及移位者,可继续完成手术;如损伤范围在 1/3 以上,并有玻璃体脱出者,应终止手术,处理半脱位的晶状体。

2. 术后并发症

(1)*角膜失代偿* 角膜内皮细胞损害是早期 PIOL 的常见并发症,主要原因是手术的机械损伤,也与麻醉药和缩瞳药的毒性,以及术后眼内炎症有关。一般后房型 PIOL 的发生率低于前房型。文献报道,前房型 PIOL 角膜内皮丧失率在 7.2%~17.6% 之间,后房型为 1.5%~10%。当角膜内皮细胞密度低于 800 个/mm^2 时,可能会发生角膜失代偿,出现永久性角膜水肿及大泡性角膜病变,需做角膜内皮移植术。预防以术中精细操作为主,植入 ICL 时,通过切口隧道应避免摩擦、ICL 及眼内器械与角膜内皮直接接触、前房内液体涡流及前房内用药等。

(2)*术后炎症反应(血–房水屏障障碍)* 术后葡萄膜反应一般较轻,裂隙灯下仅在术后早期可见少量飘浮细胞。文献报道,术后马上进行虹膜荧光血管造影检查显示虹膜血管主干轻度染料渗漏,由于早期渗透性增高导致的染料渗漏将逐渐减少,并且在术后 3 个月消失。Marinho 通过激光闪辉细胞计数发现,房水中蛋白质和细胞数光度定值术后 1 周时增加 2~3 倍,3 个月内恢复正常。

(3)*瞳孔括约肌麻痹综合征* 发生率为 1.6%,原因有利多卡因眼内毒性,术后眼压升高导致虹膜血管缺血和 Urretz-Zavalia 综合征(简称 Zavalia 综合征)。Zavalia 综合征表现为没有明显征兆的夜间眼压升高,与虹膜周切口过小被 ICL 或黏弹剂阻塞有关,虹膜发育不良者更容易发生。临床表现为瞳孔麻痹性中度散大,直接和间接对光反射消失,虹膜基质萎缩。最主要的不适症状是 ICL 光学区边缘暴露于瞳孔区,导致视网膜成像质量下降,出现"星球爆炸样"、畏光、眩光、晕轮、光环和光弧等现象。绝大多数瞳孔麻痹不可逆,药物治疗无效。如果患者没有不适症状,不需取出人工晶状体。近来有报道,通过 2 个 3.1mm 角膜切口用 10-0 聚丙烯缝线缝合使瞳孔收缩,显示了良好的效果。

(4)*色素播散综合征* 植入 ICL 后,出现色素脱落是不可避免的,表现为小梁网、角膜内皮和晶状体前囊上少量色素沉着,很少形成下方房角 Sampaolesi 线和角膜内皮面的 Krukemberg 梭形沉着。与虹膜和 ICL 机械性接触有关,具有自限性。如果为持续性色素脱失,通过裂隙灯虹膜透照法可以观察到虹膜的一些"窗样"缺损。术前做激光虹膜周边切开术可减少色素播散。一旦发生,可采取激光小梁成形术,但是有文献报道,只有短期

(2~4 年)的降压作用。

(5)继发性青光眼

1)急性青光眼:术后急性青光眼要分清一过性和持续性高眼压。一过性高眼压几乎都是由黏弹剂堵塞小梁网所导致的,通常发生在术后 6~8 小时。有时,可发现 ICL 与晶状体之间残留泡状物质,一般的黏弹剂残留可在数周内吸收,但有人认为它可引起晶状体上皮细胞的纤维增殖,故应尽量避免。通过用适当的降眼压药物治疗患者多可自行缓解。对于眼压极高者,需要做侧切口放出房水以降低眼压,一定要确定患眼不存在瞳孔阻滞。

持续性高眼压的原因是瞳孔阻滞,与没有做周边虹膜切开、虹膜切除不完全或宽度不足、切开孔被黏弹剂或人工晶状体襻堵塞、睫状突的水肿和前移、增殖或瘢痕纤维化的虹膜组织堵塞等有关。后房空间很小,同时虹膜易产生炎症反应,睫状体组织脆弱,而人工晶状体放置的位置靠近虹膜睫状体,这些决定了 ICL 植入的根切孔不同于一般青光眼,要求做至少 2 个通畅的周边虹膜切除口。

预防的关键在于术前准确测量前房角宽度。文献资料没有提供具体的最小安全值。但 Marinho 报道, 植入 ICL 后, 平均虹膜-角膜夹角由 35.56°减小至 22.26°(约减小30%)。

2)恶性青光眼:对恶性青光眼仍有很多病理机制未阐明,比较明确的机制是睫状环阻滞学说。术前应根据患者眼轴长度,后房深度及睫状体位置排查高危人群。植入 ICL 眼的恶性青光眼与无 ICL 眼的处理方法相同:应用高渗剂(静脉滴注甘露醇)和睫状肌麻痹剂(阿托品)。几小时后,如果病情无改善,必须取出人工晶状体。对于病情严重的病例,可能需要行晶状体超声乳化摘出术和后部玻璃体切割术。

3)糖皮质激素性青光眼:如上所述,ICL 植入后,葡萄膜反应轻微,大部分手术医师认为术后使用糖皮质激素对 ICL 手术无明确益处,建议术后使用非甾体类抗炎药物。激素性青光眼需及时发现,随激素减量停用,眼压多可恢复正常。必要时,可短时期用降眼压药物促使眼压降至正常。

(6)并发性白内障　目前没有足够证据显示 ICL 是否会引起并发性白内障。临床中的确有少部分患者术后出现白内障,但混浊部位常常与接触部位有一定距离,局部接触点反而不混浊。表现为两种情况:一种为有丝分裂样增生, 临床表现为囊膜下空泡和 Elschning 珍珠样小囊;另一种为纤维样化生形成白色的星状斑块,形态多样。

ICL 植入并发白内障的机制还不清楚,但晶状体前部纤维性混浊者多见于那些植入了长度过短的 ICL 的患者,故推测机制之一与 ICL 过短有关。ICL 过短时,其环形边缘和晶状体的周边部相接触,限制部分房水流动,停滞的房水循环阻碍晶状体上皮氧化呼吸和营养交换,进而刺激囊膜下晶状体上皮细胞呈成单层立方状成纤维细胞样增生和化生,导致晶状体混浊。另外一个可能的机制是,调节时,眼前段的解剖结构的变化。例如当注视距离为 25cm 时,屈光度总共增加 4.00D,而以晶状体前表面弯曲度的改变为主(约占 2/3),从而使得 ICL 周边和晶状体接触。但也有人认为,理论上睫状沟也同时收缩,ICL 的拱形高度也随着调节增高,可抵消晶状体前表面向前的移动度。

(7)**人工晶状体异位** 术前准确测量 W-T-W,选择合适的 ICL 襻长一般不会发生人工晶状体异位,但术后头部外伤,应用有散瞳作用的药物,有可能导致后房型人工晶状体脱入前房。

(8)**玻璃体、视网膜并发症** 高度近视本身就是视网膜脱离的危险因素,高度近视眼合并有以下 3 种视网膜病变时,植入 ICL 时有较高的危险:脉络膜毛细血管层和色素上皮层持续退行性变,后极部视网膜持续萎缩;后极部自发性或新生血管性出血;玻璃体液化、周边部视网膜裂孔或变性及玻璃体部分后脱离牵拉视网膜,导致裂孔性视网膜脱离。

有学者认为玻璃体、视网膜并发症与 ICL 植入手术操作无关,因为眼球前段和后段的解剖与功能是分开的,推测眼后段炎症是主要原因。这种炎症可扩散至后葡萄膜,产生睫状体炎、脉络膜炎和黄斑囊样水肿。但也有人认为,葡萄膜组织能极好地耐受位置正确的 ICL,不产生炎症刺激反应,但对于某些周边部视网膜存在变性区的患者,在植入 ICL 后会出现后房的"拥挤"状态,从而对玻璃体基底部视网膜产生牵拉,导致视网膜撕裂。因而现在断定是否 ICL 会增加发生视网膜脱离的危险性为时尚早。

(9)**过矫与欠矫** 早期后房 ICL 植入后,患者的实际屈光状况和术前预测相差较大,总体而言,有效屈光度比预想值欠矫达 20%~25%(一个 20.00D 的 ICL 可以矫正 16.00D),相当一部分原因在于测量的人为误差。一旦发生过矫或欠矫,可以选择佩镜,也可考虑行准分子激光。预防的关键之一是术前认真检查。

(10)**其他潜在的远期并发症** ICL 的材料长期有可能变质。用 Scheimpflug 照相机检查结果显示前房深度随时间而加深,人工晶状体的拱高随时间而减小。尤其是近视 ICL 更明显(可能是远视 ICL 的几何形状使其硬度和稳定性更强),尽管加速试验显示其弹性无任何变化(延长率仍达 200%),但是所有的弹性材料都可能发生自然变质。如果这样,人工晶状体在相当长的一段时间后可能会接触到晶状体,从而可能引起相关的并发症,如白内障。

三、透明晶状体摘除联合人工晶状体植入术

(一)定义及简介

屈光性晶状体置换术是为矫正屈光不正将眼内透明的自然晶状体摘出，同时植入或不植入人工晶状体(IOL)的一种手术。该手术虽然已有100多年的历史,但一直存在较大争议。近年来,随着白内障摘除IOL植入技术的日臻完善(包括麻醉方法、切口技巧、黏弹剂应用、IOL制造和植入技术等),也提高了透明晶状体摘出和IOL植入手术的安全性、可预测性和有效性。作为其他屈光手术的替代或补充,该手术逐渐为人们所接受,主要用来治疗其他屈光手术难以解决的高度近视、高度远视和散光的患者。

(二)视光学原理

影响眼球屈光状态的主要解剖因素为:角膜、晶状体和眼轴。改变其中的任何因素都可以改变眼的屈光状态。对眼轴的改变迄今为止尚无精确定量的方法。目前所行的方法多数是对发展速度很快的近视或病理性近视进行后巩膜加固或缩短,由于其手术的并发症和手术的难度及手术的预测性影响了该手术的广泛应用和推广。通过各种方式(如,准分子激光、飞秒激光等)改变角膜前表面曲率,从而改变眼的屈光状态是目前比较成熟的屈光手术,已为广大的眼科医生和患者所接受。但是角膜屈光手术治疗的范围受到角膜厚度和曲率等因素的限制,对近视度数过高的患者,用激光治疗存在一些问题,如近视回退、残留度数、角膜扩张等。另外,角膜屈光手术后,因表面曲率改变导致色像差和高阶像差增加,并随矫正度数增高而加重,明显影响视觉质量,在低对比度环境下(如夜间开车时)更为明显。对这些患者,透明晶状体摘出IOL植入起到了替代或补充的作用。

晶状体是屈光系统的重要组成部分,角膜曲率在正常范围时,晶状体的屈光度约为+10.55~+25.22D。因而,可以通过摘除晶状体并且植入相应度数的人工晶状体最终改变眼的屈光状态。单纯摘出晶状体大约可以矫正-12.00D近视,联合IOL植入后,其矫正范围可大大提高。根据临床需要,可植入0度数、负度数或小的正度数IOL,也可以植入复曲面IOL矫正高度角膜散光、多焦点IOL及可调节IOL改善术后近视力等,而对于晶状体源性散光患者,则不需要植入复曲面IOL。

(三)适应证和禁忌证

1. 手术适应证

(1)**年龄**　要求手术对象为成年人,年龄偏大者为宜,如40岁以上。主要考虑较年

轻患者其晶状体尚具备一定调节力,行晶状体摘出将丧失其固有调节力。

(2)**屈光状态** 早期主要用于治疗近视眼,20 多年的临床实践表明,对远视和散光患者,具有同样的效果,而且安全性更高。

(3)**屈光度数** 大多数手术医生选择不适合角膜屈光手术或有晶体眼人工晶状体植入术的高度近视及高度远视患者。

(4)患者有手术要求。

2. 手术禁忌证

主要为伴有视网膜疾病的高度近视患者。其他禁忌证同白内障手术。

(四)术前检查

除常规的全身检查、眼科检查和实验室检查外,还应包括详细准确的眼科超声检查、眼轴测量和眼底检查,对近视患者更是如此。

高度近视往往合并有后巩膜葡萄肿和周边部视网膜变性。因此,要充分散瞳,用间接检眼镜或三面镜仔细检查眼底。必要时,行眼底荧光造影检查,了解眼底情况及进行必要的手术前预防治疗,如视网膜光凝。注意,在计算 IOL 度数时,由于巩膜葡萄肿不一定在黄斑部,A 超测量时,其最大值不一定为视轴长度。因此,建议结合 IOL-Master 检查来确定 IOL 度数。

(五)手术方法

大多数采用晶状体超声乳化技术,手术操作步骤与白内障乳化摘出相同。需要指出的是,超高度近视眼的整个眼球均为病理状态。因此,其手术方法除了与常规白内障手术的相同之处外,还应注意如下几点:

1. 麻醉方式的选择

超高度近视患者中绝大多数都伴随后巩膜葡萄肿,所以一般不选择球后麻醉,因为球后麻醉有可能刺穿菲薄的后巩膜致眼球损伤。建议选择表面麻醉或球周麻醉。

2. 切口的选择

对 40 岁以上的患者可以选择透明角膜切口,可以根据散光的方向选择切口的位置,如顺规散光,可以将切口做在 12 点位以松解该方向的角膜,解决部分散光。对 40 岁以下的患者,由于其角膜硬度不够,建议做角巩膜缘切口,以利切口的闭合。

3. 晶状体的处理

一般透明晶状体摘除只需用注吸即可完成,但对有晶状体核硬度高者可以用低能量超声乳化辅助完成手术。需要注意的是,超高度近视眼患者的前房一般较深,而玻璃体液化的比例较高,即玻璃体的支撑力小,所以注吸和超声乳化时,应将瓶高适当降低,以维持稳定适当的前房深度,便于前房内操作。注吸时,应注意充分吸干净皮质并将后囊抛光,尽量减少或推迟后发障的发生。因为,一旦发生后发障,一般需要行 YAG 激光治疗。而高度近视行 YAG 激光治疗,将增加视网膜脱离和黄斑水肿的危险。整个晶状体的处理都应注意动作的轻柔,因为,高度近视眼的晶状体囊膜和悬韧带较为脆弱,过度牵拉和操作很容易造成后囊破裂和悬韧带断裂。一旦发生后囊破裂,视网膜并发症的发生率将明显增加。研究资料表明,高度近视眼晶状体囊外摘出联合 IOL 植入术后,视网膜脱离的发生率为 5%~7%。高度近视超声乳化晶状体摘出联合可折叠 IOL 植入术后,视网膜脱离的发生率为 0.75%~4.18%。因此,高度近视眼患者晶状体摘出术建议用超声乳化技术联合可折叠 IOL 植入术。尽量使切口缩小,减少眼内压力的波动幅度,从而减少并发症的发生。

4. 人工晶状体的选择

高度近视眼晶状体摘出联合 IOL 植入患者,其 IOL 度数的测量与选择详见本章第一节。但即使术前测量应植入的 IOL 度数为零也应植入。IOL 的植入很大程度上充当了原晶状体的功能与作用,这样可以减少玻璃体的前后涌动,从而减少视网膜并发症的发生。

此外,高度近视患者晶状体摘除后,应选择相对大的 IOL 光学部(6mm、6.5mm、7mm)和相对大的 IOL 全长(13mm、14mm、14.8mm),后凸型设计,无孔和大 C 袢,原因是:

(1)大的、后凸的 IOL 光学部与后囊的接触充分紧密,有利于避免后发障。

(2)有利于术后眼底检查,特别是眼底周边部检查,在超高度近视眼尤其重要。

(3)若植入的 IOL 位置不甚满意时,夜视力也不会受较大影响。

对于合并角膜散光的高度近视患者除了可以通过选择角膜切口位置、联合角膜缘松解切开术矫正散光以外,也可以通过选择复曲面 IOL 同时矫正近视与散光。

手术后处理包括常规的抗生素及皮质类固醇滴眼液点眼及门诊随诊。由于高度近视眼对皮质类固醇升高眼压的敏感性高于正常眼轴眼,故术后随诊中要监测眼压,发现眼压有升高趋势者,应及时调整用药方案。

(六)手术并发症及其预防和处理

手术并发症包括晶状体手术共有的并发症和容易发生于透明晶状体摘出的并发症。前者有:角膜水肿、角膜后弹力层脱离、切口闭合不良、浅前房、继发性青光眼、葡萄膜炎、晶状体后囊破裂或悬韧带离断、晶状体皮质残留、眼内炎、前房或玻璃体积血、IOL脱位、黄斑水肿等。后者主要有:并发后发性白内障,晶状体摘出时,贴附于后囊周边的皮质及晶状体上皮细胞不易清除干净,尤其在 12 点位角膜切口的后方,致术后后囊混浊的发生,一部分患者需要行 Nd:YAG 激光后囊切开术。行 YAG 激光治疗对玻璃体液化患者将增加视网膜脱离和黄斑水肿的危险, 故应于术中尽量将贴附于后囊的皮质及晶状体上皮细胞清除干净。可以使用黏弹剂推挤方法、秃针头抛光方法或用微小注吸针头(mini I/A)清除自动注吸头所不能及的地方的残留皮质及晶状体上皮细胞,尽量避免或推迟后发障的发生。

视网膜脱离是透明晶状体摘出最主要的并发症之一, 也是许多学者反对该手术的主要理由。有报道显示,透明晶状体摘出术后,视网膜脱离发生率约是未手术者的 2 倍。也有不少报道无视网膜脱离或视网膜脱离的发生率很低,病例选择、手术前处理、手术技术高低、手术后观察时间长短均为其影响因素。手术前仔细检查眼底,对视网膜变性区、视网膜裂孔行预防性光凝均有助于减少术后视网膜脱离的发生。而一旦术后出现视网膜脱离者,经及时治疗,绝大部分可以达到功能及解剖复位。

(七)手术后随访

术后 1 天、1 周、1 个月、3 个月、6 个月和 1 年常规随访,检查记录眼部情况、眼压、裸眼和矫正视力等。期间有视力下降、视物遮挡、眼部不适时,要及时就诊。

只要病例选择合适,绝大部分术后裸眼视力好于术前矫正视力。手术后的屈光力大都在预测值的±1.00D 之内,1/2~2/3 患者术后裸眼视力好于 0.5,去除黄斑变性因素外,视力恢复更好。尽管透明晶状体摘出对高度近视患者是一种非常有效的手术,但是有关手术的风险也不应低估,细心的术前评估和患者的合理选择是必要的。

四、展望

随着技术、设备及 IOL 设计的进步,晶状体摘出联合 IOL 植入手术对角膜屈光状态影响更小,与生理性调节更接近,更为安全、便捷,恢复更快。不仅可以矫正术前已存在的屈光不正,还可通过植入特殊 IOL(可调节或多焦点 IOL)改善近视力,从而进一步提高患者的生活质量。最终可能实现"一个手术解决三个问题"的梦想,即通过一次手术,同时解决白内障、屈光不正和老视三个问题。

光可调式人工晶状体(LA-IOL)是一种全新概念的人工晶状体。这种人工晶状体拥有特殊的分子结构:在带有交叉结构的硅胶聚合物基质中,均匀埋藏着光小体。经紫外线照射时,光小体会向聚合区域迁移,引起晶体厚度改变,从而实现屈光度调整。光可调式人工晶状体的不同部位接受不同时间、不同能量光照射造成屈光力改变,从而个性化地重塑为一个透明的、有调节力的、与术眼屈光状态匹配的人工晶状体,达到"一个手术解决三个问题"的目的。该项技术已完成动物实验,进入临床试验阶段。在第十七届欧洲白内障与屈光外科医师学会 (ESCRS) 冬季会议上, 德国慕尼黑 Marienpaltz 眼科医院的 Neuhann 等人对植入 LA-IOL 的白内障及 LASIK 术后患者(96 只眼)进行了为期 24 个月的随诊,评价其屈光度最终锁定后的屈光稳定性和视力结果。全部病例按照常规白内障手术方式植入 LA-IOL。术后约 2 周时,检查患者的视力及屈光状态,并用紫外线装置照射人工晶体以调整其屈光度。经过所有必需的屈光调整后,最终锁定完成,人工晶体屈光状态恒定不变。随诊 2 年后,将 65 只眼纳入分析,患者平均年龄 63 岁(48~83 岁)。术前平均屈光度为-1.87D,术后 1 年平均屈光度为 0.13D。94% 术眼的屈光度与术前目标屈光度误差在±0.50D。屈光度最终锁定后,LA-IOL 状态稳定。在全部纳入分析的病例中,24 只眼术前接受过 LASIK、PRK、RK 或角膜基质环植入术等角膜屈光手术, 均得到与非角膜屈光手术眼同样好的结果。该研究结果表明,屈光性白内障手术中植入 LA-IOL,术后调整人工晶状体的屈光度,可以稳定有效地达到目标屈光度。即使在 LASIK 等角膜屈光手术后的病例,也能得到很好的屈光和视力效果。

记忆性人工晶状体从科学研究的角度来看, 这是记忆性材料在眼科应用的一个范例(图 3-44)。其技术是:事先根据患眼需要矫正的屈光状态用 smart 材料制作成一个透明、有弹性的人工晶状体,在室温下将其牵拉成一条细长的圆棒备用,用常规超声乳化方法将自身晶状体内混浊或不混浊的晶状体核和皮质清除后,通过角膜小切口将该圆棒塞入原晶状体囊袋内,在体温下的房水里圆棒很快恢复到原先的形状和屈光力并充满囊袋,在睫状肌和悬韧带的作用下,恢复了调节力,也能达到"一个手术解决三个问题"的目的。该项技术也已完成动物实验,刚刚进入临床试验阶段。

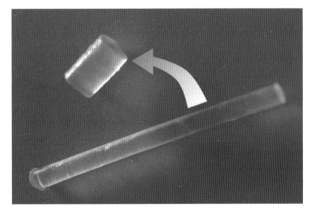

图 3-44　记忆性人工晶状体材料

五、高度近视的联合手术治疗

对于度数很高的超高度近视,受眼球解剖结构和技术发展的限制,角膜屈光手术,

受眼球解剖结构和技术发展的限制,角膜屈光手术、眼内屈光手术或许都不能独立解决所有的屈光不正,而正是这样的超高度近视患者摘镜的愿望往往更加强烈。因此,联合手术为他们提供了一种矫正的方法。

所谓的联合手术,是指用两种或两种以上矫正方法来矫正超高度近视的屈光手术方法。由于联合不同手术方法,所以要考虑手术的互相影响,一般说来,内眼手术后 1~3 个月可以考虑联合角膜屈光手术。

联合手术可分为角膜与眼内屈光手术联合、眼内屈光手术联合等。

角膜与眼内屈光手术联合:眼内屈光手术,如后房和前房型有晶体眼人工晶体植入,由于前后房空间的限制,较厚的眼内人工晶体植入使手术的安全性下降。眼内晶体在矫正度数增加时,其光学直径也相应地减小,影响术后患者的视觉质量。透明晶体摘除人工晶体植入也有一定的矫正范围,为了完全矫正可以考虑二期激光角膜屈光手术。

眼内屈光手术联合包括双人工晶体植入、有晶体眼和无晶体眼人工晶体的联合植入等。在透明晶体或白内障摘除后植入常规的 IOL 不能完全矫正屈光不正时,还可以同时再植入第二片 IOL,称为"piggy back"技术,其矫正效果是可以叠加的。第二片 IOL 可以固定在囊袋内或固定于睫状沟。但是,术后 IOL 位置的移位可能引起欠矫、散光和双焦效应,术后两个 IOL 之间可能出现浑浊,治疗比较困难。也有在晶体摘除后植入 IOL 联合 ICL 或 TICL,由于 ICL 或 TICL 后表面为凹面,可以和双凸面设计的无晶体眼人工晶体紧密相贴,不容易移位,矫正效果稳定,是一种优化的组合。

总之,联合手术是医生结合自己的经验和所掌握的手术技术,为患者设计一个合理有效的组合,它不仅仅局限于以上情况,还可以由医生根据患者的具体情况科学地组合出不同的屈光矫正方式,来为患者带来更满意的效果。

第四节　后巩膜加固术

高度近视包括单纯高度近视和病理性近视。单纯高度近视指由于眼的屈光系统与视网膜两者匹配不正常,屈光力过强,近视度数大于 $-6.00D$,眼组织结构正常,用近视镜片矫正结果满意的一类近视。病理性近视因眼轴不断增长屈光度进行性加深,且合并因眼轴过度增长而引起的后极部视网膜脉络膜损害的眼病。病理性近视在世界各国的整体人群中发病率为 0.8%~2.5%,我国台湾及华南地区,中学生或青少年人群的发病率为 5%~20%。

病理性近视的主要特点:①发病年龄早;②屈光度$>-6.00D$。③近视度数进行性加

深,甚至终生都不能停止,近视度数
可达-15.00D 以上,患者佩戴的框架
眼镜如"酒瓶底"(图 3-45)。④眼轴
明显延长。⑤视功能障碍,裸眼视力
严重下降,多在 0.1 以下,有的只有
指数或手动的视力;最佳矫正视力
下降,即使佩戴框架眼镜或隐形眼
镜矫正,也不能将视力提高到正常;

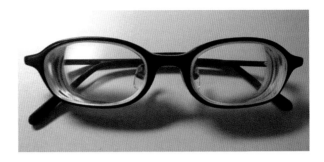

图 3-45 "酒瓶底"眼镜

视野损害,对比敏感度下降,近点前移,立体视觉丧失等。⑥飞蚊症,由玻璃体混浊引起。
⑦视疲劳:不能持久视物,常伴有眼痛、头痛、恶心、失眠等,有的患者甚至不能接受佩戴
框架眼镜矫正。⑧多有遗传因素,主要是常染色体隐性遗传。病理性近视的病因尚未完
全清楚,除与遗传因素有关外,生物力学方
面亦是一个重要因素。由于巩膜扩张,眼轴
不断加深延长,巩膜变薄出现后巩膜葡萄
肿,后极部视网膜脉络膜跟随后巩膜一起
扩张,眼球后部的血液循环发生障碍,引起
后极部视网膜脉络膜的慢性损伤,逐渐发
生眼底退行性改变,如豹纹状眼底,近视萎
缩弧等,并逐步出现黄斑出血与 Fuch 斑
(图 3-46)、后极部萎缩斑及漆裂纹样损
害、黄斑囊样变性及黄斑裂孔、后巩膜葡萄
肿、玻璃体液化、混浊、周边视网膜格子样
变性和视网膜脱离等并发症,造成视功能
严重损害。因此,病理性近视是眼科最主要
的致盲性眼病之一。

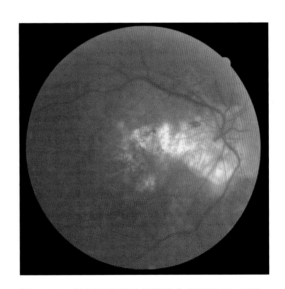

图 3-46 高度近视豹纹状眼底和黄斑处 Fuch 斑

病理性近视的治疗主要有控制眼轴延长和治疗眼底病变。出现视网膜脱离、黄斑出
血等严重并发症再给予治疗时,视功能已出现不可逆损害。所以,控制眼轴增长对延缓
眼底病变的发展更为主动。

一、后巩膜加固术概述

后巩膜加固术,又称巩膜后兜带术、后巩膜支撑术或后巩膜加强术,与其他的屈光

手术相比,后巩膜加固术可能是唯一治因的手术。它是应用异体或自体的生物材料或人工合成材料加固眼球后极部巩膜薄弱的部分, 以期阻止或缓解眼轴增长, 减缓近视发展,防止并发症发生和加重的一种手术。目前,对于病理性近视尚无有效的治疗方法,多数学者认为,后巩膜加固术是目前治疗病理性近视较为有效的方法。

后巩膜加固术是用手术方法加固眼球的后壁阻止眼轴继续延伸, 使屈光度和眼底病变进行性损害得以缓解或终止。自 1972 年 Snyder 和 Thompson 首次运用单纯性后巩膜加固术治疗近视之后,该方法已有 40 多年历史。临床研究证实:后巩膜加固手术能够稳定眼轴,以控制近视度数的加深;改善眼底血液循环,以阻止或减少并发症的发生,从而达到保护视功能的目的。Gerinec 对 51 例病理性近视患者 74 眼进行后巩膜加固术,随访 2~4 年后发现,眼轴稳定者占 78%,屈光稳定者占 85%。褚仁远等进行了后巩膜加固术,并与未手术组进行对照,结果显示手术组患者在后巩膜加固术后 18 个月的随访中,眼轴延长速度明显低于未手术组。

二、后巩膜加固术的机制

因为病理性近视眼发展的病理基础是眼球的病理性扩张,眼轴进行性增长,使近视度数不断加深。而后巩膜加固术是应用人体的巩膜、硬脑膜材料植入眼球的后部,加固的异体巩膜和受体巩膜之间形成纤维组织粘连,变成一层较厚的巩膜,硬度增加,因而抗张能力增加,阻止眼球进行性扩张,减轻由此引起的视网膜、脉络膜被牵拉所致的病变。后巩膜加固术后形成加厚的"新巩膜"的新生血管增多,脉络膜视网膜血循环得到改善,加强了眼部的血液循环。后巩膜加固术达到加固巩膜,从而控制近视度数发展的目的。

用后巩膜加固术治疗病理性近视的机理及效果已得到实验室和临床研究的证实。作用机理主要是:①机械性加强后部巩膜,植入材料最终将逐渐与受体巩膜合为一体,阻止眼球扩张眼轴延长而阻止近视的进展;②形成巩膜新的血管网,改善巩膜、脉络膜和视网膜营养;③对巩膜局部起刺激作用,相当于生物学组织疗法。

后巩膜加固术是一种旨在防止后极部组织进行性扩张的行之有效的方法, 在病理性近视基因治疗无实质性进展之前,在目前及未来较长一段时间内,后巩膜加固术仍是患者较好的治疗选择,在保存视力、防止病情恶化或提高视力方面都会带来希望。近几十年国外和国内临床实践证明,后巩膜加固术可有效控制病理性近视的眼轴延长,改善患者视力,有效控制近视的发展,其安全性较好,术后并发症少。

三、适应证选择

1. 原有近视度在-6.00D 以上,眼轴在 26mm 以上,连续 3 年平均每年经睫状肌麻痹验光加深-1.00D 或以上,有可能发展为病理性近视眼者。

2. 儿童、青少年进展速度快的高度近视眼,平均每年经睫状肌麻痹验光加深-1.00D 或以上;眼轴 25.5mm 以上;父母均为高度近视;伴有后巩膜葡萄肿形成、视功能受损。青少年高度近视进展患者宜在 9~11 岁尽早手术。

3. 年龄 18 岁以上,近视屈光度≥-10.00D,视功能持续受损,伴有黄斑病变者。荧光造影或吲哚青绿脉络膜造影显示视网膜、脉络膜呈现退行性病变。

4. 后巩膜葡萄肿患者,高度近视眼合并视网膜脱离,在进行视网膜复位手术的同时联合后巩膜加固术。

对于病理性近视,从避免术后并发症发生的观点看,后巩膜加固术应尽早进行,眼底损害出现之前是手术的最佳时机。在病理性近视中,若病程仍在进展,眼轴继续延伸,屈光度加深或眼底损害逐渐严重者都为适应证。

四、禁忌证

1. 眼球和眼眶组织有急、慢性炎症,突眼症或肿瘤。

2. 患有鼻窦炎、扁桃体炎、中耳炎及全身发热性疾病、其他结缔组织病;全身严重疾病且控制不良,如心脏病、白血病、结缔组织、糖尿病、肾病性视网膜病变、严重高血压等。

3. 眼底视网膜格子样变性、干孔等视网膜脱离的先兆,或有视网膜脱离手术史为相对禁忌证。

4. 非轴性近视眼,如圆锥角膜、球形晶状体、曲率性近视、指数性近视,及由其他综合征引起的近视, 如 Marfan's 综合征、Stifkler 综合征等, 其近视的原因与眼轴长度无关。

5. 单纯性近视。

6. 青光眼或正常眼压性青光眼患者。

7. 确诊为视神经萎缩者。

8. 仅单眼有视力者为相对禁忌证。

五、加固材料

理想的加固材料特点包括无毒、组织相容性好、有一定的弹性和韧性、易于得到和合成、易于消毒、易于保存、术中应用方便、价格低廉等。目前,根据加固材料的来源分为:生物材料及非生物材料两大类。生物材料主要包括异体巩膜、自体阔筋膜、异体硬脑膜、异体羊膜、自体软骨等。自体阔筋膜生物相容性及柔韧性好,不会引起免疫排斥反应,未见到萎缩或吸收现象。但由于需在患者腿部取材料,留下伤口,患者不易接受。同种异体材料如异体巩膜及阔筋膜、硬脑膜等有良好的生物相容性和韧性,与巩膜连接紧密,在移植片与巩膜之间可观察到营养的血管和神经,未见到瘢痕和移位现象,但可观察到吸收现象。涤纶、泡沫凝胶、硅胶海绵片是巩膜加固术的非生物材料,与生物材料相比,非生物材料不发生生物降解。但这些材料仍有一定的局限性,远期手术效果有待进一步观察。

六、手术方法

后巩膜加固术目的是阻止眼球扩张,为了减少巩膜外组织损伤,多采用单条带后巩膜加固术。Snyder-Thompson 术是由前向后、经过黄斑区的后巩膜加固术,能尽量少的损伤巩膜外组织,是目前临床常用的方法。手术成功的关键是熟悉眼球周围解剖结构,避开涡静脉,保护视神经,避免对眼球过度牵拉,提高手术的安全性。

(一)术前检查

(1)术前详细询问病史,如患者近期有无视力突然下降、视物变形黄斑出血、视网膜脱离、做过其他的屈光手术、其他眼病和全身疾病、家族遗传病史等。

(2)完善相关检查:裸眼视力、矫正视力、角膜曲率半径、眼轴长度、眼压、B 超、光学相干断层扫描、双眼中心和周边视野、双眼视网膜电图和视觉诱发电位、荧光素眼底血管造影。散大瞳孔后,行间接检影镜和三面镜检查。术前 3 天开始用抗生素滴眼液点眼。

(二)麻醉方法

若患者全身情况允许全身麻醉,最好于全麻下进行手术操作,以避免因球后或球周麻醉引起的眼球周围组织水肿。另外,对于后巩膜葡萄肿患者行全麻手术,也避免因葡萄肿处巩膜变薄而增加的球后麻醉时,造成眼球穿孔的风险。若采用球后麻醉,则嘱患者仰卧位,直视正前方,使用球后针头,于下眶缘外三分之一处垂直皮肤缓慢进针。进针

3cm时,有突破的感觉时,即说明突破眶隔膜。注入 3mL 2%利多卡因和 0.75%丁哌卡因混合液后,可见上睑下垂,眼球轻度向前突出。嘱患者向下注视,于上眶缘内三分之一处垂直皮肤缓慢进针 3cm,注射约 2mL 麻醉药。此时,睫状神经浸润良好的表现为瞳孔逐渐扩大,光反射迟钝。

(三)手术方法

1. **球结膜切口**:距离角膜缘 2~3mm 处,在颞上方剪开球结膜及 Tenon 囊,范围为暴露出外直肌和下直肌即可。

2. 钝性彻底分离下斜肌和外、下直肌。然后,外、下直肌做牵引线以固定眼球用。手术成功的关键是彻底分离下斜肌附着点的两个分支。分离干净下斜肌附着点与视神经,以保证条带从两者之间的中点即黄斑所在位置贴附通过。

3. 向鼻上牵引外、下直肌,用拉钩拉开颞侧偏下方的球结膜及 Tenon 囊,顺着外直肌方向越过赤道部,暴露出下斜肌止端,用斜视钩分离已暴露的下斜肌。将已经准备好的 6~8mm 宽的加固条带经下斜肌下穿过。然后,穿过外、下直肌,两端分别固定于外直肌颞侧及下直肌鼻侧离角膜缘 6mm 外的巩膜处。检查条带平整贴附在巩膜壁上,松紧度合适,避开涡静脉和视神经免受损伤,

4. 间断缝合球结膜,结膜囊涂抗生素眼膏,加压包扎(图 3-47)。

术后采取仰卧位 3~4 天。全身及局部给予抗生素预防感染、皮质类固醇类药物以控制术后炎症反应,一周拆线,并嘱定期复查,避免剧烈运动。术后 3 个月复查矫正视力及眼底相关情况。

其他的后巩膜加固法还包括:X 形后巩膜加固术、Y 形后巩膜加固术、帽状后巩膜加固术、四瓣式后巩膜加固术、非手术性后巩膜加固术等。但这些方法疗效是否优于Snyder-Thompson 术,目前尚无定论,而且临床上也较少使用。

(四)术中术后并发症及预防

1. **复视**　分离下斜肌时,过度牵拉、损伤肌肉造成肌肉水肿或血肿;未彻底分离肌肉导致加固条带在肌束间通过,便可造成复视。多数患者在 1~2 周后,能自行缓解。

2. **眼球筋膜炎**　术后早期,大部分患者都会出现明显的结膜充血、水肿、眼睑肿胀,眼球运动稍受限。术后,全身及局部使用抗生素及糖皮质激素,绝大多数能在一周内消退。

3. **视网膜脉络膜水肿**　若术中视野暴露不充分,在钩取及分离下斜肌时,易损伤涡静脉,引起脉络膜淤血。术后早期,应用大剂量激素能促进水肿吸收。

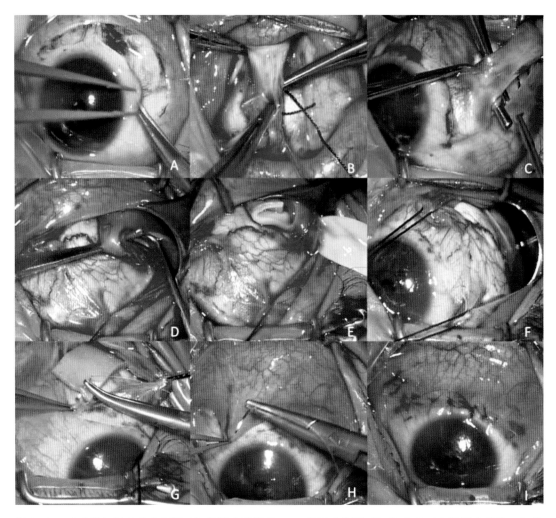

图 3-47　后巩膜加固术手术步骤：(A)为沿角膜缘外 2mm 剪开球结膜；(B)为分离下直肌置牵引线；(C)为分离外直肌置牵引线；(D)为分离下斜肌；(E)为将加固条穿过下斜肌、外直肌及下直肌；(F)为加固条带平整贴附于眼球外壁，松紧适度；(G)为条带两端分别固定在外直肌止点上侧及下直肌止点鼻侧；(H)为间断缝合球结膜；(I)为缝合球结膜术毕

4. **眼内出血**　可能是由于加固带包扎过紧，以至于影响睫状后短动脉及涡静脉血液循环，或是球后注射麻醉药导致视网膜出血、玻璃体积血。对症治疗后，多好转，若无好转或病情反复，则需将加固条带拆除。

5. **术后眼压升高**　加固条带敷贴巩膜表面，不能裹扎太紧。若术后眼压持续升高，则应尽早放松加固条带。

6. **加固条带脱出**　大部分情况下，是由于缝线脱落。若无感染，则将暴露在外的加固条带剪除;若已感染,则立即拆除加固条带。一旦发生无菌性坏死,则立即拆除条带,因为,可能与加固条带所致的排斥反应有关。

7. **视网膜脱离**　一般发生在术后半年至 2 年内,为后巩膜加固术严重的并发症。术前散瞳若发现视网膜格子样变性、干孔等视网膜脱离前兆须先行视网膜光凝,待病情稳定后,再行后巩膜加固术。由于眼外肌肌腹下巩膜较薄,术中应避免对眼外肌的过度牵拉,缝合巩膜时,缝合针应在浅层巩膜下走行。

8. **缝穿巩膜**　高度近视尤其是伴有后巩膜葡萄肿患者的巩膜壁菲薄,缝穿巩膜时,可看见视网膜下液于针眼处溢出呈溪流状。此时,应作为视网膜脱离的术中放液孔处理,在穿孔处周围做轻微透热凝固或冷凝,但不宜过度。

9. **视神经受压**　是后巩膜加固术最为严重的并发症。加固范围越大,条带越宽越紧越易影响眼内血液循环,越易导致视神经受压。一旦发生视神经受压,应立即摘除加压条带,并配合营养神经治疗。单条带可避免压迫视神经,安全且操作简单。

10. **其他并发症**　术中加固片压迫视神经引起一过性黑矇;畏光,流泪,异物感;加固片移位;眼底黄斑区水肿等。上述情况在术后几天到半年之内一般均可恢复。

在目前病理性近视发病机制尚不明了,阻止近视加深无有效方法情况下,后巩膜加固术是可以选择的治疗手段。鉴于对后巩膜加固术疗效评价尚不深入完善,应从严掌握适应证。

病例:马××,女,58 岁,因双眼高度近视视网膜病变行左眼后巩膜加固术。术前左眼眼轴为 32.15 mm,验光为−24.00−3.00×145=0.01,眼底像显示盘周萎缩弧,视网膜大片萎缩灶(图 3−48);B 超显示眼轴长,玻璃体混浊,后巩膜葡萄肿(图 3−49);OCT 显示术前黄斑裂孔,神经上皮层脱离,视网膜劈裂(图 3−50A)。术后 8 个月,左眼眼轴缩短为 31.61mm,验光:−22.00−2.00×135=0.2;OCT 显示视网膜劈裂部分贴附,黄斑裂孔消失,神经上皮层复位(图 3−50D)。

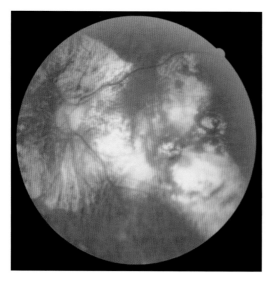

图 3-48 左眼术前眼底相

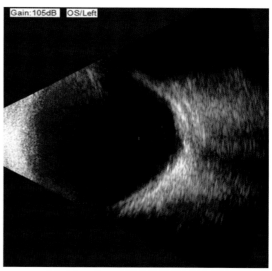

图 3-49 左眼术前 B 超,眼轴长,玻璃体混浊,后巩膜葡萄肿

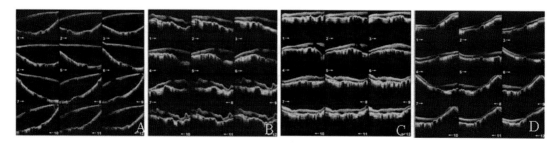

图 3-50 术前术后 OCT:(A)左眼术前 OCT,显示黄斑裂孔,神经上皮层脱离,视网膜劈裂;(B)左眼术后 5 天 OCT,显示黄斑板层孔,黄斑萎缩灶;(C)左眼术后 1 个月 OCT,显示视网膜劈裂板层孔;(D)左眼术后 8 个月 OCT,显示视网膜劈裂部分贴附,黄斑裂孔消失,神经上皮层复位

第五节 高度近视术后双眼视觉的改变

高度近视屈光矫正术后患者远视力明显提高。但多数患者会有视近困难,进而导致一系列与视疲劳相关的症状与体征。早期研究中,已经发现高度近视患者的调节力不足。正是由于视功能异常与高度近视视疲劳之间的关系非常密切,使得关于调节与辐辏等功能性视觉参数的研究也越来越成为高度近视研究的焦点。因此,高度近视术后单纯的视力提高不能作为评估疗效的唯一标准,将临床客观评价指标与生活质量主观评分相结合,可以更加全面的评估高度近视术后效果。

一、术后视觉质量的变化

高度近视术后的裸眼远视力是患者和医生最为关心的问题，屈光手术可以迅速有效地恢复高度近视患者的远视力。有报道，术后第一天 96% 患者裸眼远视力在 0.5 以上，85% 达到 1.0 以上。以往高度近视术后对患者近视力的关注不够，随着电脑和相关电子视频终端的广泛应用，人们近距离工作时间增多，不少患者术后抱怨近视力下降、阅读困难、视觉疲劳频发。推测与调节功能紊乱、调节集合不协调、近视过矫、对比敏感度降低及术后干眼等有关，其确切的机制尚未明了。这些症状多发生在术后早期，术后 3 个月后，大多逐渐消失。

高度近视屈光手术后患者视觉质量受影响的另一表现为夜间视觉障碍，主要表现为夜视力下降、夜晚眩光、驾驶困难等症状。研究发现，术后患者对比敏感度下降、眩光增加及图像形成质量下降。经过术前认真筛选、严格控制适应证、激光仪器性能的改进等措施，严重的术后夜间视觉障碍已得到有效控制，且这些夜间视觉障碍大多于 1~6 个月后逐渐消失。

二、调节变化

根据 Helmholts 经典调节理论，即调节主要通过睫状肌收缩，晶体悬韧带松弛，晶体依靠自身的弹性和囊膜的张力变厚接近于球形从而增加了晶体的屈光力，使近距离物体能在视网膜上清晰成像。目前，临床上主要应用调节幅度、正/负相对调节、调节灵活度及调节滞后四个参数来分析高度近视术后的调节功能改变及其发生机制，以探索术后视觉不适及近距离工作疲劳与调节功能变化的关系，进一步提高术后视觉质量和视觉舒适度。

(一)调节幅度(AMP)

为调节近点的倒数。反映人眼所能付出的最大调节能力，是反应性调节中最重要的参数，也是临床上经常用来分析调节的参数。多项研究发现，高度近视术后患者的单眼调节幅度有一过性降低，然后逐渐恢复。因为高度近视术后虽然近视度数被矫正，但近距离视物时，所需的调节相比术前增加，加之高度近视术后早期屈光状态尚不稳定也需要较多的调节量。另外，高度近视术后早期角膜前表面的规则性和对称性降低、角膜轻度水肿及层间界面的光折射，这些因素导致术后早期眼像差的改变和对比敏感度的降低,视网膜的成像质量下降,所以调节的刺激因素降低。上述调节需求增加及调节刺激降低,以及手术过程中负压吸引对睫状肌的影响等因素导致术后早期调节功能降低,调节幅度也随之而降低。调节幅度在一过性降低之后又逐渐升高,并且术后三个月时,优于术前达到正常水平,原因可能为:①持续适量的调节需求增加促使调节力增强;②术后早期的远视状态逐渐恢复,调节需求量降低;③术后一个月时,角膜伤口基本愈合,水肿消退板层间的缝隙、角膜的规则性、对称性及对比敏感度恢复,视网膜成像清晰,对调节的刺激作用增强,从而提高调节力;④术后消除了框架眼镜对物像的缩小作用,而像的增大会使测量的调节幅度值增加,所以调节幅度增加也可能是术后放大率的增大引起调节幅度测量值偏高所致;⑤负压吸引即使在术后对睫状肌有所影响也是暂时的,术后一段时间内睫状肌功能得到了恢复。最后,也不能排除患者对检查过程熟悉造成的偏差。

(二)正/负相对调节(PRA/NRA)

人眼在辐辏一定的前提下,放松及增加调节的能力。NRA 指在集合保持固定的情况下,双眼随着正镜引起的调节放松的增加而产生最大的调节放松,与患者放松调节的能力及正融像性辐辏有关。PRA 指在集合保持固定的情况下,双眼随着负镜引起的调节刺激的增加而产生最大的调节反应,与患者增加调节的能力及负融像性辐辏有关。PRA 和 NRA 属于眼动系统的交链部分的参数,故其值同时受到调节幅度、聚散及 AC/A 三个方面的限制。为了能舒适的视物,PRA 应尽量大些,最低限度应该与 NRA 相等。有研究发现,高度近视患者 LASIK 手术前后的 PRA/NRA 值变化无显著意义,且认为手术后疲劳症状加重与患者的 PRA/NRA 变化无明显相关性。而周少博等人的研究发现,手术主要对近视患者的 PRA 有一定影响,主要表现为早期下降后,随时间推移又有所升高,且这种变化在不同年龄和屈光度表现相似。陈世豪等的研究发现,高度近视患者 LASIK 术后,PRA 显著增加(P<0.05),可能与其研究对象平均年龄较小(21.69±3.46 岁)有关。年轻患者调节适应能力较强,术后调节需求增加,持续适量的调节需求增加相当于对眼的调节系统进行了训练,使得调节功能增强。而年龄较大患者发挥调节作用的睫状肌多呈现不同程度的萎缩状态,调节系统的适应性及可训练性较差。李颖等人发现,术前与术后三个月的负相对调节无显著性变化,原因解释为术前与术后的调节刺激未发生变化,故患者的自主性调节也不会改变。

(三)调节滞后

个体应对某调节刺激所产生的实际调节量并不一定等于调节需求量。由于焦深因素的存在,使得真实的调节量与调节刺激量不等。高度近视患者通常在近距注视时,调节滞后量(真实的反应量低于刺激值)较正视眼大。有研究发现,调节滞后与成年人的视疲劳程度也有明显相关性。陈世豪的研究结果显示,虽然高度近视术后调节需求增加,但调节滞后量小于术前,调节状态趋同于正视眼。因而屈光手术也从提高调节反应准确性这一方面缓解了术后个体的视疲劳。而蔡洁等人则认为,调节滞后量在手术前后无明显变化。

(四)调节灵活度

调节灵活度(AF)是反映调节功能的重要指标,指调节刺激在不同水平变化时所做出的调节反应速度,反映了一定时间内调节放松与紧张连续交替变化的能力。陈世豪对高度近视患者 LASIK 手术前后患者的调节灵活度进行观察,认为术前及术后各时期无明显改变。而郭晓枚认为,调节灵活度与术前相比有明显提高,部分患者随着术后时间的延长调节灵活度继续提高。周少博等人提出,近视患者调节灵敏度早期下降又逐渐恢复的表现,与术后的视疲劳程度相关。

三、隐斜变化

隐斜是在无融合需求时,两视线不对准视标的眼位。屈光度对隐斜的影响主要是通过调节和集合因素起作用,如果两者不协调可导致眼位偏斜。屈光手术对于屈光调节性外斜的矫正有效,外斜度在术后 2 年仍较术前低。Godts 等报道,共同性外斜的近视眼患者 LASIK 术后,转变为间歇性外隐斜。未矫正的高度近视眼极少需要调节,那么,相应的调节性辐辏量也小,因而容易产生外隐斜。屈光手术后,患者的调节和辐辏功能恢复正常,即近视患者外隐斜的病因消除了,那么,患者的眼位也趋于正常。对于 LASIK 术后视远隐斜的研究,邸保忠认为,高度近视患者 LASIK 术后远距隐斜度无改变。

四、辐辏功能变化

视觉系统为获得清晰的双眼单视,不仅要动用与注视距离一致的调节,而且要通过两眼的辐辏运动使两眼的物像落于 Panum 融合区形成单视。反应辐辏功能的基本参数为集合幅度和聚散力。集合幅度是人眼内转并能保持双眼单视的最大内转量,一般指集合近点的倒数当集合达到一定程度,物体再近即发生复视。此时,物体所在之处称为集合近点。聚散力则用正负融像性聚散幅度作评估。张洪波认为,随着高度近视 LASIK 术后恢复时间的推移,术后 1 个月、3 个月时集合近点比术前远离了眼前。因为,手术对角膜进行了屈光度的矫正,使得角膜的物方光学主平面和像方光学主平面前移,造成角膜的物方焦点前移,由此造成集合近点远离。也有学者认为,术后早期调节一过性降低致使调节性集合也随之下降。对于屈光术后聚散力的变化部分研究结果显示,高度近视患者术前的正相对辐辏的破裂点高于术后且高于正常值,随着术后时间的推移,数值逐渐减小且接近正常。而视近的负相对辐辏在术前比术后小,随着术后时间的推移,数值逐渐增大。说明高度近视患者手术前后的辐辏范围未减小,而且,通过这种改变,患者的融像范围向正位方向移动,辐辏储备增加。考虑到外隐斜与正融像储备之和是正融合范围,之前有研究报道,屈光手术后近距外隐斜量减小。那么,理论上认为,相应的正融像储备应增加而非减小,而鲁智莉等人的研究与上述推论较一致。该研究报道术后外隐斜量增大,对应的正融像储备降低。那么,这会使术前集合不足的近视患者出现术后近距工作疲劳。

五、AC/A 变化

AC/A 比率是眼科视光学中的一个重要概念,它反映了调节与集合之间的联动关系。这种密切的联系使人眼在视近物时,保持清晰的双眼单视。而且这种联动关系无论在单眼注视或双眼注视时,均存在。有研究报道,高度近视 LASIK 术后 AC/A 值一个月时下降,3~9 个月渐趋稳定,达正常水平;高度近视术后裸眼 AC/A 值与术前裸眼 AC/A 值比较有差异,而与术前戴镜 AC/A 值无差异。邵利琴等人的研究指出,术后裸眼 AC/A 与年龄呈明显负相关性,而与角膜厚度、术前角膜曲率、术前等效屈光度、术前 AC/A 均无明显相关性。也有研究持不同观点,认为高度近视佩戴眼镜和屈光手术对患者的 AC/A 值影响是不同的,原因是 LASIK 手术是在角膜平面对近视进行矫正,即相当于把近视矫正镜片的度数转移至角膜,可消除框架眼镜镜片对物像的缩小作用和棱镜片效应,并且视近物时,物体至角膜处的辐辏需求不同于佩戴框架眼镜者。故高度近视 LASIK 术后,AC/A 值低于术前佩戴框架镜者。

六、立体视变化

正常人远近立体视机制的内涵是不同的,远立体视是在静态下的立体视,近立体视是在调节、辐辏和瞳孔反应参与下的动态立体视。立体视为最高级的立体视能力。研究认为,屈光手术不仅增进中心视力,还可使立体视觉异常的高度近视患者重新获得立体视觉或改善立体视觉功能。国外学者认为,高度近视患者屈光手术治疗后的融合功能和立体视功能均优于术前。原因为术后两眼在黄斑部视网膜形成了较术前戴镜清晰的物像,增加了传入视中枢的神经冲动,从而刺激了双眼运动性融像,进而促进了感觉性融像,融合功能的提高又促进了立体视功能的建立。但手术对成年人近视性屈光参差双眼融合功能及远近立体视的恢复应建立在患者幼年时期双眼视觉发育过的前提下,术后屈光状态的平衡才能唤醒曾经发育过的双眼视功能。

综上所述,屈光手术消除了框架眼镜对物像的缩小作用及框架眼镜的棱镜片效应,使近视患者恢复了正常的调节与集合功能,缓解了近距离工作疲劳症状,使患者获得了良好的视觉效果和用眼状态。但术后早期由于近距离视物时的调节需求增强,易于出现视觉疲劳症状。因此,术前应充分了解患者的视功能状态及其影响因素,用于对手术量进行指导和设计。例如对于集合功能不足的年轻近视患者,若术后屈光度数欠矫,可因调节性集合功能下降而致近距离阅读不适。对于合并内隐斜、高 AC/A 的年轻近视患者和合并老视的患者,若对屈光度数给予适当欠矫,不仅可以减轻视近时的调节需求,同时,也可减轻内隐斜患者视近时对负融像储备的需求,从而使患者达到清晰、舒适、持久的用眼状态。

参考文献

1. (美)费德著, 张泳主译.准分子激光角膜屈光手术案例分析教程[M].北京:人民卫生出版社,2011.

2. 李新宇.角膜屈光手术精要[M].武汉:华中科技大学出版社,2009.

3. 布莱特, 斯雷德, 塔渥雷特.LASIK:角膜屈光手术新进展[M].北京:北京大学医学出版社有限公司,2015.

4. 陈跃国.准分子激光角膜屈光手术专家释疑[M].北京:人民卫生出版社,2007.

5. 王峥, 邱平, 杨斌. 近视眼 LASIK 术后早期对比敏感度变化和炫光测试 [J]. 中山大学学报:医学科学版, 2004,(5):489-492.

6. 陆文秀.准分子激光屈光性角膜手术学.北京:科学技术出版社,2004.

7. 王卫红, 李海祥, 陈凤华等.LASIK 术后切削中心的角膜地形图分析.眼外伤职业眼病杂志,2003,第 1 期: 61-62.

8. 卢炜. 间歇性外斜视与立体视觉.中国斜视与小儿眼科杂志, 1999, 7(1): 11.

9. Ambrosio R, Jr., Dawson D G, Salomao M, et. al. Corneal ectasia after LASIK despite low preoperative risk: tomographic and biomechanical findings in the unoperated, stable, fellow eye. J Refract Surg, 2010, 26(11): 906-911.

10. Aaron M, Wright S, Gooch J, et. al. Stability of laser-assisted in situ keratomileusis (LASIK)at altitude. Aviat Space Environ Med, 2012, 83(10): 958-961.

11. Andrade E M, Chamon W. Assessment of pupillary influence in LASIK patients using a digital pupillometer and VQF 25 questionnaire. Arq Bras Oftalmol, 2013, 76(5): 296-300.

12. Ang R E, Reyes R M, Solis M L. Reversal of a presbyopic LASIK treatment. Clin Ophthalmol, 2015, 9: 115–119.

13. Anera R G, Villa C, Jimenez J R, Gutierrez R. Effect of LASIK and contact lens corneal refractive therapy on higher order aberrations and contrast sensitivity function. J Refract Surg, 2009, 25(3): 277–284.

14. Astakhov Y S, Astakhov S Y, Lisochkina A B. Assessment of dry eye signs and symptoms and ocular tolerance of a preservative-free lacrimal substitute (Hylabak (R))versus a preserved lacrimal substitute (Systane(R)) used for 3 months in patients after LASIK. Clin Ophthalmol, 2013, 7: 2289–2297.

15. Brenner L F, Alio J L, Vega-Estrada A, et. al. Clinical grading of post-LASIK ectasia related to visual limitation and predictive factors for vision loss. J Cataract Refract Surg, 2012, 38(10): 1817–1826.

16. Brown S. Preoperative pupil size and LASIK. Ophthalmology, 2011, 118(12): 2525–2531.

17. Buhren J, Schaffeler T, Kohnen T. Preoperative topographic characteristics of eyes that developed postoperative LASIK keratectasia. J Refract Surg, 2013, 29(8): 540–549.

18. Canadas P, De Benito-Llopis L, Hernandez-Verdejo J L, et. al. Comparison of keratocyte density after femtosecond laser vs mechanical microkeratome from 3 months up to 5 years after LASIK. Graefes Arch Clin Exp Ophthalmol, 2013, 251(9): 2171–2180.

19. Helen K. Wu , Vance M. Thompson, Roger F. Steinert, et. al. Refractive Surgery [M]. George Thieme Verlag, 1999.

20. Frank Joseph Goes, Jerome Bovet, Bojan Pajic, et. al. Refractive Surgery[M]. McGraw-Hill Medical, 2011.

21. Dimitri T. Azar, Douglas D. Koch . Lasik: Fundamentals, Surgical Techniques, and Complications [M]. Marcel Dekker Inc, 2002.

22. Kermani O, Fabian W, Lubatschowski H. Real-time optical coherencetomography-guided femtosecond laser sub-Bowman keratomileusis on human donor eyes. Am J Ophthalmol, 2008, 146(1): 42–47.

23. Antonios R, Dirani A, Fadlallah A, et al.Safety and Visual Outcome of Visian Toric ICL Implantation after Corneal Collagen Cross-Linking in Keratoconus: Up to 2 Years of Follow-Up.J Ophthalmol, 2015, 2015: 514834.

24. McCaughey MV, Mifflin T, Fenzl CR, et al.Pseudophacomorphic Glaucoma along with Pupillary Block after Visian Implantable Collamer Lens Implantation for High Myopia.Open J Ophthalmol, 2014 , 4(4):107–111.

25. Lim DH, Lee MG, Chung ES, et al.Clinical results of posterior chamber phakic intraocular lens implantation in eyes with low anterior chamber depth.Am J Ophthalmol, 2014, 158(3):447–454.

26. Kamiya K, Shimizu K, Igarashi A, et al.Factors influencing long-term regression after posterior chamber phakic intraocular lens implantation for moderate to high myopia.Am J Ophthalmol, 2014, 158(1):179–184.

27. Ali M, Kamiya K, Shimizu K, et al.Clinical evaluation of corneal biomechanical parameters after posterior chamber phakic intraocular lens implantation.Cornea, 2014, 33(5):470–474.

28. Pérez-Vives C, Ferrer-Blasco T, Madrid-Costa D, et al.Visual quality comparison of conventional and Hole-Visianimplantable collamer lens at different degrees of decentering.Br J Ophthalmol, 2014 , 98(1):59–64.

29. Dirani A, Fadlallah A, Khoueir Z, et al.Visiantoric ICL implantation after intracorneal ring segments implantation and corneal collagen crosslinking in keratoconus.Eur J Ophthalmol, 2014 , 24(3):338–344.

30. 杨瑞波, 赵少贞, 魏瑞华等. 有晶体眼可折叠房角支撑型人工晶状体植入术矫正高度近视的临床初步观察.中华眼科杂志, 2012, 48(9):804–810.

31. Ruibo Yang, Shaozhen Zhao. AcrySof Phakic Angle-supported Intraocular Lens for the Correction of High to Extremely High Myopia: One-Year Follow-up Results. Int J Ophthalmol, 2012,5(3): 360–365.

32. 王凌飞, 杨瑞波, 赵少贞.CACHET 有晶状体眼人工晶状体植入术后视觉质量的临床评价. 眼科新进展, 2013, 33(6): 546–550.

33. Kohnen T, Baumeii, ter M, Kook D, et al. Cataract surgery with implantation of an artificial lens. Dtsch Arztebl Int , 2009 , 106(43):695–702.

34. Bhatnagar A, Somanathan S, Scott RA. Bilateral big-bag intraocular lens implant for highly myopic eyes. Eye (Lond), 2006, 20(12):1463–1464.

35. Colliac JP. Matrix formula for intraocular lens power calculation. Invest Ophthalmol Vis Sci, 1990, 31(2): 374–381.

36. Hoffer KJ. The Hoffer Q formula:a comparison of theoretic and regression formulas. J Cataract Refract Surg, 1993, 19(6):700–712.

37. Yalvac IS, N. urozler A, LTnlu N, et al. Calculation of intraocular lens power with the SRK n formula for axial high myopia. Eur J Ophthalm01, 1996 , 6(4):375–378.

38. Donoso R, Mura JJ , Lopez M, et al. Emmetropization at cataract surgery. Looking for the best IOL power calculation formula according to the eye length. Arch Soc F.sp Oftalm01, 2003, 78(9):477–480.

39. Narvaez J, Zimmerman C, Stulting RD, et al. Accurary of intraocular lens power prediction using the Hoffer Q, Holladay 1 , Holladay 2 , and SRK/T formulas. J Cataract Refract Surg, 2006 , 32(12):2050–2053.

40. Hoffer KJ. Clinical results using the Holladay 2 intraocular lens power formula. J Cataract Refract Surg, 2000, 26(8):1233–1237.

41. Werner L, Mamalis N, Stevens S, et al. Interlenticular opacification: dual-optic versus piggyback intraocular lenses. J Cataract Refract Surg, 2006, 32: 655–661.

42. Cheour M, Mqhaieth K, Bouladi M, et al. Nd:Yag laser treatment of anterior capsule contraction syndrome after phacoemulsification. J Fr Ophthalmol, 2007, 30: 903–907.

43. Mamalis N, Edelhauser HF, Dawson DG, et al. Toxic anterior segment syndrome. J Cataract Refract Surg, 2006,32: 324–333.

44. Marques FF, Marques DM, Osher RH, et al. Longitudinal study of intraocular lens exchange. J Cataract Refract Surg, 2007, 33: 254–257.

45. Werner L. Causes of intraocular lens opacification or dislocation. J Cataract Refract Surg, 2007, 33: 713–726.

46. Kohnen T, Thomala MC, Cichocki M, et al. Internal anterior chamber diameter using optical coherence

tomography compared with white-to-white distance using automated measurements. J Cataract Refract Surg, 2006, 32(11):1809–1813.

47. Masket S, Masket SE. Simple regression formula for intraocular lens power adjustment in eyes requiring cataract surgery after excimer laser photoablation. J Cataract Refract Surg, 2006, 32(3):430–434.

48. Qazi MA., Cua IY, Roberts CJ, et al. Determining corneal power using Orbscan II videokeratography for intraocular lens calculation after excimer laser surgery for myopia. J Cataract Refract Surg, 2007, 33 (1):21–30.

49. 王勤美.屈光手术学. 北京:人民卫生出版社, 2004.

50. 刘奕志.人工晶状体度数测算的精准性.中华眼科杂志, 2010, 46:762–763.

51. 高玉, 柳林. 硅油填充眼眼轴的 A 型超声测量. 中国实用眼科杂志, 2007, 25(6): 595–599.

52. 黄晓丹, 姚克. 人工晶状体材料与设计新进展.国际眼科纵览, 2007, 31: 5–9.

53. 黄晓森, 谢立信, 吴晓明等. 新型弹性祥前房型人工晶状体的长期疗效观察. 中华眼科杂志, 2006, 42: 5–7.

54. 张劲松, 赵江月. 人工晶状体的进展.生物医学工程与临床, 2005, 9: 377–384.

55. 朱宇东, 臧晶, 何丽蓉等. 人工晶状体置换术的临床分析. 眼外伤职业眼病杂志, 2005, 27: 4–7.

56. 褚仁远, 汪永明, 张菊英等.后巩膜加固术在高度近视黄斑变性中的应用.眼科学报, 1990, 6:95–96.

57. 吕嘉华, 褚仁远.后巩膜加固术治疗高度近视眼的远期临床疗效观察.中华眼科杂志, 2011, 47(6):527–530.

58. 薛安全, 王树林, 常枫等. 改良的后巩膜加固术治疗病理性近视的疗效观察. 眼视光学杂志, 2007, 9(5):332–334.

59. 籍雪颖, 张金嵩, 孙宏亮. 后巩膜加固术治疗高度近视黄斑劈裂. 中国实用眼科杂志, 2009, 27 (8):823–825.

60. 徐艳春, 刘汉强, 石树敏等.后巩膜加固术后组织形态的实验研究.眼科, 1992(2):112–114.

61. 徐艳春, 刘汉强, 吴景天等.后巩膜加固术治疗高度近视临床观察.中华眼科杂志, 1996(32):39–41.

62. Curtin BJ, Whitmore WG. Long-Term results of scleral reinforcement surgery. Am J Ophthalmol, 1987, 103: 544–548.

63. Thomposn FB, Turner AF, Computed axial tomography on highly myopic eyes following scleral reinforment surgery. Ophthalmic Surg, 1992, 23:253–259.

64. Holladay J T, Dudeja D R, Chang J. Functional vision and corneal changes after laser in situ keratomileusis determined by contrast sensitivity, glare testing, and corneal topography . Journal of Cataract & Refractive Surgery, 1999, 25(5): 663–672.

65. O´brart D, Lohmann C, Fitzke F, et al. Night vision after excimer laser photorefractive keratectomy: haze and halos . European journal of ophthalmology, 1993, 4(1): 43–51.

66. Villa C, Gutiérrez R, Jiménez J R, et al. Night vision disturbances after successful LASIK surgery . British

journal of ophthalmology, 2007, 91(8): 1031–1038.

67. Karimian F, Baradaran-Rafii A, Bagheri A, et al. Accommodative changes after photorefractive keratectomy in myopic eyes . Optometry & Vision Science, 2010, 87(11): 833–841.

68. 马小力, 刘汉强. 近视眼 LASIK 术后早期单眼调节幅度的变化 . 眼视光学杂志, 2002, 4(3): 141–145.

69. Dennis M, Robertson K N. Influence of contact lenses on accommodation . Am J Ophthalmol, 1996, 64(5): 860.

70. Vinciguerra P, Nizzola G M, Bailo G, et al. Excimer laser photorefractive keratectomy for presbyopia: 24-month follow-up in three eyes . Journal of refractive surgery(Thorofare, NJ: 1995), 1997, 14(1): 31–38.

71. Morgan M W. The clinical aspect of accommodation and convergence [M].publisher not identified, 1944.

72. Wilson S E, Mohan R R, Hong J-W, et al. The wound healing response after laser in situ keratomileusis and photorefractive keratectomy: elusive control of biological variability and effect on custom laser vision correction. Archives of ophthalmology, 2001, 119(6): 889–896.

73. Marcos S, Barbero S, Llorente L, et al. Optical response to LASIK surgery for myopia from total and corneal aberration measurements . Investigative ophthalmology & visual science, 2001, 42(13): 3349–3356.

74. Scheiman M, Wick B. Clinical management of binocular vision: heterophoric, accommodative, and eye movement disorders [M]. Lippincott Williams & Wilkins, 2008.

75. ALPERN M. Vergence and Accommodation: I Can Change in Size Induce Vergence Movements? . AMA archives of ophthalmology, 1958, 60(3): 355–363.

76. 庞彦利, 吴小影, 刘双珍等. 近视患者准分子激光原位角膜磨镶术术后正负相对调节的变化 . 国际眼科杂志, 2008, 8(9): 1866–1674.

77. 陈世豪, 吕帆. LASIK 对近视眼调节功能的影响及其临床意义 . 眼视光学杂志, 2000, 2(1): 26–35.

78. 李颖. 激光治疗近视术后双眼视功能的研究[D].天津医科大学学报,2013.

79. 郭晓枚. 准分子激光原位角膜磨镶术对双眼近距调节灵活度的影响 . 福建医科大学学报, 2004, 38(3): 331–333.

80. Tosha C.Accommodation response and visual discomfort . Ophthalmic.Physiol.Opt, 2009, 29(6):625–633.

81. Prakash G, Choudhary V, Sharma N, et al. Change in the accommodative convergence per unit of accommodation ratio after bilateral laser in situ keratomileusis for myopia in orthotropic patients: prospective evaluation . Journal of Cataract & Refractive Surgery, 2007, 33(12): 2054–2060.

82. 周少博, 郭海科, 谭娟等. 近视眼 LASIK 术后调节灵敏度变化与视觉疲劳的关系. 眼科新进展, 2012, 32(3).

83. Robertson D M, Ogle K N. Influence of Contact Lenses on Accommodation: Theoretic considerations and clinical study . American journal of ophthalmology, 1967, 64(5): 860–871.

84. Hutchinson A K, Serafino M, Nucci P. Photorefractive keratectomy for the treatment of purely refractive accommodative esotropia: 6 years' experience . British Journal of Ophthalmology, 2010, 94(2): 236–240.

85. Sabetti L, Spadea L, D´Alessandri L, et al. Photorefractive keratectomy and laser in situ keratomileusis in refractive accommodative esotropia . Journal of Cataract & Refractive Surgery, 2005, 31(10): 1899–1903.

86. Godts D, Trau R, Tassignon M-J. Effect of refractive surgery on binocular vision and ocular alignment in patients with manifest or intermittent strabismus . British journal of ophthalmology, 2006, 90(11): 1410–1413.

87. 邸保忠, 刘曦, 杜持新. LASIK 对近视患者调节和隐斜的影响 .中国实用眼科杂志, 2004, 22(9): 733–738.

88. 靳梅. 准分子激光屈光性角膜手术与立体视功能的临床研究 . 昆明医学院学报, 2008, 29(3): 150–151.

89. Paysse E A, Hamill M B, Hussein M A, et al. Photorefractive keratectomy for pediatric anisometropia: safety and impact on refractive error, visual acuity, and stereopsis . American journal of ophthalmology, 2004, 138 (1): 70–77.

第四章

高度近视合并白内障的手术治疗

第一节 高度近视合并白内障眼球的解剖特征

高度近视合并白内障是指高度近视患者发生白内障。临床上,轴性高度近视患者的白内障发生通常早于同年龄段老年性白内障的发生,常以晶状体核和后囊下中央区混浊为主,早期即对视力或屈光度有影响,大部分要经过很长时间才能发展到低视力或致盲,严重影响患者生活质量。高度近视眼特殊的解剖结构及其白内障形成的特点,决定了高度近视合并白内障的手术有其特殊性。

一、近视眼的角膜弯曲度

与正常人无区别,前房较深,其角膜后弹力层较正常人易发生破裂和导致散光,老年者有时可伴有色素沉着,即 Krukenberg 纺锤形沉着。

二、虹膜与瞳孔

临床上,大多数高度近视白内障患者的瞳孔偏大,对光反应迟钝,少数对散瞳药物不敏感。

三、晶状体

多以晶状体核心及中央后囊下混浊为主,因络氨酸蓄积而呈棕色(图 4-1)。

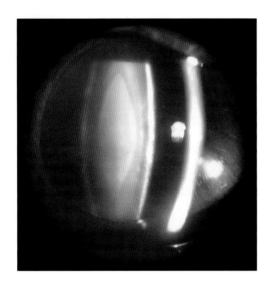

图 4-1   高度近视合并白内障晶状体核混浊

四、晶状体悬韧带

高度近视眼的前后房体积较大，晶状体悬韧带相对较松弛，容易发生晶状体半脱位，手术操作不当，可导致晶状体全脱位。

五、玻璃体

由于眼轴拉长、玻璃体腔变大，玻璃体可发生变性、液化、混浊和后脱离（图 4-2），术后可表现为飞蚊症和由玻璃体牵引所引起的闪光感等视网膜刺激症状。

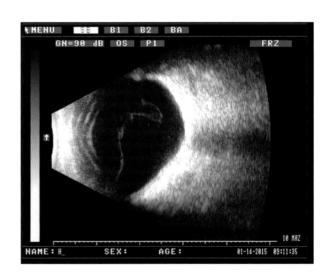

图 4-2   高度近视玻璃体混浊、后脱离

六、眼底

黄斑区可见变性、萎缩、Fuchs斑、漆裂纹样病变、裂孔和后巩膜葡萄肿（图 4-3）。其中的 Fuchs 斑和漆裂纹样病变为高度近视眼特征性病变，可引起术后视物变形、视力差、中心暗点和旁中心暗点。而漆裂纹样病变还可诱发视网膜下新生血管及黄斑出血，引起视力的进一步下降。周边部视网膜变性区发生率高，易发生视网膜脱离。另外，许多高度近视眼合并后巩

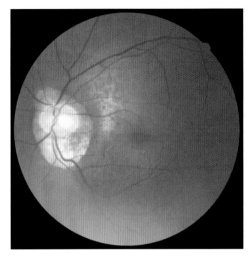

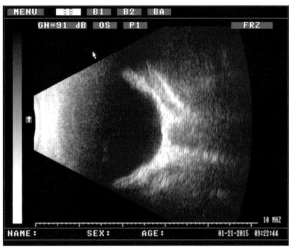

图 4-3　高度近视视网膜病变　　　　　　图 4-4　高度近视后巩膜葡萄肿

膜葡萄肿(图 4-4),导致球壁后凸,眼轴增长,常造成眼轴测量误差。

第二节　高度近视合并白内障的发病机制

有关高度近视合并白内障的发病机制,目前还未完全明确。较为公认的是:高度近视眼眼轴变长,眼球壁变薄,眼球的血液供应差,营养代谢发生了异常,使晶状体的囊膜通透性发生改变, 逐渐发生混浊导致视力渐进性下降形成白内障。这种白内障发展缓慢,以核性混浊和后囊下混浊为主。至于其分子机制尚不知晓,有可能与其导致的眼内退行性病变有关, 但高度近视白内障患者的晶状体上皮细胞数目和增殖能力与单纯性老年性白内障患者相比是否一致? 是否与囊膜退行性病变后,通透性改变而对晶状体上皮细胞增殖代谢产生影响有关? 或者两者兼而有之? 仍需大量研究证实。

第三节　高度近视合并白内障的手术适应证

一、手术时机的选择

临床上,有些高度近视患者,甚至医生,因担心白内障术后视网膜脱离及眼底出血等眼后节并发症的发生,而惧怕、拖延手术,从而延误了较好的手术时机。实际上,随着超声乳化白内障吸除术的开展,普通白内障的手术时机已然较为宽泛,而对于高度近视合并白内障的患者,手术越晚,核硬度越高,手术中的超声能量越大,液流扰动时间越长,反而更容易导致并发症的发生。原则上应早期手术,一方面,由于晶状体混浊影响矫正视力;另一方面,白内障摘除对于高度近视眼来说也不失为一种屈光手术,特别是对于大于-12.00D者,传统激光屈光手术无法取得较稳定效果时,很多学者选择摘除透明晶状体治疗高度近视可获得满意疗效。另外,只要术前检查仔细,以及手术操作规范,高度近视眼植入人工晶状体手术并不一定增加视网膜脱离的发生率。故笔者建议,高度近视合并白内障可早期手术,眼底无严重损害者,矫正视力小于0.5时,即可以手术。

二、手术前的沟通

高度近视眼合并白内障患者是白内障手术后满意度较高的人群,因为人工晶状体可以矫正其屈光不正,使其获得较好的远视力。但是,也有一些高度近视患者不知晓自身的视网膜基础,有过高的期望值。因此,需要医生在术前进行充分的沟通。另外,高度近视患者白内障术后由于屈光状态的改变,其近距离工作有可能发生变化,如工作距离比术前有部分增加,患者经常在术后主诉在很近的距离不如术前清晰,这些问题均需医生术前充分的告知,以减少术后不满意的发生。

第四节 高度近视合并白内障的术前准备

一、术前检查与评估

常规眼科检查,包括裂隙灯检查及散瞳查晶状体和眼底,并完成与高度近视相关的眼科特殊检查项目。

(一)晶状体混浊程度

散瞳检查了解晶状体混浊的类型、程度和核分级。随着手术技术的发展,超声乳化已应用于晶状体核硬度超过4级,甚至过熟期的病例,但对于初学者,尚不推荐。

(二)眼底检查

虽然手术技术的娴熟及设备的日臻完善,使术中前房的稳定性增加,白内障手术对玻璃体腔的扰动越来越少,明显减少了后期视网膜并发症的发生。但对于高度近视眼球来说,术前均有可能或多或少的存在玻璃体视网膜的病变。所以,如果晶状体混浊不严重,散瞳后需使用三面镜和间接检眼镜检查眼底,了解有无视网膜变性区和干孔,术前是否需行视网膜激光光凝,以预防视网膜脱离的发生。

(三)生物测量

1. 角膜曲率测量

角膜曲率测量误差是造成人工晶状体屈光度测算误差的一个重要因素,而且随着光学测量在眼轴测量精确性的提高,角膜曲率误差造成的误差越来越引起重视。研究表明,角膜曲率 0.50D 误差可引起术后 0.50D 的屈光误差。目前,有多种方法可测量角膜曲率,包括手动角膜曲率计、自动角膜曲率计、角膜地形图仪、Pentacam 三维眼前节分析仪、IOL-Master(或 LenSTAR)等。测量时,患者的配合及检查者熟练的操作可降低角膜曲率测量误差。如果患者固视好,理论上使用哪种机器均可测量中央 3mm 范围的角膜曲率,进行人工晶状体屈光度计算。但医生需注意,各种仪器屈光指数不同会导致测量上的误差。我们在临床上通常同时进行两种角膜曲率测量:光学测量、手动角膜测量或自动角膜曲率测量,未见明显的误差产生。如果角膜中央散光较大,每种设备的误差均较大,建议结合角膜地形图和手动角膜曲率计的结果。

2. 眼轴测量

眼轴长度是指从角膜顶点到黄斑中心凹的距离。A 超生物测量是传统的眼轴测量方法,但研究发现,54%的术后屈光误差来自 A 超眼轴测量误差。光学相干生物测量仪 IOL-Master,测量更精确,可重复性更好,成为眼轴测量的新方法。LenSTAR 是另一种光学相干生物测量仪,其全部测量都使用光学相干原理,也在临床上广泛使用。由于高度近视眼球常合并后巩膜葡萄肿,使 A 超测量的准确性下降。因此,对于晶状体混浊不太严重的患者,建议使用光学测量结果。而对于晶状体混浊光学测量无法实现的患者,则需反复测量,特别是球壁杂波较多的患者,需要行手动 A 超或水浴 B 超引导下的 A 超测量,以尽量减少误差。

3. 人工晶状体屈光度的计算

在准确的角膜曲率和眼轴测量的基础上,选择合适的人工晶状体屈光度计算公式是提高准确性的重要手段。计算公式有多种,并已经历了四代演变。对于高度近视合并白内障的患者,许多文献已表明,第三代公式的误差明显小于第二代公式。对于眼轴>26mm 者,使用 SRK-T 公式可以提高测算的准确性。而眼轴大于 24.5mm 者,Holliday 1、SRK-T、Hagis、Hoffer Q 等公式的误差较为相似。笔者在临床上通常以 SRK-T 及 Hagis 公式为准,眼轴大于 26mm 时,选择 SRK-T 公式。

(四)角膜内皮细胞检测

高度近视合并白内障手术难度大,有的晶状体核硬度较高,并发症多,应将角膜内皮细胞检测列为常规检查项目,以保证术后安全。角膜的正常厚度和透明性靠角膜内皮细胞足够的数量结构的完整和正常的生理功能来维持。随着年龄增长,角膜内皮细胞逐渐变性,密度降低,面积变大。30 岁前,平均细胞密度可达 3000~4000 个/mm²,大于 69 岁为 2150~ 2400 个/mm²。当角膜内皮细胞记数值至 400~700 个/mm² 以下时,会出现严重的角膜内皮失代偿导致角膜水肿,甚至大泡性角膜病变。由于白内障手术会对角膜内皮造成一定损伤,如果患者本来就存在角膜内皮细胞病变,角膜内皮细胞计数较低,术后发生角膜内皮细胞失代偿的可能性就会增加。目前,一般要求术前角膜内皮细胞密度不少于 600 个/mm²,但也要视患者的核硬度及术者手术技术而定。如果是初学者或晶状体核四级以上,内皮细胞的要求则严格些,尽量在 1000 个/mm² 以上。对于手术技术娴熟的医生,则需由术者判断患者内皮的功能及晶状体超声乳化的难度而定。必要时,改行白内障囊外摘除术,并向患者交代有可能需要角膜内皮细胞移植。

(五)B 超

是了解玻璃体状态、后巩膜葡萄肿、排除视网膜脱离等病变的必须手段,特别是对于白内障较严重、眼底检查无法进行的患者意义重大。

(六)眼压

由于高度近视眼球的巩膜壁较薄、软,非接触眼压测量很有可能偏低,而且即使有青光眼,眼底视神经表现也不甚明显。因此,当其合并青光眼时,很有可能漏诊,在术后应用激素后迅速发展,导致患者视功能不可逆的损伤。故必要时,应使用压平眼压计或测校正眼压。

(七)验光

对于单眼患者来说,侧眼的验光对于人工晶状体屈光度的确定是极其重要。

二、术前沟通

患者手术前,医生应向患者和家属详细讲解白内障的概念、手术方法和手术中可能会出现的意外情况及手术后并发症,重点强调手术后视力恢复的决定因素。对于高度近视患者,应根据其视网膜情况合理设置期望值,对手术期望值很高的患者,术前一定要详细解释交代病情。对于高度近视患者术后屈光状态的改变也要进行沟通,特别要告知近点变化等问题。另外,高度近视患者较普通人易发生视网膜脱离、黄斑出血等,也应一并交代。

三、术前眼部准备

近年来,白内障手术技术突飞猛进,使一些手术并发症大幅度降低,但眼内炎始终存在,且并无降低趋势。目前,研究认为存在于睑缘、结膜囊的表皮葡萄球菌现已成为内眼手术后化脓性眼内炎的首位致病菌。因此,在临床中,应高度重视术眼的准备。

(一)术前眼部清洁

术前3天开始,患眼局部滴用广谱抗生素眼液,3~6次/日清洁结膜囊。手术前,结膜囊用0.5%聚维酮碘消毒以达到无菌状态。

(二)剪睫毛

术前,在剪刀两刃上涂少许抗生素眼膏,剪上下睑的睫毛。剪完后,用生理盐水冲洗结膜囊4次/日,再用抗生素眼药水点眼。也可使用眼科手术贴膜有效粘贴眼睑及睫毛,而无需剪除睫毛,以减少患者术后不适症状。

(三)术前散瞳

术中瞳孔充分散大是手术顺利进行的关键,一般选用中等强度的短效散瞳剂,如复方托吡卡胺、去氧肾上腺素等。通常在手术前半小时,用复方托吡卡胺点眼3~4次,如为了避免手术中因刺激瞳孔缩小,灌注液中可加入1:10 000的去氧肾上腺素。

(四)非甾体抗炎药的使用

术前,局部应用非甾体抗炎药可以防止术中瞳孔缩小,减少术后炎症、黄斑囊样水肿的发生,特别是对于高度近视患者。文献报道,高度近视患者术后黄斑囊样水肿的发生高于普通白内障患者。因此,术前滴用非甾体抗炎药是非常必要的。

(五)抗生素的使用

一般情况下,没有必要全身使用抗生素,除非体质特别虚弱,有糖尿病等免疫力低下的患者,可以考虑术前预防性应用广谱抗生素。

(六)其他

对有高血压、冠心病、糖尿病等内科疾病长期服药的患者,术前,应在内科医师指导下对症用药,不应私自中断或更改用药。对术前长期使用抗凝药物,如阿司匹林,应于术前调整用药,避免术中眼内出血的发生。对于肾移植等长期使用糖皮质激素的患者,术后应根据眼部炎症反应情况,酌情补充激素。

第五节　人工晶体度数选择和术后屈光状态的预测

对于高度近视合并白内障患者,在确定人工晶状体屈光度数时,应考虑其他方面的因素,例如术前眼轴长的准确测量、对侧眼的屈光状态、患者年龄、职业习惯等。临床上,可参照如下原则。

一、避免产生远视及过多的散光

高度近视患者常年习惯近距离工作,一般在确定目标屈光度时,选择偏向近视,即使术后出现高于预期的近视,患者尚能适应。而一旦出现远视或过多的散光,患者将有可能出现视疲劳等不良症状,降低手术满意度,甚至引起医疗纠纷。

二、关注对侧眼的状况

单眼手术患者需要考虑对侧眼的屈光状态,避免导致术后屈光参差。对于术前已有屈光参差的患者,则应考虑是否改变原有状态。如果是高屈光度侧手术,可尽量靠近对侧眼的屈光状态,减少甚至消除屈光参差,同时叮嘱患者术后需要适应双眼同时视。此时,应尽量避免出现反转现象,即原屈光度高的患眼成为主视眼,临床上常会出现长时间的视疲劳及不适。如果是低屈光度侧手术,建议维持原有的屈光状态或者进一步减少近视,如若一味地为了减少屈光参差,使原来的低屈光度眼更加近视,则有可能导致术后的裸眼远视力下降,满意度下降。

三、术后目标屈光状态

术后理想的屈光状态为正视。而高度近视眼患者长期生活在近视状态。因此,其术后屈光状态应有别于正视眼,术后应适当保留 −2.00~3.00D,甚至更多的近视,使患者不至于出现视近困难,如预计术后矫正视力不佳者,术后应尽可能少留近视。赵云娥等的研究显示,对于术前不戴镜的高度近视患者术后保留−1.625~−2.875D 为宜,而对于术前戴镜的高度近视患者术后保留−3.00D 以上近视为宜。

四、不同年龄的选择

不同年龄的高度近视患者,在确定屈光状态时,也略有不同。如较为年轻的患者,需要从事更多的电脑等中距离工作,在确定屈光状态时,可适当少保留近视(-2.5~-3.00D)。对于年长患者,考虑其看书看报的舒适性,可多保留些近视(-3~-4.00D)。

总之,在临床中,要求术者应详细了解患者双眼屈光状态、生活习惯等,合理选择人工晶状体屈光度数,以避免不必要的纠纷发生。

第六节 手术方式的选择

高度近视合并白内障的手术方式同普通老年性白内障,超声乳化白内障吸除术仍为主流术式,但遇到角膜内皮细胞低于800、晶状体核大于4级、晶状体悬韧带不健康者,则需谨慎考虑。这时,可根据医生的技术选择囊外白内障摘除抑或超声乳化术。

由于高度近视眼球的解剖因素,在常规超声乳化术的步骤中需要注意以下几点。

一、手术切口的选择

一般采用透明角膜隧道切口(图4-5)。高度近视眼巩膜壁薄而软,易发生术后漏水,如选择巩膜隧道切口,可适当延长隧道。

二、前房深度的控制

高度近视前房较深,使手术空间增大,便于操作,但当超乳针头进入前房时,由于玻璃体液化,后方空

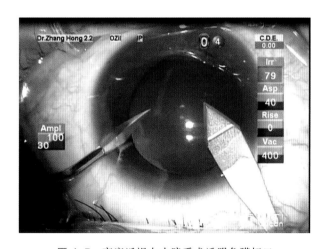

图4-5 高度近视白内障手术透明角膜切口

虚,常有晶状体虹膜隔后移、前房异常加深等情况发生,反而造成手术困难。此时,应适当减低瓶高,减少灌注量。同时,要注意浪涌的发生(图4-6),可以将辅助钩放置在瞳孔区后方防止后囊的前涌。也有医生以辅助钩挑起瞳孔缘,增加后房的液流空间,使前后房压力平衡来减少前房的加深。

三、连续环形撕囊

撕囊直径以 5.5~6mm 为宜,特别是对于植入亲水性丙烯酸人工晶状体的患者。撕囊直径过小,将导致术后前囊混浊的发生较早,一则有可能导致囊袋收缩综合征,二则不利于眼底周边部的检查。而撕囊口太大,人工晶状体囊袋内植入后稳定性欠佳,不利于"三明治"结构的生成,增加术后后囊混浊的发生率。

四、水分离

过快过多的水分离均有可能造成晶状体悬韧带的损伤,还有可能导致瞬间的囊袋阻滞、囊袋内压升高、后囊破裂。而高度近视眼球的玻璃体多液化明显,很有可能出现核坠落至视网膜前的情况。因此,水分离时,应格外轻柔,最好一步到位。

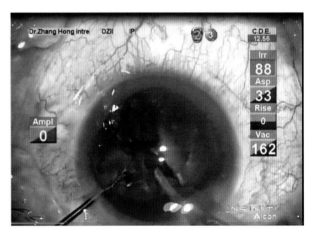

图 4-6　高度近视白内障术中前房加深、降低瓶高

五、超声乳化

勿使用过大吸力,避免过度牵拉晶状体囊袋导致悬韧带离断而引发晶状体脱位。

六、人工晶状体的植入

选择光学部直径大于 6mm 的人工晶状体, 有利于高度近视眼眼底病变的发现、诊断和治疗。

第七节　手术中和术后并发症及处理

一、术中并发症的处理

(一)后囊破裂

高度近视眼易发生后囊破裂, 可同时合并玻璃体脱出或晶状体悬韧带离断。伴有玻璃体脱出时,可使用前部玻璃体切除,降低灌注瓶高度和吸力,加快玻切频率,以避免因过度切割而引起眼内容过多流失为原则。手术结束时,发生后囊膜破裂的高度近视眼多伴有球壁塌陷,为避免术后发生视网膜脱离,前房注水时,将眼压升至略高于正常眼压为宜。

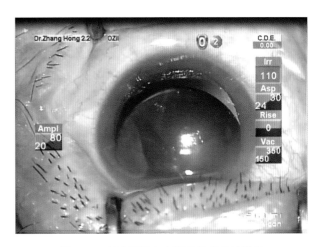

图 4-7 高度近视白内障术后晶状体脱位

(二)晶状体半脱位

鉴于高度近视眼晶状体悬韧带的特殊解剖特点,易发生部分晶状体悬韧带的离断并导致晶状体半脱位(图 4-7)。这时,可借助聚丙烯缝线固定晶状体核完成超声乳化 (图 4-8),或使用虹膜拉钩固定囊袋。当离断范围小于 2 个象限时,可植入囊袋张力环[图 4-9(A~D)],以辅助人工晶状体囊袋内植入。当离断超过 2 个象限时,可选择睫状沟缝合固定人工晶状体或植入虹膜夹型人

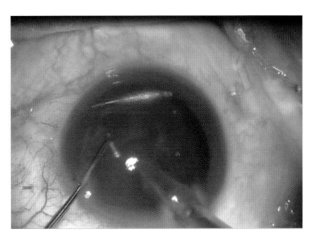

图 4-8 以聚丙烯缝线固定脱位的晶状体

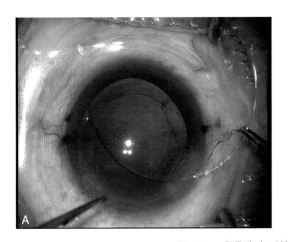

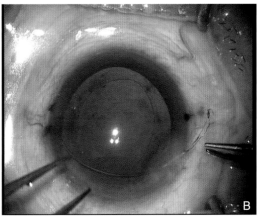

图 4-9 囊袋张力环植入(A-D)(待续)

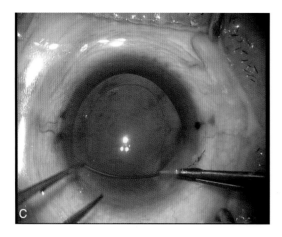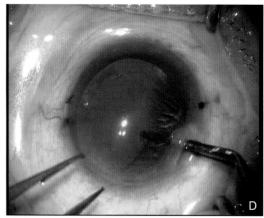

图 4-9(续)

工晶状体。由于高度近视眼球睫状沟缝合固定后极易发生视网膜脱离,因此,笔者在这种情况下大多选用虹膜夹持型人工晶状体(图 4-10)。

(三)晶状体核下坠

需行晶状体超声粉碎和玻璃体切割术,切忌盲目使用器械进入玻璃体腔捞取下沉的晶状体核及皮质。高度近视眼容易合并视网膜变性区,一味的盲目操作将有可能导致视网膜脱离。

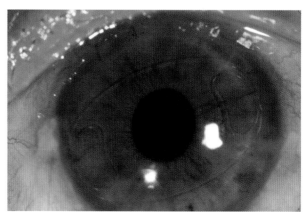

图 4-10　ArtisanIOL 植入术后

(四)暴发性出血

十分少见,但后果严重,高度近视巩膜壁较为薄软,血管容易因为眼内压的波动破裂。因此,如在术中发现不明原因的眼压突然增高,红光反射消失,应警惕暴发性出血的可能,立即终止手术,缝合切口。

二、术后并发症的处理

(一)继发性青光眼

术前,应排除青光眼患者,注意眼压的波动范围。在临床上,有一些高度近视患者是隐性的青光眼,在术后应用激素时,呈现高眼压。因此,高度近视白内障术后,应严格按照用药原则,不可延长糖皮质激素用药时间,一旦眼压升高,应及时处理,停用糖皮质激素,同时给予降眼压药物治疗。大部分患者预后较好,部分依从性较差的患者,发现病情较晚,药物治疗无效,则需行抗青光眼手术。

(二)视网膜脱离

高度近视白内障术后,视网膜脱离的发生率高于普通白内障患者 2 倍。但随着超声乳化技术的普及及设备的更新换代,术中前房稳定性更好,后节扰动轻,切口密闭好,使术后视网膜脱离的发生率降至 1%。但对于高度近视白内障患者,术后一旦发生闪光感、眼前黑影增多,均应散瞳检查眼底,警惕视网膜裂孔和视网膜脱离的发生。

(三)后发性白内障

在临床上,高度近视白内障术后更容易发生后发性白内障,而且比普通白内障患者高 30% 左右,术后 4 年可高达 60%,具体原因不详,可能与其晶状体上皮细胞的增殖力更强、更容易发生上皮间质化有关。对影响视力的后囊膜混浊需行 YAG 激光后囊切开术,但对于高度近视患者来说,要谨防术后视网膜脱离。必要时,应在激光前进行充分的眼底检查,并需与患者做好这方面的沟通。

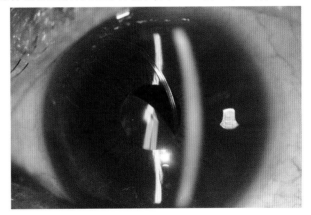

图 4-11　人工晶状体脱位

(四)人工晶状体脱位

高度近视眼的晶状体悬韧带松弛,容易发生人工晶状体脱位(图 4-11),术后一旦发生,需视脱位情况选择人工晶状体置换或者原位复位睫状沟固定。在进行人工晶状体置换时,应考虑到高度近视患者睫状沟缝合的并发症概率高,易发生出血、视网膜裂孔。目前,我们通常选用虹膜夹型人工晶状体,其操作简便,损伤小,只要角膜内皮细胞密度>1000 个/mm^2,即可植入。

第八节 术后随访及转归

一、术后注意事项

（一）术后当天多休息，避免用力挤眼、剧烈活动，尽量不剧烈咳嗽，不用力大便，如有眼痛、头痛等情况，应及时就诊。

（二）手术后第一天必须复诊，如无异常，可分别在术后 1 周、4 周、2 个月、3 个月到门诊复查。如术眼出现视力下降、疼痛、流泪等症状，应立即复诊，警惕眼内炎的发生。

（三）手术后用抗生素和糖皮质激素滴眼液点眼，一般 4 周或根据病情加减，避免自行停药。高度近视患者对激素较为敏感，过长时间的激素应用很容易导致激素性青光眼。因此，务必提醒患者按时减量，停药。

（四）术后 1 个月内，尽量不要将脏水溅入眼内，避免揉眼，夜间最好戴眼罩，预防外伤。

二、术后转归

（一）屈光状态

国内外文献显示，3.0mm 透明角膜切口白内障超声乳化术后 1~2 周屈光状态渐趋稳定，可验光配镜，以获得最佳矫正视力。高度近视患者囊袋较大，术前多预留近视，屈光稳定的时间可能较普通白内障长，一般在术后 1 个月验光配镜，如果术源性散光不稳定，也可延长至 3 个月配镜。除了要告知患者近点变化以外，还应帮助患者包容有可能出现的屈光误差及近视漂移，可以配镜后每年进行验光随诊。必要时，更换眼镜。

（二）视觉质量的改变

如前所述，高度近视患者白内障术后满意度一般较高，常常可以获得前所未有的视觉清晰感，一方面是由于摘除了白内障，另一方面是其屈光不正获得最大程度的矫正。由于植入眼内的 IOL 不仅避免了框架眼镜笨重、视野缩小等缺点，而且把外眼的屈光整合到内眼，使患者的物像差减小，进而使视力（包括最佳矫正视力）得以提高。

第九节　术后双眼视觉恢复

视力是评价白内障手术效果的常用指标，然而，视力只是反映患者对于两点之间的距离的分辨能力，不能全面地反映出患者术后对视觉的特异功能活动的自我感受。视功能检查强调被测者的主观感受，能够从被测者的角度出发，较全面地评价其视觉质量。高度近视合并白内障可导致患者立体视觉显著异常或发生立体盲。研究表明，屈光不正患者由于裸眼视力不良而使得立体视觉的阈值高于正常人，视力与立体视觉呈正相关关系。高度近视是影响立体视的重要因素，高度近视引起了眼的离焦状态，视网膜成像模糊，合并白内障者视网膜物像进一步被抑制，从而削弱了双眼运动性融合功能，影响双眼立体视觉的建立，严重者可引起弱视。患者的年龄、术前视力、单眼或双眼抑制的时间及眼球存在的器质性病变等，是影响术后双眼视功能的主要因素。有研究发现，高度近视合并白内障患者术前视力越好，其术后获得立体视的概率越大，获得正常立体视锐度的机会也就越多。当屈光不正患者双眼屈光度相差超过 2.50D 时，患者双眼物像大小及清晰度不等，影响屈光参差患者双眼融合功能及立体视觉的建立，从而影响其视功能。

管怀进等通过随访 172 例 205 眼白内障超声乳化术后患者，采用美国眼科研究所开发的视功能(VF)和生存质量(QOL)调查表进行调查，发现术后 6~36 个月时间组患者 VF 和 QOL 之间的差别没有显著性，说明从 VF 和 QOL 的角度进行分析，超声乳化手术的结果在术后 6~36 个月保持稳定。Javitt 等研究发现，双眼白内障摘除联合人工晶状体植入术后视功能的改善比单纯行一眼手术有较大的提高。对于白内障患者，行双眼手术更有利于术后立体视觉恢复。高度近视合并白内障患者的视力矫正情况会对调节及集合功能和立体视功能产生一系列的影响，这些视功能又与人们的生活质量密切相关。尽快恢复视力，重建双眼融合功能和立体视觉，可避免弱视和失用性斜视。

对于术前即存在屈光参差的患者，术后双眼视的恢复时间较长，可能会由于术前视力低下眼突然视力提高而出现双眼复视，大部分患者可于术后 6 个月内缓解，逐渐建立双眼视。但也有研究认为：对于双眼近视度数相差超过 6.00D 的高度近视合并白内障患者，其手术前后立体视均缺失。建议在选择人工晶状体度数时，将术前视力低下眼(即近视度数高的一侧眼)的目标屈光度更趋近近视，切忌将其术前屈光参差的状态反转，将视力低下眼变成主视眼，否则，患者会出现严重的视疲劳及复视。

参考文献

1. Margaret A. Chang, Nathan G. Congdon, Irina Bykhovskaya, BS, Beatriz Munoz, MS, Sheila K. West. The Association between Myopia and Various Subtypes of Lens Opacity. Ophthalmology, 2005, 112:1395–1401.

2. 刘玉华, 刘奕志, 邹玉平. 轴性高度近视白内障超声乳化与负度数人工晶体植入术. 中国实用眼科杂志, 2001, 19(8):627–630.

3. Alio JL, Ruiz JM, Shabayek MH, et al.The risk of retinal detachment in high myopia after small incision Ophthalmol, 2007,144(3):93–98.

4. 毕宏生, 马晓华.完善白内障手术前后视功能评价——适应屈光性白内障手术要求.眼科, 2006, 15(1):13–15.

5. Glmartin B, Bullimore MA.Adaptation of tonic accommodation to sustained visual tasks in emmetropia and late—onset myopia.@tom Vis sci, 2001,68(1):22–26.

6. 马琳, 徐惠民, 黄蔚茹.人工晶状体植入术后的双眼视觉观察.眼外伤职业眼病杂志, 2000, 22(5):394–395.

7. 管怀进, 周激波, 顾海雁. 白内障患者超声乳化术后视功能和生存质量的调查研究. 眼科新进展, 2005, 25(4):547–549.

8. Javitt JC, Brenner MH, Curbow B, et al.Outcomes of cataract surgery:improvement in visual acuity and subjective vision function after surgery in the first, second, and both eyes.Arch ophthalmol, 2003, 111(5):686–691.

9. Javitt JC, Steinberg EP, Sharkey P, et al.Cataract Surgery in Olle eye or both.Ophthalmology, 2005, 102(11):1583–1593.

10. Kirwan C, Okeefe M.Stereopsis in refractive surgery.Am J Ophthalmol , 2006, 142(2):218–222.

11. 崔巍, 李丹, 唐静晓.非球面与球面人工晶状体植入术对高度近视并发白内障患者视觉质量的影响.中华眼视光学与视觉科学杂志, 2012, 14(11):695–697.

12. 任建涛, 姜雅琴, 黄旭东.高度近视并发白内障的视功能. 国际眼科杂志 , 2013, 13(9):1785–1788.

13. 赵云娥, 张亚丽, 王勤美.高度轴性近视白内障术后屈光状态与生存质量的关系.眼视光学杂志, 2008, 1:65–68.

14. 姚克.复杂病例白内障手术学.北京:北京科学技术出版社, 2008.

第五章

高度近视合并青光眼的手术治疗

第一节　概述

　　青光眼是一类不可逆性致盲性眼病,主要表现为特征性的视神经萎缩和视野缺损。既往认为,中国人群以闭角型青光眼居多,但是最近的流行病学调查显示,中国人群中开角型青光眼患者远远高于闭角型青光眼患者。如北京眼病研究发现,在40岁以上人群中,开角型青光眼患病率为2.6%,原发性闭角型青光眼患病率为1.0%;邯郸眼病研究发现,在40岁以上农村人口中,开角型青光眼患病率为1.0%,原发性闭角型青光眼患病率为0.5%。这种结果的出现,一方面是因为开角型青光眼症状轻微,患者不易主动前往医院就诊,造成临床医生以为开角型青光眼发病率低;另一方面与我国近视发病率逐年升高有关。国内外不同人种不同地区的流行病学调查和临床研究均显示,近视(尤其是高度近视)是青光眼(尤其是开角型青光眼)独立于眼压之外的危险因素。北京眼病研究发现,青光眼在高度近视组患病率为7.1%,显著高于中度近视(2.3%)、低度近视(2.4%)、正视(0.8%)和远视眼组(1.8%)。在澳大利亚蓝山眼病研究中,中高度近视、低度近视和无近视者的青光眼患病率分别为4.4%、4.2%和1.5%,近视者青光眼患病率显著高于无近视者。其他,如印度的Aravind Comprehensive眼病调查,日本的Tajimi研究,荷兰的Rotterdam眼病研究,洛杉矶拉美人眼病研究,美国高加索人群Beaver Dam眼病研究,新加坡马来眼病研究等也都发现近视与原发性开角型青光眼的发病及青光眼性视野缺损存在相关性。纳入了31个研究共计48 161人的一项荟萃分析,也显示低度近视和中高度近视均是青光眼危险因素,两者的OR值分别为1.65和2.46。

为什么近视人群,尤其是高度近视人群更易发生青光眼,这是由以下原因形成。

一、近视的发生往往伴随巩膜结构的重塑

电镜下观察发现高度近视患者巩膜纤维多为板层结构且变薄,交织状态变少,纤维直径明显变细,纤维横断面中异常的锯齿样、星状纤维明显增多,造成胶原纤维可伸展性增大,并减弱了胶原纤维之间的稳定性。而这种巩膜结构重塑可能会影响到小梁网、Schlemm 管等房角结构的改变,导致房水流出受阻、眼压升高,从而增加了患青光眼的风险。同时,巩膜结构重塑也会导致筛板结构的改变,这也可能是近视易患青光眼的原因之一。近视尤其是高度近视往往伴随着巩膜的扩张,产生后巩膜葡萄肿,导致筛板部位的薄弱,使得近视眼对眼压耐受程度降低而易于罹患青光眼。

二、近视者眼压显著高于非近视者

有研究对 106 名 7~9 岁儿童每年进行眼压测量和屈光状态的检查,随访 3 年期间 13 名儿童发生了近视。近视与非近视患儿基线眼压无统计学差异,但是 13 名发生了近视的患儿其眼压较不近视时升高,而这种伴随着近视发展产生的眼压升高会对已经薄弱的筛板产生压迫,从而可能会导致青光眼的发生。

三、高度近视和青光眼具有共同的易感基因

高度近视和原发性开角型青光眼具有共同的糖皮质激素高敏感性,分子遗传学研究显示,高度近视和青光眼可能具有共同的相关基因,如 MYOC 和 SIX。MYOC 基因是第一个被确定的与原发性开角型青光眼相关的基因,位于人类染色体 1q21-31,包含 3 个外显子和 2 个内含子,它在眼内小梁网和睫状体广泛分布,可能改变小梁网的房水流出阻力,从而导致眼压升高。来自香港的一项研究发现,MYOC 与青光眼和近视眼都高度相关,SNP rs235858 在 3' 侧翼区域显示出最明显的关联。克罗地亚人群中也发现 MYOC 基因的 SNP rs2421853 与高度近视关联。提示这两个临床上密切相关的疾病可能有着共同的分子病理机制,这些基因的变异或表达异常导致巩膜胶原纤维结构或排列的异常,从而导致巩膜结构重塑,眼轴延长,后巩膜葡萄肿,巩膜筛板薄弱。

第二节　高度近视合并青光眼的类型

高度近视合并青光眼的机制复杂,目前尚无确切的证据说明,究竟是高度近视导致了青光眼的发生还是青光眼导致了近视的发展。有可能是两个因素互相影响,高度近视所伴随的巩膜重塑导致了筛板的薄弱,导致了青光眼的发生;而青光眼的高眼压反过来又促进了高度近视的进一步发展,形成恶性循环。根据致病原因的不同,高度近视合并青光眼的类型也多种多样:既有原发性又有继发性,既有开角型又有闭角型。

一、高度近视合并原发性开角型青光眼

这是高度近视合并青光眼最常见的类型。高度近视与原发性开角型青光眼具有相似的解剖结构,如前房深、房角开放等。高度近视与原发性开角型青光眼的巩膜纤维改变相似;高度近视和原发性开角型青光眼具有共同的糖皮质激素高敏感性和共同的易感基因。这些因素都决定了高度近视合并原发性开角型青光眼是临床上最为常见的一种类型。

二、高度近视合并原发性闭角型青光眼

高度近视患者眼轴长、前房深、房角宽;而原发性闭角型青光眼患者往往具有眼轴短、前房浅、房角窄关闭等解剖特点。理论上说,两种解剖结构截然不同的疾病不容易合并在一起,但是,目前国内外不断有高度近视合并闭角型青光眼的报道出现。在一项对将近 18 000 名患者的回顾性分析中,发现 20 例高度近视合并闭角型青光眼患者。而另一项对 322 名原发性房角关闭患者的回顾性分析中发现,6 例患者合并高度近视。最近的一项研究发现,在 427 例房角关闭患者中,94 例合并近视,其中 11 例为高度近视。人们发现,虽然近视性房角关闭患者的眼轴长度玻璃体腔长度都较长,但是前房深度并不深,提示,相对拥挤的前房结构是近视患者发生房角关闭的原因。总体说来,高度近视眼合并闭角型青光眼在临床上较为少见,原发性瞳孔阻滞是高度近视合并闭角型青光眼发病因素的首要原因。其可能的具体危险因素包括。

1. 眼球局部解剖因素

如高褶虹膜、睫状体肥厚前旋、虹膜睫状体囊肿等。这些因素会使得高度近视眼的房角变窄,易于发生房角关闭。

(二)晶状体因素

如球形晶体、晶状体悬韧带松弛及晶状体位置前移。这类患者的青光眼发作容易发生在长时间低头工作后。由于患者晶状体悬韧带松弛,低头会使得晶状体虹膜隔位置前移,产生瞳孔阻滞,进一步造成房角关闭。

(三)神经血管因素

如脉络膜血管扩张及睫状体的充血、渗出及水肿,可造成晶状体虹膜隔前移及房角关闭。

虽然高度近视合并闭角型青光眼较为少见,但是,在临床工作中,应摒弃高度近视患者房角均为开放的观点。在怀疑青光眼时,均应行房角镜检查明确房角状态。

三、高度近视合并继发性青光眼

这一类疾病的原因多种多样,继发性青光眼的所有原发致病因素都有可能导致高度近视患者合并青光眼的发生。较为常见的原因有:

(一)各种眼部缺血性疾病

糖尿病视网膜病变、视网膜中央静脉阻塞等所导致的新生血管性青光眼。当新生血管累及房角时,房角新生血管伴有纤维组织,构成纤维血管膜,阻塞小梁网而引起开角型青光眼。这种纤维血管膜会收缩并牵拉血管,最终会将虹膜扯向小梁网,导致粘连性房角关闭的发生。

(二)葡萄膜炎

葡萄膜炎导致青光眼的机制较为复杂,既可能导致继发性开角型青光眼,又可能导致继发性闭角型青光眼。葡萄膜炎发作时,所释放的炎性介质和炎性渗出物会阻塞小梁网,而葡萄膜炎所伴随的小梁网炎症会导致房水流出障碍,这些都会导致开角型青光眼的发生。而葡萄膜炎所导致的周边虹膜前粘连及瞳孔缘的虹膜后粘连,又会导致闭角型青光眼的发生。

(三)外伤

外伤所导致青光眼的机制也较为复杂,外伤所导致的前房积血在吸收过程中会机械阻塞房角,导致眼压升高。而接下来又有可能产生血影细胞性青光眼、溶血性青光眼、血铁性青光眼等类型。同时,外伤所导致的房角损伤还有可能导致房角后退性青光眼的发生。

(四)晶状体因素

如晶状体位置改变(晶状体半脱位或晶状体全脱位)、晶状体性状改变(如膨胀期白内障或过熟期白内障)都可能导致高度近视患者产生继发性青光眼。除此之外,其他还有很多因素,如假性剥脱综合征、虹膜角膜内皮综合征、青光眼睫状体炎综合征、眼内肿瘤、长期使用糖皮质激素等,都有可能导致高度近视合并继发性青光眼的产生。

临床上,高度近视合并原发性闭角型青光眼较为少见。各种继发性青光眼往往存在明确的致病因素,诊断起来也较为容易。而高度近视合并原发性开角型青光眼,因为高度近视本身也会出现视盘及视神经纤维层的改变,使得临床上较难做出准确的诊断。以下,着重介绍高度近视合并原发性开角型青光眼的临床表现、诊断及治疗方法。

第三节 高度近视合并原发性开角型青光眼的临床表现及诊断

高度近视常常伴随有眼底视盘及视网膜的明显改变,如视盘斜入、变形、视杯较大、豹纹状眼底等,严重者可发生后巩膜葡萄肿及视网膜脉络膜萎缩,并常伴随晶状体和玻璃体的混浊,导致对高度屈光不正患者的眼底检查变得相对困难。如果同时伴有原发性开角型青光眼,则对其早期诊断更加困难,容易造成青光眼的漏诊,延误诊治。因此,我们在临床工作中应该全面了解高度近视与原发性开角型青光眼眼底改变的相似性和差异性,并综合运用多种检查手段,以达到对高度近视合并原发性开角型青光眼患者早期发现、早期诊断、早期治疗的目的。

一、眼压

高度近视尤其是轴性高度近视患者,由于球壁扩张,眼球硬度系数减低,如果采用压陷式眼压计测量,有可能得到较常人偏低的基础眼压。因此,应该采用 Goldmann 压平眼压计测量眼压,以消除巩膜硬度的影响。有研究显示,在近视人群中,眼压与眼轴长度存在正相关关系,与屈光度存在负相关关系,即眼压随着眼轴长度和屈光度数的增加而升高。因此,在近视眼的发生、发展过程中,眼压增加是一个不可忽视的因素,应注意监测眼压的变化。同时,还应关注患者 24 小时眼压监测,以了解 24 小时眼压波动。除此之外,也应重视正常眼压性青光眼的可能性。有资料显示,正常眼压性青光眼常伴有高度近视,令病情更加复杂和难以诊断。

二、视盘形态

高度近视眼本身就会产生视盘的形态改变,如视盘色泽淡,视杯较浅,视盘倾斜或斜入、变形、转位,视杯边界不易确认;继发性屈光间质混浊,眼底镜检查效果不佳,尤其在小瞳孔下检查更为困难等。所有的这些改变在某种程度上会干扰对青光眼的早期诊断。当合并开角型青光眼时,往往因近视眼的视盘的这些改变,而忽视了同时合并青光眼的可能。但是,临床工作中如果能够把握一些细节,还是有助于我们对高度近视合并开角型青光眼做出早期诊断,如:

(1)一旦视盘呈普遍褪色改变时,可能是视杯扩大的结果,应当高度警惕合并青光眼的可能。

(2)当高度近视合并原发性开角型青光眼时,视杯通常向上下方均匀扩大,很少见到深而陡峭的视杯,也很少见到切迹。

(3)正常视盘的盘沿宽度遵守 ISNT 法则,即从下方、上方、鼻侧、颞侧,盘沿依次变窄。但是发生视盘转位后,ISNT 法则不再适用,最窄的盘沿可能出现在下方或上方,反向视盘则最窄盘沿出现在鼻侧,要与青光眼相区别。

(4)近视合并青光眼患者更容易出现筛板位置的视盘出血。

(5)最近有研究发现,盘沿的"弯月征"可以用来早期诊断合并有近视性倾斜视盘的青光眼患者。也有学者总结,高度近视眼在发生青光眼损害时,其视盘改变可表现为 5 种类型:生理凹陷发生倾斜;生理凹陷发生倾斜并且伴有凹陷的颞侧边缘斜向视盘边缘;浅的视杯伴有逐渐倾斜的边缘;浅的视杯伴有相当锐利的边缘,这是高度近视合并青光眼中最常见到的一种类型;深的视杯伴有相当凹陷的筛板和突出的边缘,这是一种典型的青光眼视杯。因此,在高度近视眼的随访过程中,建议双眼散瞳检查眼底,并进行彩色立体眼底照相。彩色立体眼底照相具有图像清晰真实、立体感强、放大倍率高等优点,并且可以使医生有时间有条件仔细分析阅读每个细节。尤其是在随访过程中,可以直观对比,测量眼底图像中每个细节的动态改变,如视杯进行性或不对称性改变、盘沿出血、视杯深度变化、血管走行改变等,能为青光眼的早期诊断提供重要线索,减少误诊和漏诊。

三、视盘周围病变(PPA)

PPA 是视网膜、脉络膜与巩膜管部分分离后形成的非感光区,分为 α 区和 β 区。α

区一般位于最外围,边界较为模糊,表现为不规则的低色素或高色素沉着在变薄的脉络膜视网膜层之上,是由于视网膜色素上皮细胞的黑色素含量不均匀所致。β区则靠近视盘边缘,检眼镜下可见巩膜和脉络膜血管,是由于视网膜色素上皮及光感受器几乎全部消失所致。常可看到单独有 α 区,并在正常眼是常见的。β 区很少在没有 α 区萎缩情况下出现,而且在正常眼是不常见的。当两个区都存在时,β 区总在 α 区的内侧。如 β 区不存在,α 区就直接临近视盘。PPA 常是视盘评估的重要障碍,易被误认为视盘的组成部分,因而掩盖了视杯已经扩大的事实,是青光眼漏诊的重要原因之一。应该设法排除障碍,找到 PPA 与视盘的分界点。

高度近视患者经常伴有较大面积的 PPA,围绕于部分或全部视盘,称为"近视弧",使视盘边界更难确定。尤其在小瞳孔检查时,更会增加判别难度,也是造成青光眼漏诊的重要原因之一。

事实上,PPA 在青光眼中也很常见,被称为"青光眼晕"。具有 PPA 改变的高度近视眼更容易发展为青光眼。虽然青光眼不一定都会发生 PPA 的改变,但当其病理机制发展到一定程度导致视网膜色素上皮色素和结构发生变化,就有可能产生 PPA 的改变。PPA不但与青光眼相关,而且当局限性视杯扩大时,它也常与该扩大区相伴随。β 区形成后就可能随着病理损害的加重而逐渐扩大。Jonas JB 的多项研究表明,PPA 的 β 区在青光眼患者有增宽的趋势。澳大利亚的蓝山眼病研究也证实,PPA 的 β 区不但与近视明确相关,其与青光眼的相关性也具有显著的统计学意义。

四、神经纤维层

高度近视合并原发性开角型青光眼具有一些特征性的视网膜神经纤维层改变,例如:在合并高度近视的高眼压性青光眼中,常见下方(尤其是颞下方)多发的非典型性视网膜神经纤维层缺失;在合并高度近视的正常眼压性青光眼中,视网膜神经纤维层缺损范围更广且接近黄斑部;高度近视合并早期青光眼,更容易损害斑盘束神经纤维等。但是当高度近视患者眼底呈现明显豹纹状改变时,即使未合并原发性开角型青光眼,也很难在眼底照片上清晰观察神经纤维层,且屈光度数越大,视网膜神经纤维层越难辨认,以致无法评估病情,或误导医师高估病情。因此,必须借助其他检查手段来观察其视网膜神经纤维层改变。

(一)视网膜断层扫描仪(HRT-Ⅱ)

以每毫米 16 层的密度水平扫描视杯、视盘及其周围的视网膜神经纤维层,并以三次扫描结果建立立体视盘,从而用于评价视盘形态和各个参数。但是,HRT-Ⅱ的检查结果是建立一个参考平面,以"相对高度"来代表视网膜神经纤维层的厚度,当视盘变形较为明显时,就会产生较大的误差。而且,HRT-Ⅱ对于视盘边界的界定存在人为因素。当视盘面积扩大、视盘周围存在弧形斑或萎缩斑时,视盘的边界会难以界定,从而影响结果的可靠性。所以,对于高度近视合并开角型青光眼的患者,HRT-Ⅱ的诊断灵敏度较非近视者至少要低10%。不过,一旦对视盘的边界进行了界定,在随访过程中,程序会自动套用之前界定好的视盘边界,并且程序可以将多次随访检查结果进行变化概率分析,具有良好的可重复性。因此,在患者的随访过程中,具有其独特的优势。但是,也应注意到,高度近视尤其是年轻高度近视患者的视盘形态本身就是一个动态变化的过程。对于这部分患者,在随访过程中,不能一味照搬之前界定的视盘边界,要不断对视盘边界的界定做出调整。

(二)光学相干断层扫描仪(OCT)

利用不同的组织结构对光的反射或反向散射特性不相同的原理,通过检测取样光路与参考光路反射回来的光线之间产生的时间差(光学延迟时间),获取组织反射的幅度和时间延迟信息,经计算机处理,以伪彩形式显示视网膜断层的OCT图像。OCT提供的是视网膜神经纤维层的直接测量值,是绝对值。现代的SD-OCT其分辨率可达$5\mu m$,接近于活体显微镜,能够对视网膜神经纤维层进行横断面和三维立体分析,同时,可以对视盘和神经节细胞复合体进行数据分析。OCT最初主要是用来诊断黄斑疾病,后来才扩展出青光眼检测程序。其青光眼检测程序是通过对视盘进行垂直于视盘平面的放射状线性扫描,根据扫描图像拟合出立体视盘像,并分析数据,但是在重复检测时每条扫描线与前一次检查时的扫描线可能不能完全重合,因而对视盘的微细变化不能精确体现。但是国内外依然有很多研究证明,OCT测量的视网膜神经纤维层厚度在高度近视合并原发性开角型青光眼的诊断中具有重要的意义。近些年,国内外多项研究发现,神经节细胞复合体是诊断高度近视合并青光眼较好的指标。新一代的OCT同时也可以测量脉络膜厚度。有研究发现,高度近视合并正常眼压性青光眼患者的脉络膜厚度明显变薄,提示脉络膜厚度可以作为高度近视合并正常眼压性青光眼的一个诊断指标。

(三)偏振激光扫描仪联合个体化角膜补偿技术(GDxVCC)

利用视网膜神经纤维的光学双折射性,通过测量不同象限的偏振光延迟值而得到视网膜神经纤维层厚度的各种参数,反映的是视网膜神经纤维层厚度的相对值。用于检测视网膜神经纤维层厚度,特异性较高,对于青光眼的早期诊断有很大优势,能更敏感地发现早期视网膜神经纤维层变薄。但是，由于还没有完全解决屈光间质对偏振光的干扰，在高度近视眼或屈光间质异常眼中会出现结果的失真。

五、视野

视野检查是一种心理物理学检查，是一种功能性检查，可以用来评价视神经的功能改变，在青光眼的诊断与治疗中具有非常重要的价值。但是，对于高度近视合并青光眼患者而言，由于其伴有不同程度的视网膜脉络膜萎缩灶等特殊的眼底改变，视野检查可能会出现普遍敏感度降低、不规则暗点、周边视野缩小等改变。同时，因为视盘周围萎缩弧可出现生理盲点扩大、中心相对暗点或旁中心暗点等改变，使青光眼呈现不典型的视野缺损，从而减低了视野改变在青光眼诊断中的作用。国内的一组临床观察发现，高度近视合并原发性开角型青光眼组视野缺损的 80% 为中重度缺损，而非高度近视组有约半数以上属早期原发性开角型青光眼患者。分析其原因，可能为：

（1）长期视力减退使高度近视患者对视力变化不敏感，以致就诊不及时，等到视力变化明显就诊时，已发展为中晚期青光眼。

（2）高度近视患者较低的视力使早期青光眼视野缺损的检出困难。

（3）高度近视矫正镜片有较大的球面差，使视野检测结果可能附加了非青光眼成分，较难分析。

（4）高度近视患者眼底视盘周围病变或后极部脉络膜萎缩斑在视野中可表现为不典型暗点，与青光眼性视野缺损相混淆。

同时，他们建议，当高度近视合并可疑原发性开角型青光眼时，究竟视野异常来自何方需要认真研究：

（1）鼻侧阶梯、与视杯扩大方向相对应的缺损、无眼底对应性病变的旁中心暗点等，可能是青光眼的征兆。

（2）而无规律的、周边的缺损多与青光眼无关。

（3）单纯生理盲点扩大没有特异性，不能作为青光眼的诊断依据。

对于已经确诊为高度近视合并原发性开角型青光眼的患者，临床工作中也应注意监测其视野的变化。因为有多项研究发现，近视度数越高，其视野进展的速率越快。一项回顾性研究纳入了 110 名眼压经药物控制在 20mmHg 以下的原发性开角型青光眼患者，根据患者屈光度数的不同分为四个组，发现高度近视组患者视野的平均缺损下降幅度最大。另外一项关于原发性开角型青光眼视野进展的回顾性研究发现，在 5 年随访过程中,15.1%的小于-3.00D 的近视患者,10.5%的-3.00D 至-6.00D 近视患者,34.4%的-6.00D 至-9.00D 近视患者及38.9%的大于-9.00D 近视患者发生了视野丢失的进展。从此不难看出,即使在眼压控制较好的情况下,合并有高度近视的原发性开角型青光眼患者也更有可能发生视野进展。分析其原因,一方面与高度近视患者筛板较薄、对眼压的抵抗力差有关;另一方面与高度近视患者眼部血流动力学改变有关。有研究证实,高度近视尸体眼的筛板明显变薄,变薄的筛板会加剧跨筛板的压力梯度差,导致高度近视患者的视神经更易受损,更易发生视野进展。还有研究发现,高度近视的眼动脉血流速度减小;也有研究发现,高度近视合并原发性开角型青光眼患者黄斑区下方脉络膜血流减少。所有这些均提示高度近视患者眼部供血不足,视神经对眼压的抵抗力更差,更易发生视野进展。

综上所述,临床上对于高度近视患者,要注意是否同时合并原发性开角型青光眼,应通过全面了解患者的眼压、视盘形态、神经纤维层及视野等变化特点,综合评估之后,才能做出正确的诊断,减少误诊及漏诊的发生。具体来说:

(1)应加强健康宣教,使高度近视患者知晓并发青光眼的可能性,并建议高度近视患者定期进行眼科检查。

(2)使用压平眼压计评价高度近视患者的眼压,有条件的可建立高度近视患者的健康档案,以记录高度近视患者的眼压变化。

(3)对高度近视患者尽量做散瞳眼底检查,并尽量做眼底立体照相和眼底图像分析。对高度近视患者进行严密随访,特别注意一些提示并发青光眼的视盘形态改变,如视盘颜色变淡、视杯同心性扩大、发生在筛板的视盘出血及盘沿的"弯月征"等改变。

(4)视野检查时,应佩戴合适的矫正眼镜,最好戴角膜接触镜,以减少框架眼镜造成的球面差。分析视野检查结果时,应参考其对应的眼底改变,排除由单纯高度近视所导致的视野缺损。

(5)综合运用多种检查手段,综合分析各个检查结果,对患者进行长期随访、动态观察,及时修正诊断,以期早期发现合并有青光眼的高度近视患者。

第四节　高度近视合并原发性开角型青光眼的药物治疗

青光眼治疗的目的是尽可能地阻止青光眼的病程进展,减少视网膜神经节细胞的丧失,以保持视觉功能(视野)的生理需要,挽救患者的"视力年"。而降低眼压是目前唯一一个得到证实的可以延缓青光眼病程发展的治疗方法,主要方法包括药物治疗、激光治疗和手术治疗三个方面,可以联合使用。

药物治疗,因其安全、方便、易于被患者接受等特点,往往是青光眼患者的初始治疗手段。目前,可以用于治疗高度近视合并原发性开角型青光眼的药物有以下几类。

一、前列腺素衍生物

前列腺素衍生物可以作为原发性开角型青光眼的一线用药和首选用药,其作用机制主要是通过增加葡萄膜巩膜途径房水外流来降低眼压。最早出现的是拉坦前列素,随后是曲伏前列素和贝美前列素。有研究发现,三种前列素类药物的降眼压效果相当,均可降低基线眼压的 20%~35%。前列素类药物的降眼压作用在滴用药物 2~4 小时后起效,8~12 小时后达到峰值,这种降眼压作用有可能持续到 48 小时;最大的降眼压作用往往出现在持续滴用药物 3~5 周后。这类药物最大的优点是只需每天滴用一次,使用方便,可以大大提高患者用药的依从性。

前列素类药物的全身副作用有上呼吸道感染、头痛、感冒样综合征、肌肉骨骼痛等。眼部局部副作用有眼红、烧灼感、流泪、眼痒、复发性红斑、充血、睫毛变长、虹膜和眼周皮肤色素沉着等。其中最常见的是结膜充血和睫毛变长;睫毛变长可能是永久性的,但是没有其他影响。此外,前列素类药物可能会破坏血-房水屏障。因此,在白内障或玻璃体切割术后,在无晶状体眼或人工晶状体眼、葡萄膜炎患者人群中,都不宜使用此类药物,其有可能会加大这部分患者发生黄斑囊样水肿的概率。

二、β-肾上腺素受体阻滞剂

β-肾上腺素受体阻滞剂,从 1979 年开始用于治疗青光眼,在前列素类药物出现之前,一直是开角型青光眼的一线用药。这类药物包括噻吗洛尔、倍他洛尔、美替洛尔、卡替洛尔、左布诺洛尔等滴眼液,其作用机制是通过阻断位于睫状体非色素上皮细胞上的 $β2$-受体来减少房水生成。这类药物的降眼压峰值出现在滴药后 2 小时,药物洗脱期大约需要 2~5 周。使用方法为每天 1 次或 2 次,超过 2 次不会产生更强的降眼压作用。

β-肾上腺素受体阻滞剂的全身副作用主要为心血管系统和呼吸系统不良反应,应禁用于哮喘、支气管扩张、严重阻塞性呼吸道疾病、窦性心动过缓和严重房室传导阻滞等患者。因此类药物会掩盖低血糖的症状,应慎用于糖尿病患者。长期使用之后,还可能会产生抑郁、情绪改变、记忆力减退、幻觉、性欲减退等并发症。但是,滴药后,按压泪小点会明显减少发生这些并发症的概率。

三、α-肾上腺素受体激动剂

常用选择性 α2-受体激动剂 0.2%溴莫尼定,其降眼压作用,一方面是直接抑制房水生成,另一方面可能与其作用于球结膜和表层巩膜血流,降低巩膜上静脉压,增加葡萄膜巩膜途径房水外流有关。使用方法为每天 2 次或 3 次,最多可降低基线眼压的 20%~30%,药物洗脱期为 1~3 周。除降眼压作用外,有些研究发现,此类药物还具有神经保护作用,但是具体的神经保护效力和神经保护机制还需更深入的研究证实。

α-肾上腺素受体激动剂较常见的副作用有口干、结膜变白、血压变低、疲倦、嗜睡等。尤其是对于婴幼儿,可能会产生呼吸抑制和心脏抑制。因此,禁用于 2 岁以下婴幼儿,慎用于所有儿童患者和哺乳期女性患者。

四、碳酸酐酶抑制剂

主要包括局部点眼的多佐胺和布林佐胺及口服的乙酰唑胺和醋甲唑胺,其作用机制是通过抑制睫状体非色素上皮细胞内的碳酸酐酶来减少房水生成。口服用药的副作用较多,如疲倦、精神不振、感觉异常、体重丢失、抑郁、胃肠道紊乱及肾结石等。相对于口服用药,局部点药的副作用较少,常见的为滴药后一过性视物模糊、一过性眼部刺痛不适和过敏性结膜炎。如果药物进入泪道,可能会产生口苦的感觉。需要注意的是,在角膜内皮功能异常的患者中,由于对 Na/K-ATP 酶的抑制作用,此类药物可能会导致点状浅层角膜上皮病变和角膜水肿,严重的可能导致角膜内皮细胞功能失代偿。

五、拟胆碱作用药物

又称缩瞳剂,常用毛果芸香碱,其降眼压机制是增加小梁途径的房水外流。其降眼压作用较好,价格低廉,但是由于其副作用目前已较少使用。其全身副作用有肠痉挛、支气管痉挛和心脏异常。其眼部副作用更多,如刺激感、眉弓疼痛、流泪、假性近视、瞳孔缩小、结膜肥厚、虹膜囊肿、白内障及视网膜脱离等。瞳孔缩小可能是永久性的,会降低患者的聚焦能力和从光亮环境换到黑暗环境后的适应能力。高度近视患者的视网膜往往比较脆弱,应用此类药物时,更应警惕视网膜脱离的发生。此外,此类药物不宜与前列素类药物合用, 因为缩瞳剂所诱导的睫状肌紧张会减弱前列素类药物对房水经葡萄膜巩膜途径外流的作用。

六、高渗脱水剂

以 20% 甘露醇为代表,通过提高血浆渗透压来降低眼压,起效作用快,但维持时间短。不宜作为高度近视合并青光眼的首选用药,可以用作术前准备,以减小手术并发症出现的概率。过多地应用可能会引起全身脱水、电解质紊乱。颅内脱水严重时,引起头痛。血液脱水严重时,可引起血栓形成。因此,慎用于高血压、心功能不全、肾功能不全的患者,尤其是儿童和老年人更应注意。

七、固定复合制剂

目前,国内上市的有拉坦前列素/噻吗洛尔复合制剂和贝美前列素/噻吗洛尔复合制剂。固定复合制剂一滴药中含有两种不同作用机制的降眼压药物,能够减少用药次数,而且其价格比单独使用两种药物要便宜,会提高患者的用药依从性。除此之外,用药次数的减少会减少眼睛接触防腐剂的机会,能够保护患者的眼表,提高患者用药的耐受性和提高手术成功率。固定复合制剂最大的缺点是,不可以分别调整两种药物的使用频次。

八、联合用药

青光眼药物治疗的目标是使用最少的药物达到最大的降眼压效果。单药治疗是理想的治疗模式,但是当单药治疗不能达到目标眼压时,就必须联合用药。联合用药时,需要注意以下几点:

(1)当一种药物没有降眼压作用或患者不能耐受时,直接换用另一种降眼压药。

(2)如果一种药物有效但是不能达到足够的降眼压作用,加用另一种降眼压药物。

(3)不要联合使用同一降眼压机制的两种药物。

(4)联合用药时,要牢记各种药物的禁忌证和副作用。

第五节　高度近视合并原发性开角型青光眼的激光治疗

目前,还没有一种专门针对高度近视合并原发性开角型青光眼的激光治疗方法,也未见关于高度近视合并原发性开角型青光眼激光治疗疗效评价的文献报道,理论上说,所有针对原发性开角型青光眼的激光治疗,均可应用于高度近视合并原发性开角型青光眼患者。

一、激光小梁成形

主要包括氩激光小梁成形(ALT)和选择性激光小梁成形(SLT)两种方法。ALT 最早在 1979 年由 Wise 和 Witter 报道,可以用来降低眼压,随后许多研究证实 ALT 是一种安全有效的降低原发性开角型青光眼患者眼压的方法。之后,在 1995 年,Latina 和 Park 提出 SLT 也可以用来降低开角型青光眼眼压。SLT 所使用的是一种 Nd:YAG 激光,能够选择性的作用于小梁网的色素上皮细胞,所以叫做选择性激光小梁成形。相比于 ALT,SLT 所需要的激光能量更小,而且选择性作用于小梁网色素上皮细胞,组织损伤性更小,目前已渐渐取代 ALT。

激光小梁成形的作用机制主要包括 3 个方面:

(1)**机械理论**　实施 ALT 时,氩激光能量会转变为热能,而热能会导致小梁网的胶原组织收缩。组织收缩和瘢痕形成所产生的机械牵拉力量会加大葡萄膜巩膜间隙,并加宽 Schlemm 管,从而促进房水外流。但是 SLT 因为所需要的能量很小,不会对小梁网组织产生热损伤。尽管不会导致胶原收缩,却一样可以降低眼压。所以,机械理论主要针对于 ALT 的降眼压机制。

(2)**生物学理论**　这种学说认为,激光小梁成形之所以能够降眼压,主要是因为激光热能刺激了细胞活性。对小梁网实施激光后,会出现小梁网巨噬细胞的活化聚集,进一步产生细胞外基质的结构重建,促进房水外流。同时,激光会上调小梁网 IL-1,TNF-α 等细胞因子的表达,这些细胞因子会产生级联反应,进一步上调基质金属蛋白酶(MMP)的表达。MMP 也会激发细胞外基质的结构重建,进一步降低房水的外流阻力,促进房水流出。

(3)**再生理论**　这种学说的提出是基于有研究发现 ALT 会增强小梁网细胞的细胞分裂和 DNA 复制,提示小梁网具有一定的再生功能,但是具体机制仍需更多的研究证实。

目前的研究结果认为,ALT 和 SLT 的降眼压效果相当。一项研究对比了 ALT 和 0.5% 噻吗洛尔对开角型青光眼的降眼压效果,结果发现,ALT 可以降低眼压 9mmHg,噻吗洛尔可以降低眼压 7mmHg。另一项研究对比了 SLT 和拉坦前列素的降眼压效果,结果发现,SLT 可以降低眼压 8.3mmHg,拉坦前列素可以降低眼压 7.7mmHg。但是由于 SLT 的组织损伤性更小,可能更适合于重复治疗。

二、经巩膜睫状体光凝(TCP)

经巩膜睫状体光凝器主要有两种:波长为 1064nm 的 Nd:YAG 激光和波长为 810nm 的半导体二极管激光。波长越短,睫状体色素上皮组织对激光的吸收性越好,所以,所需要的激光能量就越小。但是波长越短,激光对巩膜的穿透性就越差,例如:波长 1064nm 的 Nd:YAG 激光对巩膜的穿透性可达 75%, 波长 810nm 的二极管激光对巩膜的穿透性只有 35%。而通过将 810nm 的二极管激光探头紧贴巩膜,其对巩膜的穿透性可提高到 70%。目前常用的激光器是波长 810nm 的二极管激光光凝器,具有小巧、轻便、易于携带、可重复治疗等优点。其激光探头为 G 探头,中央为激光发射端,当把探头贴近角膜缘时,其激光发射端恰好位于角膜缘后 1.2mm。同时,其激光发射端突起探头 0.7mm,实施光凝时,激光发射端可以紧贴巩膜,以减少激光能量对结膜的灼伤,同时提高激光对巩膜的穿透率。

经巩膜睫状体光凝(TCP)可在局麻下进行,多采用 2% 利多卡因球后麻醉或 2% 利多卡因混合 0.75% 布丁哌因球后麻醉,部分不能耐受疼痛的患者,也可在全麻下进行。麻醉满意后,上开睑器,实施光凝。光凝能量可从 1000mW、2000ms 开始,不断调整能量大小,直到恰好出现爆破音。光凝范围可根据患者的具体情况进行选择,如果患者初始眼压较高,可进行全周光凝;如果患者初始眼压不是很高,可进行 180° 或 270° 光凝;如果预计患者以后还需进行滤过性手术,可只对下方进行光凝。但是,不管什么情况下,都需避开 3、9 点位置,以免激光能量损伤睫状后长动脉。

经巩膜睫状体光凝最初只用来治疗绝对期青光眼,但是近些年来,其适应证有所放宽,甚至有研究报道可以作为有视力眼的初始治疗,如原发性开角型青光眼、剥脱性青光眼、急性房角关闭及慢性闭角型青光眼。由于各个研究纳入的研究对象不同,随访时间不同,对治疗成功的定义不同,文献报道 TCP 的治疗成功率可达 34%~94%。大多数研究认为,所使用的激光能量大小与最终的成功率存在相关性,但是也有部分研究发现两者之间没有相关性。总体来说,相比老年人,TCP 对年轻人的治疗成功率较低。

经巩膜睫状体光凝的并发症包括:疼痛、葡萄膜炎、一过性眼压升高、色素播散、暂时的瞳孔放大、无张力性瞳孔、前房积血、玻璃体积血、白内障进展、晶状体脱位、恶性青光眼、坏死性巩膜炎、视力下降或视力丧失、交感性眼炎、低眼压、眼球萎缩等。但是,这些并发症的出现是由于 TCP 造成的,还是疾病自身的发展过程,尚没有明确的结论。有研究认为,低眼压和眼球萎缩的发生与 TCP 使用的能量大小有关。也有研究发现,治疗前较高的基线眼压、激光范围,以及一些特殊的青光眼类型(如新生血管性青光眼、葡萄膜炎继发青光眼)是发生低眼压和眼球萎缩的危险因素。因此,一些高危因素眼,特别是新生血管性青光眼,在 TCP 治疗时,要选择较为保守的治疗方案,以避免出现低眼压、眼球萎缩等严重并发症。

三、经内窥镜睫状体光凝(ECP)

经内窥镜睫状体光凝(ECP)是一种在直视状态下对睫状体进行激光光凝的方法,激光器包括 810nm 二极管激光、175W 氙灯光源、氦氖激光瞄准束和显示屏几个部分。ECP 可经过两种途径来实现:经角膜切口和经睫状体扁平部切口。经角膜切口 ECP 操作更为方便,不需玻璃体切割,脉络膜和视网膜脱离的风险也小。但是,有些瞳孔缘虹膜后粘连的无晶状体眼等患者,更适合经睫状体扁平部切口 ECP。

关于 ECP 的成功率,各个研究的结果也不相同。两项关于难治性青光眼的 ECP 研究发现, 眼压从术前的 27.7mmHg 和 32.6mmHg 分别降到术后的 17.0mmHg 和 14.0mmHg。一项针对之前接受过青光眼引流装置植入眼压仍控制不佳的青光眼患者的 ECP 研究发现,眼压从 24.0mmHg 降到 15.4mmHg,需要的降眼压药物由 3.2 种降到 1.5 种。对于合并白内障的患者,ECP 可以联合白内障手术一同进行。几项关于青光眼合并白内障的研究发现,ECP 联合白内障手术都取得了不错的降眼压效果。

由于 ECP 可以在直视下对睫状突进行激光光凝,可以减少一些激光并发症,组织病理学研究也证实,ECP 所导致的组织损伤确实要低于 TCP。ECP 合作研究组总结了接受 ECP 的 5824 眼,发现并发症包括:一过性眼压升高(14.5%),出血(3.8%),浆液性脉络膜渗漏(0.36%),视网膜脱落(0.27%),急性角膜供体排斥(5.3%,3/57),视力下降超过两行(1.03%,54/5219),低眼压或眼球萎缩(0.12%),白内障进展(24.5%,261/1066)。总体来说,发生严重并发症的概率较低,且严重并发症主要发生在新生血管性青光眼和难治性青光眼患者。其他的并发症还可能有一过性色素播散、虹膜灼伤、大泡性角膜病变、恶性青光眼、黄斑囊样水肿等。虽然文献尚未报道过,但是作为一种内眼手术,脉络膜上腔出血和眼内炎也是潜在的可能会发生的并发症。

第六节　高度近视合并原发性开角型青光眼的手术治疗

对于早期青光眼患者,由于对手术的畏惧心理及药物治疗的简便性,大多数患者会首先选择药物治疗降眼压。但是,仍然有相当一部分患者,由于药物降眼压效果不佳或者药物治疗过程中视野损害发生进展,最终需要借助手术治疗来控制病情发展。

一、小梁切除术

自 1968 年 Cairns 报道小梁切除术以来, 小梁切除一直是抗青光眼的经典术式,尤其是抗代谢药物的应用增加了小梁切除术的成功率。其手术步骤如下。

1. 准备

常规消毒铺巾。

2. 麻醉

一般青光眼手术操作范围较小,时间短,多采用:

(1)表面麻醉,0.4%奥布卡因点眼。

(2)局部浸润麻醉,根据患者病情选择以下一种麻醉方法:2%利多卡因 2mL 球周浸润麻醉、球后阻滞麻醉或 2%利多卡因 0.2mL 局部球结膜下浸润麻醉。

(3)对于不能配合的患者,也可采用全身麻醉。

3.眼球固定

可采用上直肌牵引缝线或透明角膜牵引缝线固定, 使手术切口位于手术显微镜的视野中。如患者配合或医生手术技术娴熟也可不做此步骤。由于上直肌缝线可能会导致上直肌的损伤、血肿或者穿破巩膜,目前我们多采用透明角膜牵引缝线。用 8-0Vicryl 缝线在角膜缘内约 1mm 透明角膜做一板层角膜牵引缝线,深度约 1/2 角膜厚度,在板层角膜间横行约 2~3mm。

4. 制作结膜瓣

手术部位选择在上方的位置作为手术切口,便于为以后的手术(如白内障)留有易于操作的部位。可选择以角膜缘为基底的结膜瓣或以穹隆部为基底的结膜瓣。文献报道,两种结膜瓣的手术效果相当,两种方法均要充分暴露手术区域,便于操作。我们习惯于选择以穹隆部为基底的结膜瓣。沿角膜缘剪开结膜,长约 6~8mm,向后钝性分离,暴露手术区的巩膜面,并对巩膜面的血管进行仔细烧灼止血。

5. 制作板层巩膜瓣

以角膜缘为基底,基底宽约 4~5mm,厚度约 1/3~1/2 巩膜厚度方形、梯形或三角形巩膜瓣,同一层面不断向前分离,直至透明角膜 1.0mm。此时,在角膜瓣下,可见前部的透明角膜、中间的小梁移行带及后部的白色巩膜。注意巩膜瓣不宜过薄,过薄容易在分离过程中撕裂巩膜瓣;也不宜过厚,过厚容易在分离过程中切穿巩膜。

6. 抗代谢药物的使用

如何减少滤过术后滤过泡瘢痕化,提高手术成功率,我们可以根据患眼的情况在术中酌情选择使用抗代谢药物。目前,使用较多的是丝裂霉素 C。丝裂霉素 C 抑制成纤维细胞和血管内皮细胞,作用于整个细胞周期,优点为药效好。我们选择年轻患者、病史时间长、反复手术者、难治性青光眼、结膜囊较厚者使用。如年龄大、结膜囊较薄者,不建议使用丝裂霉素,临床应严格掌握适应证,以免引起并发症,甚至严重并发症。我们所使用的浓度多为 0.2~0.4mg/mL,时间多为 1~5 分钟。制作完结膜瓣及巩膜瓣后,将浸有丝裂霉素 C 的止血海绵棉片置于巩膜瓣及结膜瓣下,到达所设定的时间后,大量林格氏液充分冲洗。在放置丝裂霉素棉片前,可在角膜面涂布黏弹剂,以减少抗代谢药物对角膜上皮的损害。

7. 前房穿刺

用 15°穿刺刀或针头行前房穿刺,缓慢放出部分房水,以避免小梁切除时,眼压降低过快,减少睫状体和脉络膜脱离的风险。同时,有利于术中、术毕通过此穿刺口注入平衡盐液或黏弹剂,以恢复前房。

8. 切除小梁组织

在巩膜瓣下暴露的角膜缘,相当于 Schlemm 小梁移行带处做一与角膜缘平行的长 2~3mm,宽约 1~1.5mm 的深层组织块,前面切口在透明角膜,后面切口在巩膜突的前缘。注意位置不可靠后,否则会有出血、睫状体脱离、玻璃体脱出等风险。

9. 虹膜周边切除

轻压小梁组织切口,使虹膜脱出,夹住虹膜,剪除部分周边虹膜组织。虹膜周边切除范围应大于小梁切除区,以免术后发生虹膜堵塞滤口或与滤口处发生粘连。剪除周边虹膜后,如有虹膜组织脱出,可将巩膜瓣覆盖并轻轻按摩使虹膜复位。虹膜恢复器不可进入前房,以避免损伤晶状体。

10. 缝合巩膜瓣

10/0 尼龙线在巩膜瓣的两侧上角各缝合 1 针,如三角形巩膜瓣在尖端缝合 1 针。可使用调节缝线,1 针或 2 针。具体的巩膜瓣缝合的针数,可根据病情和术者的经验来决定。

11. 缝合结膜瓣

以穹隆部为基底的结膜瓣在两侧 10-0 尼龙线各缝合 1 针,密闭缝合结膜瓣,边缘不可内卷。以角膜缘为基底的结膜瓣缝合时,应展平结膜和筋膜,并分别缝合。

12. 恢复前房

如果术毕时前房浅,可从角膜穿刺口处注入平衡盐溶液或黏弹剂恢复前房。

13. 结膜下注入黏弹剂

手术结束时,可从角膜缘处结膜瓣下冲洗结膜,见出血后,注入少量黏弹剂,以利于术后滤过泡形态的更好维持。

二、青光眼白内障联合手术

随着社会老龄化的发展,青光眼患者合并白内障的也越来越多,而且,高度近视患者更易并发核性白内障。因此,对于合并影响视力的白内障的青光眼患者,可以选择青光眼白内障联合手术。青光眼白内障联合手术可以选择同一切口,也可以选择二切口青光眼白内障联合手术。有 Meta 分析发现,同一切口和二切口青光眼白内障联合手术对眼压的控制相当;但是同一切口手术所耗时更少。目前,我们应用较多的是二切口青光眼白内障联合手术。

手术步骤:麻醉,眼球固定,结膜瓣制作,巩膜瓣制作及抗代谢药物的使用同小梁切除术。在将抗代谢药物冲洗干净后,于 2 点位做角膜侧切口,10 点位做角膜主切口,前房内注入黏弹剂,截囊针或撕囊镊环形撕囊,水分离,水分层,晶状体核超声乳化,注吸残余皮质,囊袋内注入黏弹剂,植入人工晶状体,缩瞳。然后,接着进行小梁切除,周边虹膜切除,巩膜瓣缝合及结膜瓣缝合等步骤。

在白内障手术过程中,要注意高度近视患者悬韧带可能较为松弛,术中应注意对悬韧带的保护。同时,因为高度近视患者玻璃体液化,对后囊膜的支撑力较小,术中还应注意对后囊膜的保护,避免发生后囊破裂。

三、青光眼植入物手术

(一)青光眼引流阀植入术

虽然抗代谢药物的使用在一定程度上提高了小梁切除术的手术成功率，但是仍然有部分患者由于术后滤过泡区的纤维增生，不能建立有效的滤过通道，导致手术失败。这部分患者包括各种原因所导致的新生血管性青光眼、无晶状体眼或人工晶状体眼的青光眼、葡萄膜炎性青光眼、外伤性青光眼、角膜移植术后青光眼、先天性青光眼、虹膜角膜内皮综合征，以及多次滤过性手术失败的原发性青光眼等，都属于难治性青光眼。对于这部分患者，我们可以采用青光眼引流阀植入，以进一步提高手术成功率。

青光眼引流物有多种类型，根据引流管末端是否存在限制房水流出的装置，又分为非限制性房水引流物和限制性房水引流物。非限制性房水引流物主要包括 Molteno 和 Baerveldt 植入物，限制性房水引流物主要包括 Ahmed 青光眼引流阀和 Krupin 圆盘式引流物等。我们用得较多的是 Ahmed 青光眼引流阀。Ahmed 青光眼引流阀由一个六边形的聚丙烯盘和一根长约 25mm 的硅胶管(内径 0.3mm，外径 0.64mm)组成。引流盘的前部附加了一个具有物理学缩嘴作用的房水控制室，该室出口处有一用弹性硅胶制成的压力敏感活瓣，活瓣在前房压力超过 8~12mmHg 时开放，房水缓慢排向引流盘。

手术步骤，以 Ahmed 青光眼引流阀为例：

1. 房水引流物的准备

先用 26G 针头接 BSS 液冲洗引流管，检查引流管腔是否通畅，如不通畅则不能用于手术。

2. 消毒

常规消毒铺巾。

3. 麻醉

多采用局部麻醉 (2%利多卡因 2mL 球后麻醉加 2%利多卡因 0.2mL 局部球结膜下浸润麻醉)。对于不能配合的患者，也可采用全身麻醉。

4. 眼球固定

用 8-0Vicryl 缝线在角膜缘内约 1mm 透明角膜做一板层角膜牵引缝线，深度约 1/2 角膜厚度，在板层角膜间横行约 2~3mm。

5. 制作结膜瓣

多选择颞上象限,操作空间大,距离视神经最远,其次是鼻上象限和颞下象限,避免前一次手术的入路。在相应象限两条直肌之间做一以穹隆部为基底的结膜瓣达 90° 范围,钝性分离 Tenon's 囊与表层巩膜,以形成一兜袋,向后潜行分离筋膜与后部巩膜,达眼球壁赤道部后方。

6. 丝裂霉素 C 的使用

根据患者情况可选择使用丝裂霉素 C,再根据个体差异选择不同的浓度和作用时间,我们多选择 MMC 浓度为 0.4mg/mL,放置 5 分钟,平衡盐液彻底冲洗抗代谢药。

7. 固定引流盘

将引流盘滑入两条直肌间做好的结膜瓣下,使引流盘前缘距角膜缘约 8~10mm,随后,用 10-0 尼龙线经引流盘前方两个固定孔,将引流盘缝合固定于浅层巩膜(图 5-1,图 5-2)。

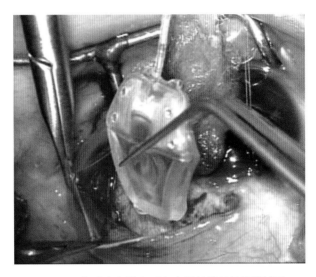

图 5-1 将引流盘滑入两条直肌间做好的结膜瓣下

8. 修剪引流管

将引流管前端摆放在角膜表面,从角膜缘测量确定引流管置入前房内所需的长度,通常在角膜缘内 2mm 处将引流管剪断(太短容易自前房内滑出,太长容易与虹膜摩擦),使引流管剪断端呈斜形(呈 45° 角),并使其斜口朝向前方。

9. 前房穿刺

在 3 点位或 9 点位做一前房穿刺口,如果术前眼压较高,可经此穿刺后放出部分房水降低眼压。手术

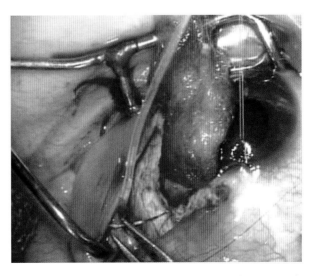

图 5-2 10-0 尼龙线经引流盘前方固定孔,将引流盘缝合固定于浅层巩膜

结束时,也可经此穿刺口重建前房。

10. 角膜缘区穿刺

在手术象限中央时钟位置的角膜缘区稍靠后,用23G针头做角膜缘区穿刺,针尖平行于虹膜面。此角膜缘区穿刺是确保引流管在前房内最佳位置的关键。注意:必须确保引流阀植入后,引流管不会与虹膜或角膜内皮相贴。如果穿刺后前房浅,可前房内注入黏弹剂加深前房 (图5-3)。

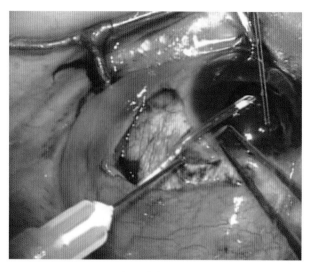

图5-3 23G针头自角膜缘区穿刺入前房

11. 植入引流管

用无齿镊夹住引流管前端,沿角膜缘区穿刺通道,将引流管前端以平行于虹膜的角度插入前房内约2~3mm。理想的引流管前端应在周边前房正中央,在角膜与虹膜面之间(图5-4)。

12. 固定引流管

调整好引流管在前房内的位置后,10-0尼龙线将引流管缝合固定于巩膜面,以防引流管移动或退缩。

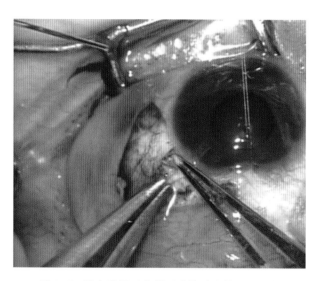

图5-4 沿角膜缘区穿刺通道将引流管植入前房

为防止早期引流过畅,可在引流管处用8-0Vicryl缝线结扎,防止术后早期低眼压(图5-5)。

13. 异体巩膜覆盖引流管

剪取6mm×8mm大小甘油保存的异体巩膜植片,在含有2mL庆大霉素的20mLBSS液中复水后,覆盖于巩膜面引流管上方。10-0尼龙线将异体巩膜四个角缝合固定于浅层巩膜面。

14. 缝合结膜瓣

10-0尼龙线密闭缝合结膜切口。

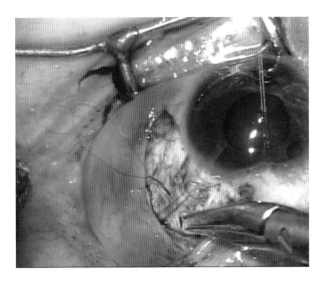

图 5-5　10-0 尼龙线将引流管缝合固定于巩膜面

15. 恢复前房

如果手术结束时前房浅，可自 3 点位或 9 点位前房穿刺口注入消毒空气泡或 BSS 液恢复前房。

16. 结膜下注入黏弹剂

手术结束时，可从角膜缘处结膜切口在结膜瓣下注入少量黏弹剂，以利于术后滤过泡形态的更好维持。

(二)Ex-Press 青光眼微型引流器植入术

随着科学技术的发展，青光眼引流装置也逐渐向微型化发展。Ex-Press 是近些年发展起来的一种微型青光眼引流装置，是一种由不锈钢材质制成的中空的形似铁钉的微型引流管，长约 2.64mm，外径约 400μm，内径分 50μm 和 200μm 两种。其顶端尖锐似针尖，以便更容易穿过巩膜进入前房；顶端的周围有 3 个侧孔，当引流管顶端被虹膜堵塞时，这些侧孔仍可发挥作用，引流房水。这种引流装置最初设计用于原发性开角型青光眼。近些年，其手术适应证不断扩展，包括继发性开角型青光眼、无晶体眼或人工晶状体眼青光眼、难治性青光眼及超声乳化白内障吸除联合 Ex-Press 治疗闭角型青光眼等。其手术步骤为：

1. 消毒

常规消毒铺巾。

2. 麻醉

多采用局部麻醉或表面麻醉。对于不能配合的患者,也可采用全身麻醉。

3. 眼球固定

用 7-0 或 8-0 尼龙缝线在角膜缘内约 1mm 透明角膜做一板层角膜牵引缝线,深度约 1/2 角膜厚度,在板层角膜间横行约 2~3mm。

4. 制作结膜瓣

可选择以角膜缘为基底的结膜瓣或以穹隆部为基底的结膜瓣。我们习惯于选择以穹隆部为基底的结膜瓣。沿角膜缘剪开结膜,长 6~8mm,向后钝性分离,暴露手术区的巩膜面,并对巩膜面的血管进行电凝止血。

5. 制作板层巩膜瓣

可选择方形、梯形或三角形巩膜瓣。以角膜缘为基底,厚度约 1/3~1/2 巩膜厚度,不断向前分离,直至透明角膜 1.0mm(图 5-6)。

6. 抗代谢药物的使用

根据患者的个体情况,可在术中选择使用丝裂霉素 C。

7. 前房穿刺

15°穿刺刀前房穿刺,缓慢放出部分房水。

8. 巩膜瓣下穿刺

25G-27G 针头自巩膜瓣下于蓝-灰线后缘做预穿刺入前房,针尖走向始终平行于虹膜面(图 5-7)。

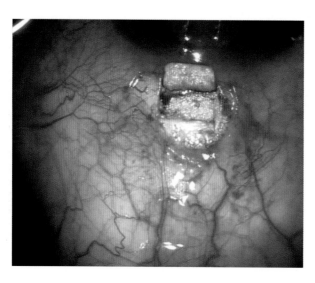

图 5-6　制作方形巩膜瓣

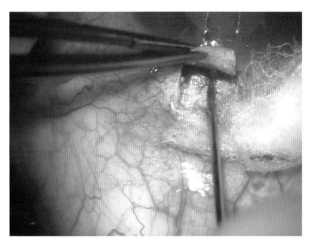

图 5-7 25G 针头自巩膜瓣下穿刺入前房

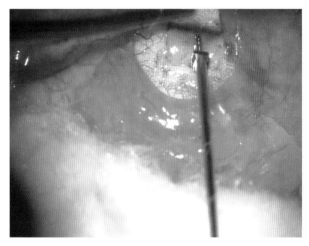

图 5-8 植入引流钉

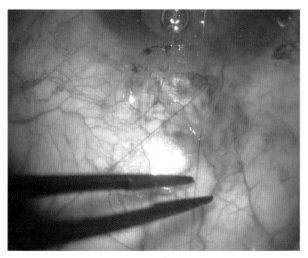

图 5-9 缝合结膜瓣

9. 植入 Ex-press

将 Ex-Press 的顶部向下倾斜植入预穿刺通道后,手指向后滑至扳机按钮,直接向下按轻柔释放。检查位置及房水外流情况(图 5-8)。

10. 缝合巩膜瓣

巩膜瓣缝合的针数可根据病情和术者的经验来决定。可使用可调节缝线。再次检查房水外流情况。必要时,调整缝线的松紧。

11. 缝合结膜瓣

10-0 尼龙线密闭缝合结膜瓣(图 5-9)。

12. 恢复前房

如果术毕时前房浅,可从角膜穿刺口处注入平衡盐溶液恢复前房。

13. 结膜下注入黏弹剂

手术结束时,可从角膜缘处结膜切口在结膜瓣下注入少量黏弹剂,以利于术后滤过泡形态的更好维持。

(三)羊膜移植

为了进一步提高小梁切除术的手术成功率,可在术中应用羊膜移植。成品生物羊膜是最近几年开发生产的,其取自人体胎盘组织,采用冷冻干燥技术及钴 60 灭菌技术制成,起重要作用的基膜及基质成分不变,组织相容性好,免疫原性低,无细胞毒性,可在常温下运输、贮存,安全性好,取用方便。

羊膜移植可置于结膜瓣下或巩膜瓣下,我们一般选择置于巩膜瓣下。具体方法为:在小梁切除术缝合巩膜瓣之前,将生物羊膜铺于巩膜瓣下,然后缝合巩膜瓣,最后缝合结膜瓣。生物羊膜可以在术后早期起到机械阻隔的作用,可以延缓巩膜瓣的粘连闭合,延缓滤过区的瘢痕化,起到更好控制术后眼压的作用(图5-10,图5-11)。

(四)晶状体前囊膜移植

晶状体前囊膜(ALC)来源于外胚层,为人体中最厚的一层连续的基底膜,主要由Ⅳ型胶原组成,具有极弱的抗原性,生物相容性好,可以应用于青光眼白内障联合手术中。具体应用方法为:在青光眼白内障联合手术中,将环形撕囊取得的晶状体前囊膜放于BSS液中备用。在缝合巩膜瓣之前,将晶状体前囊膜铺于巩膜瓣下,然后缝合巩膜瓣,最后缝合结膜瓣(图5-12)。

ALC在青光眼白内障联合手术中可能的作用机制是:①囊膜通过毛细作用引流房水至结膜瓣下间隙。②囊膜起到机械隔离巩膜瓣和巩膜床的作用,防止巩膜瓣与眼球

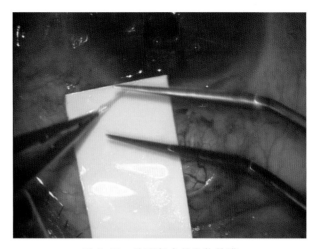

图5-10　取下复水的生物羊膜

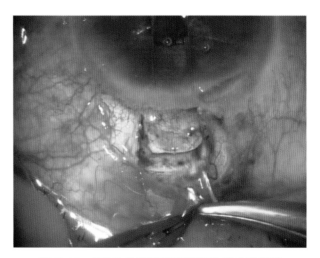

图5-11　将生物羊膜铺于巩膜瓣下,缝合巩膜瓣

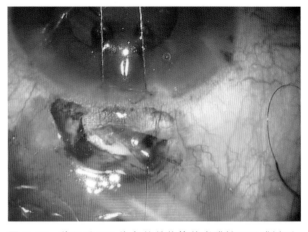

图5-12　将经过ICG染色的晶状体前囊膜铺于巩膜瓣下,缝合巩膜瓣

筋膜囊纤维粘连,避免和减少了纤维素渗出后凝集,保持巩膜切除部位的机械性通畅,维持有效的滤过空间。③晶状体前囊膜来自表皮外胚叶,而巩膜来自中胚叶,两个不同胚叶的组织间不发生粘连。曾有报道采用 ALC 嵌在巩膜创口处,可导致创口不愈合,故前囊膜对防止滤过道瘢痕愈合具有一定作用。ALC 抑制滤过泡瘢痕化机理在于:其含有 Ⅳ 型胶原及 α3(Ⅳ)链无胶原区缩氨酸有抑制肿瘤细胞增生作用,并通过调节内皮细胞的黏附、增生和活动性而抑制血管形成;α3(Ⅳ)链无胶原区缩氨酸能特异结合整合素 α Ⅴβ3 及其受体 CD47,活化单克隆抗体抑制血管新生;α3(Ⅳ)链无胶原区缩氨酸可结合基质金属蛋白酶 2,并抑制其活性从而抗新生血管形成。

参考文献

1. Wang YX, Xu L, Yang H, Jonas JB. Prevalence of glaucoma in North China: the Beijing Eye Study. Am J Ophthalmol, 2010;150(6): 917–924.

2. Liang YB, Friedman DS, Zhou Q, et al. Prevalence of primary open angle glaucoma in a rural adult Chinese population: the Handan eye study. Invest Ophthalmol Vis Sci, 2011;52(11):8250–8257.

3. Liang YB, Friedman DS, Zhou Q, et al. Prevalence and characteristics of primary angle-closure diseases in a rural adult Chinese population: the Handan eye study. Invest Ophthalmol Vis Sci, 2011;52(12):8672–8279.

4. Mitchell P, Hourihan F, Sandbach J, et al. The relationship between glaucoma and myopia: the Blue Mountains Eye Study. Ophthalmology, 1999;106:2010–2015.

5. Xu L, Wang Y, Wang S, et al. High myopia and glaucoma susceptibility the Beijing Eye Study. Ophthalmology, 2007;114:216–220.

6. Kuzin AA, Varma R, Reddy HS, et al. Ocular biometry and open-angle glaucoma: the Los Angeles Latino Eye Study. Ophthalmology, 2010;117:1713–1719.

7. Marcus MW, de Vires MM, Junoy MFG, et al. Myopia as a risk factor for open-angle glaucoma: a systemic review and meta-analysis. Ophthalmology, 2011;118:1989–1994.

8. Suzuki Y, Iwase A, Araie M, et al. Risk factors for open-angle glaucoma in a Japanese population: the Tajimi Study. Ophthalmology, 2006;113:1613–1617.

9. Ramakrishnan R, Nirmalan PK, Krishnadas R, et al. Glaucoma in a rural population of southern India: the Aravind comprehensive eye survey. Ophthalmology, 2003;110:1484–1490.

10. Czudowska MA, Ramdas WD, Wolfs RC, et al. Incidence of glaucomatous visual field loss: a ten-year follow-up from the Rotterdam Study. Ophthalmology, 2010;117:1705–1712.

11. Shen SY, Wong TY, Foster PJ, et al. The prevalence and types of glaucoma in malay people: the Singapore Malay Eye Study. Invest Ophthalmol Vis Sci, 2008;49:3846–3851.

12. Wong TY, Klein BE, Klein R, et al. Refractive errors, intraocular pressure, and glaucoma in a white popula-

tion. Ophthalmology, 2003;110:211-227.

13. Qiu M, Wang SY, Singh K, Lin SC. Association between myopia and glaucoma in the United States population. Invest Ophthalmol Vis Sci, 2013;54:830-835.

14. Jiang X, Varma R, Wu S, et al. Baseline risk factors that predict the development of open-angle glaucoma: the Los Angeles Latino Eye Study. Ophthalmology, 2012;119:2245-53.

15. Curtin BJ, Iwamoto T, Renaldo DP. Normal and staphylomatous sclera of high myopia. An electron microscopic study. Arch Ophthalmol, 1979;97:912-915.

16. McBrien NA. Regulation of scleral metabolism in myopia and the role of transforming growth factor-beta. Exp Eye Res, 2013;114:128-140.

17. Edwards MH, Brown B. IOP in myopic children: the relationship between increases in IOP and the development of myopia. Ophthalmic Physiol Opt, 1996;16:243-246.

18. Tang WC, Yip SP, Lo KK, et al. Linkage and association of myocilin(MYOC)polymorphisms with high myopia in a Chinese population. Mol Vis, 2007;13:534-544.

19. 游启生. 近视是青光眼发病的危险因素. 中华眼科杂志, 2014;50:329-30.

20. Barkana Y, Shihadeh W, Oliveira C, et al. Angle closure in highly myopic eyes. Ophthalmology, 2006;113:247-254.

21. Chakravarti T, Spaeth GL. The prevalence of myopia in eyes with angle closure. J Glaucoma, 2007;16:642-643.

22. Yong KL, Gong T, Nongpiur ME, et al. Myopia in asian subjects with primary angle closure : implications for glaucoma trends in East Asia. Ophthalmology, 2014;121:1566-1571.

23. 张慧, 王怀洲, 王宁利. 高度近视眼合并闭角型青光眼一例. 中华眼科医学杂志:电子版, 2013;3:26-27.

24. 吕慧验, 林丁, 付婷婷. 高度近视与青光眼. 中国实用眼科杂志, 2006;24:769-770.

25. 吴小影, 刘双珍, 胡生发. 影响近视眼眼内压的多因素分析. 中国实用眼科杂志, 2003;21:33-35.

26. 傅培, 刘丽娜, 李美玉等. 高度近视合并原发性开角型青光眼的临床分析. 中华眼科杂志, 2002;38:480-483.

27. 曹倩, 袁援生.高度近视合并原发性开角型青光眼的眼底改变. 国际眼科纵览, 2009;33:110-113.

28. 傅培. 高度近视合并原发性开角型青光眼诊断中的几个问题. 眼科, 2007;16:17-19.

29. 傅培. 高度近视与原发性开角型青光眼的关系及临床误诊分析. 中国实用眼科杂志, 2005;23:97-100.

30. Kim JM, Park KH, Kim SJ, et al. Comparison of localized retinal nerve fiber layer defects in highly myopic, myopic, and non-myopic patients with normal-tension glaucoma: a retrospective cross-sectional study. BMC Ophthalmol, 2013;13:67.

31. Shoji T, Sato H, Ishida M, et al. Assessment of glaucomatous changes in subjects with high myopia using spectral domain optical coherence tomography. Invest Ophthalmol Vis Sci, 2011;52:1098-1102.

32. Chihara E, Sawada A. Atypical nerve fiber layer defects in high myopes with high-tension glaucoma. Arch

Ophthalmol, 1990;108:228–232.

33. Kim NR, Lee ES, Seong GJ, et al. Comparing the ganglion cell complex and retinal nerve fiber layer measurements by Fourier domain OCT to detect glaucoma in high myopia. Br J Ophthalmol, 2011;95:1115–1121.

34. Choi YJ, Jeoung JW, Park KH, et al. Glaucoma detection ability of ganglion cell-inner plexiform layer thickness by spectral-domain optical coherence tomography in high myopia. Invest Ophthalmol Vis Sci, 2013;54: 2296–2304.

35. Shoji T, Nagaoka Y, Sato H, et al. Impact of high myopia on the performance of SD-OCT parameters to detect glaucoma. Graefes Arch Clin Exp Ophthalmol, 2012; 250:1843–1849.

36. Kimura Y, Hangai M, Morooka S, et al. Retinal nerve fiber layer defects in highly myopic eyes with early glaucoma. Invest Ophthalmol Vis Sci, 2012; 53:6472–6478.

37. Usui S, Ikuno Y, Miki A, et al. Evaluation of the choroidal thickness using high-penetration optical coherence tomography with long wavelength in highly myopic normal-tension glaucoma. Am J Ophthalmol, 2012; 153:10–16.

38. Kim HS, Park KH, Jeoung JW, et al. Comparison of myopic and nonmyopic disc hemorrhage in primary open-angle glaucoma. Jpn J Ophthalmol, 2013;57:166–171.

39. Kim MJ, Kim SH, Hwang YH, et al. Novel screening method for glaucomatous eyes with myopic tilted discs: the crescent moon sign. JAMA Ophthalmol, 2014.2860. [Epub ahead of print]

40. 张敏芳, 孟晓红, 冉黎等. 高度近视 RNFL 厚度在诊断原发性开角型青光眼中的临床意义. 中国实用眼科杂志, 2010; 28:969–971.

41. Perdicchi A, Iester M, Scuderi G, et al. Visual field damage and progression in glaucomatous myopic eyes. Eur J Ophthalmol, 2007; 17:534–537.

42. Lee YA, Shih YF, Lin LL, et al. Association between high myopia and progression of visual field loss in primary open-angle glaucoma. J Formos Med Assoc, 2008; 107:952–957.

43. Galassi F, Sodi A, Ucci F, et al. Ocular haemodynamics in glaucoma associated with high myopia. Int Ophthalmol, 1998; 22:299–305.

44. Samra WA, Pournaras C, Riva C, et al. Choroidal hemodynamic in myopic patients with and without primary open-angle glaucoma. Acta Ophthalmol, 2013; 91:371–375.

45. Vetrugno M, Cantatore F, Ruggeri G, et al. Primary open angle glaucoma: an overview on medical therapy. Prog Brain Res, 2008; 173:181–193.

46. Stein JD, Challa P. Mechanisms of action and efficacy of argon laser trabeculoplasty and selective laser trabeculoplasty. Curr Opin Ophthalmol, 2007; 18:140–145.

47. Wong MO, Lee JW, Choy BN, et al. Systematic review and meta-analysis on the efficacy of selective laser trabeculoplasty in open-angle glaucoma. Surv Ophthalmol, 2015; 60:36–50.

48. Kagan DB, Gorfinkel NS, Hutnik CM. Mechanisms of selective laser trabeculoplasty: a review. Clin Experi-

ment Ophthalmol, 2014; 42:675–681.

49. Meyer JJ, Lawrence SD. What's new in laser treatment for glaucoma? Curr Opin Ophthalmol, 2012; 23:111–117.

50. Ishida K. Update on results and complications of cyclophotocoagulation. Curr Opin Ophthalmol, 2013; 24:102–110.

51. Lin SC. Endoscopic and transscleral cyclophotocoagulation for the treatment of refractory glaucoma. J Glaucoma, 2008; 17:238–247.

第六章

高度近视黄斑裂孔性视网膜脱离的手术治疗

高度近视是引起视网膜病理改变的常见原因之一。高度近视眼视觉质量低，可致盲。因此，日渐增多的高度近视人群对社会产生的负担越来越重。高度近视可引起多种视网膜病变，其中黄斑部的病理改变因其可致盲而显得尤为重要，用眼底镜检查可以查到的病变包括：后巩膜葡萄肿、黄斑前膜、黄斑板层裂孔、黄斑全层裂孔、黄斑裂孔伴视网膜脱离、视网膜下新生血管及出血等。在这些病理改变中，高度近视黄斑裂孔多数伴有视网膜脱离，对视力的损害较为严重，并且发生率较高。黄斑裂孔性视网膜脱离是一种特殊类型的裂孔性视网膜脱离，是黄斑全层裂孔形成后，液化的玻璃体经此孔到达视网膜神经上皮层下而造成的。临床上，特发性黄斑裂孔较少出现视网膜脱离，广泛的视网膜脱离通常见于由高度近视和眼外伤引起的黄斑裂孔，且女性比例显著高于男性。

第一节　高度近视黄斑裂孔性视网膜脱离的发病机制

高度近视黄斑裂孔性视网膜脱离发病机制尚未完全阐明。主要有以下两个学说：

（1）玻璃体后皮质和/或黄斑区前膜对黄斑的切线牵拉力，同时伴有后巩膜葡萄肿，视网膜色素上皮、脉络膜的萎缩。其中切线方向的牵拉力是主要因素。

（2）高度近视伴有的后巩膜葡萄肿，使后极部逐渐伸展，黄斑区视网膜、脉络膜变薄，视网膜相对的延展性不足，产生了视网膜神经上皮与色素上皮分离的力量。同时，两层之间的黏附力下降，从而导致视网膜脱离。

第二节　高度近视黄斑裂孔性视网膜脱离的临床表现

主要表现为显著的视力下降,部分中心视野的缺失,视物变形,最后发展为极小的视野范围。部分患者早期可以有闪光感症状,逐渐加重。高度近视患者多视力欠佳,故绝大部分是偶然发现,导致延误治疗。

第三节　高度近视黄斑裂孔性视网膜脱离的临床检查

高度近视黄斑裂孔性视网膜脱离的眼科检查,建议双眼散瞳后在裂隙灯显微镜下应用 78D/90D 前置镜或者三面镜检查,可以看到黄斑区的视网膜光带断裂,透过黄斑区可以看到裸露的脉络膜,调整裂隙灯可以看到神经上皮脱离、玻璃体液化等情况(图 6-1)。

B 超检查显示眼轴明显延长,玻璃体液化或变性,视网膜局限脱离,后巩膜葡萄肿等典型表现(图 6-2)。

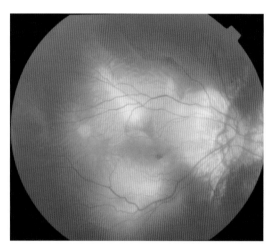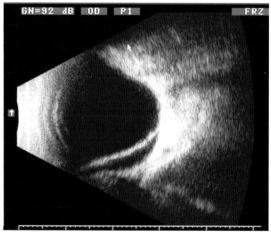

图 6-1　眼底照相显示后极部视网膜隆起,有轻微皱褶,黄斑区裂孔

图 6-2　B 超显示眼轴明显延长,视网膜局限脱离,后巩膜葡萄肿

光学相干断层成像(OCT)为临床诊断的金标准:表现为视网膜神经上皮层隆起,可有囊性改变,光带中可见断裂,为黄斑裂孔位置,下方为液性无反射暗区(图 6-3)。若脱离范围较大,隆起度高,不能扫描到视网膜色素上皮层。

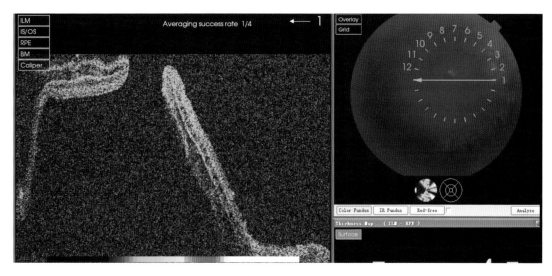

图 6-3　OCT 图像 神经上皮脱离,光带不连续

第四节　高度近视黄斑裂孔性视网膜脱离的手术治疗

高度近视黄斑裂孔性视网膜脱离严重影响患者的中心视功能,故一旦确诊,应该尽早手术。尽快使神经上皮恢复与色素上皮的解剖关系,有利于术后视功能的恢复与保留。

高度近视黄斑裂孔性视网膜脱离,因其后极部脉络膜萎缩、后巩膜葡萄肿、眼轴延长等, 故治疗存在一定的难度。主要原因有脉络膜视网膜萎缩区域缺乏视网膜色素细胞,使视网膜黏附力降低;后巩膜葡萄肿的牵拉,视网膜延展力的下降,降低了视网膜附着力,视网膜不能复位。同时,黄斑裂孔的存在,神经上皮缺失,导致即使术后视网膜复位良好,但视功能却不能改善。

对于高度近视黄斑裂孔性视网膜脱离,应按其适应证选择不同的手术方式,才能达到较好的解剖与功能复位, 通常建议应根据以下几点选择: ①发病时间与黄斑裂孔大小;②近视程度与后巩膜葡萄肿的有无;③是否为"白孔"(伴有视网膜脉络膜,色素上皮的萎缩);④黄斑裂孔合并周边视网膜裂孔情况;⑤患者的要求与经济状况等,也要充分考虑。 常用的高度近视黄斑裂孔性视网膜脱离的手术治疗方法有以下几种。

1.后巩膜扣带术

后巩膜加固术(PSR),又称巩膜后兜带术、后巩膜支撑术或后巩膜加强术,是应用异体或自体的生物材料或人工合成材料垫压眼球后极部巩膜, 以期恢复视网膜的正常结构的一种手术。这种方式还可以阻止高度近视的眼轴延长,延缓高度近视视网膜和脉络膜的变性及维持高度近视患者的视力。但因其手术损伤大,手术并发症多,现在临床上较少开展。但在高度近视的黄斑劈裂,特殊情况不能行玻璃体视网膜手术等情况下仍可以应用。

2.单纯玻璃体腔注气术

通过玻璃体腔注射空气或者惰性气体,要求患者体位的配合,来达到视网膜复位的目的。因单纯玻璃体腔注气术简单安全,并可对复发病例实施,特别适合年老体弱的患者。如果是高度近视患者,眼底后极部有较为严重的脉络膜萎缩和黄斑中心凹玻璃体切线牵引,如果不是特别严重,采用注气术手术也可获得成功。

(1)**适应证**　发病时间较短;视网膜脱离范围较小、无黄斑中心凹玻璃体切线牵引、有玻璃体后脱离的患者。

(2)**手术方法**　手术可在表面麻醉下进行,0.4%盐酸奥布卡因表面麻醉两次,常规消毒铺巾,开睑器开眼,可使用1mL注射器(针头为28G或30G),距角巩膜缘4.0mm/3.5mm(人工晶体眼或无晶体眼)进针,注意方向为指向球心部,在瞳孔区看到针尖后,快速注入惰性气体(C3F8,SF6)0.2~0.7mL,最好不要超过1mL,或者消毒空气1~1.5mL。测眼压,如眼压很高则给予前房穿刺至眼压正常或略高,若需要加大注气量,可以提前给予20%甘露醇250mL静脉点滴,或者注气前给予前房穿刺,降低眼压。术毕,测术眼有无光感,再用抗生素眼膏涂眼。术后,采取严格俯卧位,使眼内气体顶压黄斑裂孔,大约3~7天视网膜可复位。根据气体吸收情况,可以改为侧卧位,直至气体完全消失,才可以仰卧位,以避免气体与晶状体接触导致并发性白内障的发生。

(3)**并发症**　主要为误伤晶状体,导致白内障发生。玻璃体积血、混浊、眼内炎、继发性青光眼、视网膜中央动脉阻塞等发生的概率很小。手术应该严格按照标准化流程操作,注气位置在睫状体平坦部,针头指向球心。

(4)**预后**　国内外的临床观察显示,视网膜复位率在75%左右。

3.玻璃体切除,内界膜剥离联合惰性气体填充术

1982年,Gonvers和Machemer等最早报道采用玻璃体切除,内界膜剥离联合惰性气体填充术成功治疗高度近视黄斑裂孔性视网膜脱离。

(1)**适应证**　视网膜脱离时间较短,无PVR或PVR A级,黄斑裂孔附近有视网膜前膜;单纯玻璃体腔注气术无效者;后巩膜葡萄肿不明显。

(2)**手术方法**　术前1小时用复方托吡卡胺充分散瞳,0.4%盐酸奥布卡因表面麻醉两次,常规消毒铺巾,2%利多卡因+0.75%丁哌卡因4mL球后麻醉,所有患者均采用标准三通道经睫状体扁平部后部玻璃体切割术(20G,23G,25G,25G⁺等)。如晶状体混浊影响手术视野时,可同时行晶状体超声乳化联合人工晶状体植入术。术中尽量切除全部玻璃体,彻底清除玻璃体后皮质及视网膜下液,染色剂辅助下进行内界膜剥离,气液交换,填充惰性气体(12%~14%C3F8,或18%~20%SF6)。移除套管针或使用8/0尼龙线缝合巩膜和结膜切口。术毕,结膜囊内涂激素抗生素眼膏。术后,坚持面向下体位两周。气体吸收慢者,适当延长面向下体位时间。

(3)**术中并发症**　在进行内界膜撕除的过程中,有可能导致医源性裂孔的发生、黄斑裂孔的扩大、晶状体的损伤等。一旦发生医源性裂孔,应当尽量激光封闭。

(4)**术后并发症**　核性白内障的发生、一过性的高眼压、眼压高导致的视网膜动静脉阻塞、眼内炎等。

临床常用视网膜染色剂:① 吲哚青绿(ICG)是一种无毒三碳花青苷染料,着染内界膜呈淡绿色。常用浓度有2.5g/L和5g/L。② 台盼蓝(TB)是一种高分子量的活性染色剂,着染内界膜呈淡蓝色,临床常用浓度为1g/l;③曲安奈德(TA)白色颗粒可附着于玻璃体、视网膜前膜和视网膜内界膜,能清晰辨认和更为安全彻底的剥除,临床常用浓度有40mg/mL、50mg/mL;④靓蓝,内界膜被染色为淡蓝色,常用规格为0.25mg/mL,使用中无需稀释,毒副作用小,染色效果好。

(5)**预后**　目前的临床研究结果显示,1次手术的视网膜复位率在60%~90%之间。

病例一:女性,68岁,"左眼视力下降10天"来诊。

入院诊断:高度近视黄斑裂孔性视网膜脱离OS,老年性白内障OU(图6-4,图6-5)。

治疗:25G⁺微创系统局麻下行左眼玻璃体切除,内界膜剥离联合白内障超声乳化人工晶状体植入,C3F8填充术(图6-6)。

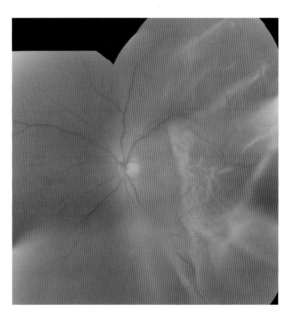

图6-4　术前眼底照相,可见颞侧视网膜隆起明显,隐约可见黄斑裂孔

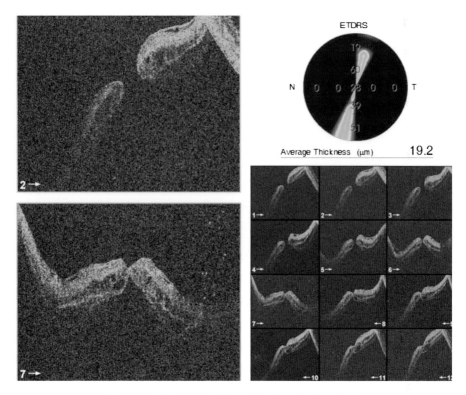

图 6-5　术前 OCT,可见神经上皮隆起,光带不连续

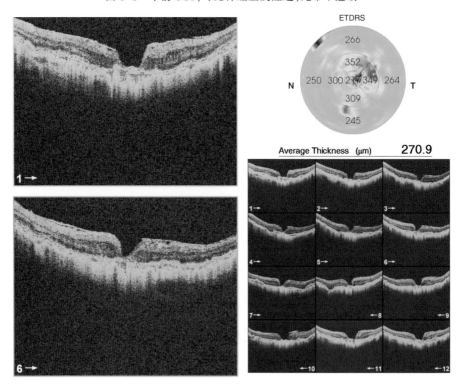

图 6-6　术后一月 OCT,可见神经上皮与色素上皮贴敷,轻微水肿,黄斑区形态

4. 玻璃体切除,内界膜剥离联合硅油填充术

(1)*适应证*　视网膜脱离时间长,合并 PVR　B 级以上,视网膜有固定皱褶;黄斑裂孔附近有视网膜前膜;玻璃体腔气体填充无效者;复发的病例;"白孔"。

(2)*手术方法*　术前 1 小时用复方托吡卡胺充分散瞳,再用 0.4%盐酸奥布卡因表面麻醉两次,常规消毒铺巾,2%利多卡因+0.75%丁哌卡因 4mL 球后麻醉,所有患者均采用标准三通道经睫状体扁平部后部玻璃体切割术(20G,23G,25G,25⁺G 等)。如晶状体混浊影响手术视野时,同时行晶状体超声乳化联合人工晶状体植入术。术中尽量切除全部玻璃体,彻底清除玻璃体后皮质及视网膜下液,染色剂辅助下进行黄斑区视网膜前膜和/或内界膜剥离,气液交换。必要时,在黄斑裂孔边缘或孔旁脉络膜萎缩区边缘,用眼底激光光凝,直径 100μm 的小光斑,避免伤及视盘黄斑束。填充硅油。移除套管针或使用 8/0 尼龙线缝合巩膜和结膜切口。术毕,结膜囊内涂激素与抗菌术眼膏。术后,坚持面向下体位 1~2 周。根据视网膜复位情况,3~6 个月行硅油取出术。

(3)*术后并发症*　①硅油并发性白内障是手术后的最常见并发症为 30%~ 100%,主要与硅油接触晶状体影响其代谢有关。②硅油继发青光眼:其确切发病机制不清楚,有些学者认为是硅油乳化颗粒阻塞了小梁网或硅油机械性阻滞瞳孔所致,还有术后一过性的高眼压反应。③继发性黄斑前膜形成,主要好发于眼压高的眼。

(4)*内界膜剥除技巧*　在高度近视患者中,内界膜较正常人眼更薄,更易破碎,且因视网膜脱离而粘连紧密难于剥离, 故强调视网膜染色剂的应用。现 25G 的内界膜镊咬合度好,轻便易于操作,在娴熟的手术技巧配合下, 可以剥除视网膜前膜和内界膜。如果不能完全剥除,建议尽量放射状剥离部分, 以缓解对黄斑裂孔的牵拉张力。注意尽量避免出现后极部的医源性裂孔(图 6-7~6-10)。

(5)*预后*　目前的临床研究结果,1次手术的视网膜复位率在 90%以上。硅油取出后的视网膜脱离复发率小于 10%,少数病例形成硅油依赖眼。

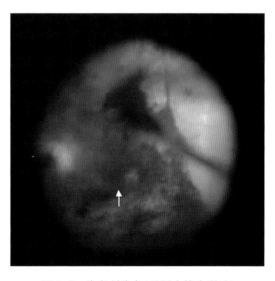

图 6-7　染色剂染色(见图中箭头所示)

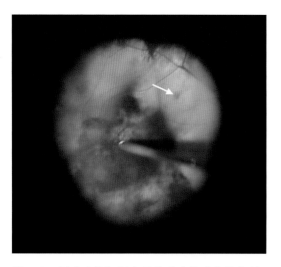

图 6-8 用玻璃体切割头吸除玻璃体腔的染色剂，可见视网膜已经着色(见图中箭头所示)

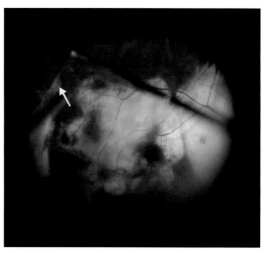

图 6-9 应用视网膜镊剥离玻璃体后皮质（见图中箭头所示），可见视网膜随之飘动

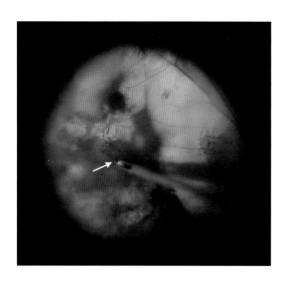

图 6-10 应用视网膜镊剥离内界膜，没有后皮质的骚扰可见透明的内界膜(见图中箭头所示)

病例二：女性，72 岁，"左眼视力下降 20 天"来诊。

入院诊断：高度近视黄斑裂孔性视网膜脱离 OS，老年性白内障 OU(图 6-11，图 6-12)。

治疗：25G⁺微创系统局麻下行左眼玻璃体切除，内界膜剥离联合白内障超声乳化人工晶状体植入，硅油填充术(图 6-13，图 6-14)。

因疾病的病程，黄斑裂孔的大小，有无"白孔"，手术方式的选择及术者的技术水平均可以影响预后，故建议在技术保证的前提下，一旦确诊，尽早手术。

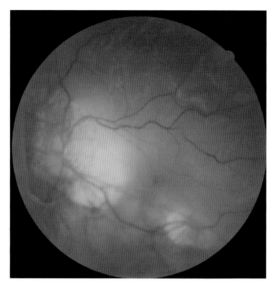

图 6-11　术前眼底照相:可见颞侧视网膜隆起明显,黄斑裂孔,脉络膜萎缩

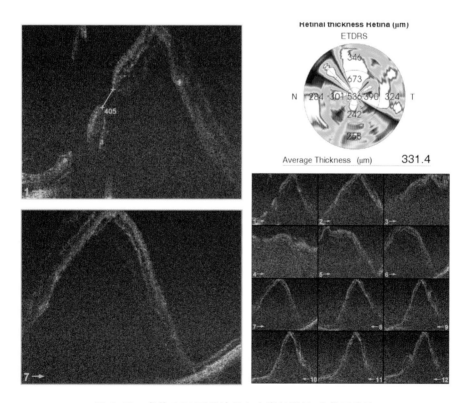

图 6-12　术前 OCT 可见神经上皮隆起明显,光带不连续

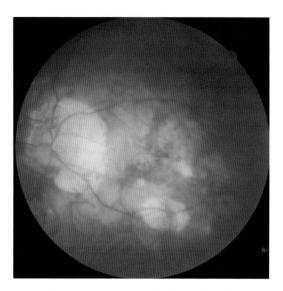

图 6-13　术后眼底照相:可见视网膜复位,脉络膜萎缩,少许出血点

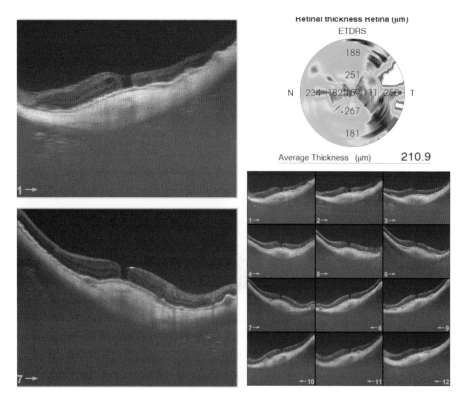

图 6-14　术后一月硅油下 OCT:可见神经上皮与色素上皮贴敷,轻微水肿,脉络膜增厚

参考文献

1. Jeroni Nadal, Md, Paula Verdaguer, Md, Maria I. Canut, Md. Treatment of retinal detachment secondary to macular hole in high myopia.Retina, 2012, 32:1525‐1530.

2. Raffaele Mancino, Md, Elena Ciuffoletti, Md, Alessio Martucci, Md, et al. Anatomical And Functional Results Of Macular Hole Retinal Detachment Surgery In Patients With High Myopia And Posterior Staphyloma Treated With Perfluoropropane Gas Or Silicone Oil.Retina, 2013, 33:586‐592.

3. Hye S. Jeon, Md, Ik S. Byon, Md, Sung W. Park, Md, et al. Extra macular drainage of subretinal fluid during vitrectomy for macular hole retinal detachment in high myopia. Retina, 2014, 34:1096‐1102.

4. Mehmet Y. Teke, Md, Melike Balikoglu-Yilmaz, Md, et al. Surgical outcomes and incidence of retinal redetachment in cases with complicated retinal detachment after silicone oil removal.Retina, 2014, 34:1926‐1938.

5. Hisako Hayashi, Md, Shoji Kuriyama, Md. Foveal microstructure in macular holes surgically closed by inverted internal limiting membrane flap technique. Retina, 2014, 34:2444‐2450.

6. Masato Fujikawa, Md, Hajime Kawamura, Md, Masashi Kakinoki, Md, et al. Scleral imbrication combined with vitrectomy and gas tamponade for refractory macular hole retinal detachment associated with high myopia. Retina, 2014, 34:2451‐2457.

7. Luis Arias, Md, Phd, Jose M. Caminal, Md, Phd, et al. Autofluorescence and axial length as prognostic factors for outcomes of macular hole retinal detachment surgery in high myopia. RETINA, 2015, 35:423‐428.

8. Hideo Nakanishi, Shoji Kuriyama, Isao Saito, et al. Prognostic Factor Analysis in Pars Plana Vitrectomy for Retinal Detachment Attributable to Macular Hole in High Myopia: A Multicenter Study. Am J Ophthalmol, 2008, 146:198‐204.

9. Akira Nishimura, Masayo Kimura, Yoshiaki Saito, et al. And Kazuhisa Sugiyama. Efficacy of Primary Silicone Oil Tamponade for the Treatment of Retinal Detachment Caused by Macular Hole in High Myopia. Am J Ophthalmol, 2011, 151:148‐155.

10. Shoji Kuriyama, Hisako Hayashi, Yoko Jingami, et al. Naofumi Kuramoto, Joe Akita, And Miho Matsumoto. Efficacy of Inverted Internal Limiting Membrane Flap Technique for the Treatment of Macular Hole in High Myopia. Am J Ophthalmol, 2013, 156:125‐131.

11. Anniken Burés-Jelstrup, Micol Alkabes, Maria Gómez-Resa, et al. Visual and anatomical outcome after macular buckling for macular hole with associated foveoschisis in highly myopic eyes.Br J Ophthalmol, 2014, 98:104‐109.

12. Tsung-Tien Wu, Ya-Hsin Kung. Comparison of anatomical and visual outcomes of macular hole surgery in patients with high myopia vs. non-high myopia:a case-control study using optical coherence tomography. Graefes Arch Clin Exp Ophthalmol, 2012, 250:327‐331.

13. 周芬, 任增金, 王瑞华等.23G 和 20G 玻璃体切除术治疗高度近视黄斑裂孔性视网膜脱离疗效比较. 中国实用眼科杂志, 2014, 32(001): 32–36.

14. 魏勇, 李宇, 毕春潮等.极高度近视黄斑裂孔性视网膜脱离手术后 C3F8 与硅油填充的疗效比较.中华眼底病杂志, 2013, 29(2): 155–158.

15. 张喜梅, 徐晓莉.吲哚青绿染色联合 25 G 微创玻璃体切割术治疗高度近视眼黄斑裂孔视网膜脱离的疗效观察.中国药物与临床, 2014, 14(7): 986–988.

17. 魏勇, 王润生, 朱忠桥, 等.内界膜剥除对适度高度近视黄斑裂孔性视网膜脱离视网膜复位及裂孔闭合的影响.中华眼底病杂志, 2013, 29(002): 151–154.

18. 楚艳华, 刘蓓, 王莹等.内界膜剥除联合硅油填充治疗高度近视黄斑裂孔视网膜脱离的临床观察.中华眼底病杂志, 2013, 29(002): 146–150.

19. 魏勇, 王润生, 朱忠桥等.不同程度高度近视黄斑裂孔性视网膜脱离玻璃体切割手术后疗效比较.中华眼底病杂志, 2013, 29(2): 142–145.

20. 王晒, 刘小强, 徐鼎等. 频域光学相干断层扫描评估高度近视黄斑裂孔眼硅油取出术后裂孔复发的风险.中华实验眼科杂志, 2013, 31(005): 477–481.

21. 魏勇, 李宇, 毕春潮等.曲安奈德及吲哚青绿双重染色在高度近视黄斑裂孔性视网膜脱离玻璃体视网膜术中作用.中华实验眼科杂志, 2013, 31(011): 1431–1434.

22. 于燕, 柯根杰, 谢驰等. 无染色剂辅助的玻璃体联合手术治疗高度近视黄斑裂孔视网膜脱离的临床观察.临床眼科杂志, 2013, 21(6): 487–489.

23. 黄新华, 吕林, 张静.高度近视眼黄斑裂孔视网膜脱离的手术治疗.中国实用眼科杂志, 2005, 23(8): 828–829.

24. 张喜梅, 张皙, 曹差风.高度近视眼黄斑孔性视网膜脱离的手术治疗.眼外伤职业眼病杂志, 2003, 2: 019.

25. 肖云, 高晓唯, 蔡雪虹等. 高度近视黄斑裂孔性视网膜脱离玻璃体手术 56 例. 国际眼科杂志, 2005, 5(1): 121–122.

第七章

高度近视固定性内斜视的手术治疗

高度近视固定性内斜视是一种特殊类型的斜视,又称为重眼综合征。在高度近视患者中的发病率为 3%~8%。其斜视度数常进行性增加,晚期多合并下斜视。1967 年,Ward 首先描述了重眼现象;1969 年,Hugonnier 与 Magnard 首次将这种特殊类型斜视加以报道。20 世纪 90 年代,伴随影像学技术的发展,人们对该病得以进一步认识,多位学者通过 CT 与 MRI 观察发现,高度近视合并固定性内斜视患者眼球增大,眶内眼外肌位置发生改变,表现为外直肌向下移位,上直肌向鼻侧移位。由于眼球固定于内下转位,各个方向运动均受限,角膜光学区陷入内眦后,会导致功能性盲,严重影响患者生活。

第一节　高度近视固定性内斜视的发病机制

Ward 描述重眼现象时,将斜视产生的原因归结为高度增大的眼球过重,"下沉"到了下眶部,但这种推断无法解释眼球运动受限的问题。此后,大量临床研究发现,该认识并不准确。目前,认为 Pulley 结构结缔组织的退化与外直肌、上直肌的移位是引起高度近视固定性斜视的主要原因。

一、Pulley 结构结缔组织的退化

Pulley 结构由 Joel M. Miller 第一次提出, 它位于眼球赤道部眼外肌穿过 Tenon 囊处,由胶原纤维、弹性纤维和平滑肌组织构成。Pulley 结构生理功能包括两方面:一方面它是直肌肌肉作用的功能起点;另一方面它在眼球向各个方向转动时,限制了眼外肌在

巩膜上的滑动。四条眼外直肌有各自的 Pulley 结构,每个直肌 Pulley 结构之间存在连接带,称为 Pulley 联结带,其成分也是结缔组织。四条 Pulley 联结带把不同直肌的 Pulley 连接在一起。外直肌-上直肌 Pulley 连接带起自上直肌 Pulley 外侧缘,止于外直肌 Pulley 的上缘。它容易发生退行性改变,是高度近视固定性内斜视中外直肌下移的主要原因。进一步研究发现,颞上方的外直肌-上直肌 Pulley 连接带在所有 Pulley 连接带中最为薄弱,只有一层肌间膜结构,弹性纤维和平滑肌组织不发达。因此,该部位的肌间隔更容易破坏,眼球发生后巩膜葡萄肿及不规则的形状改变时,会沿着这层薄弱的肌间隔向外凸出,从而限制眼球运动。一项对高度近视伴发或不伴发限制性内斜视患者 MRI 研究显示,伴发斜视组 Pulley 位置改变明显,不伴发限制性内斜视患者改变不明显,说明外直肌-上直肌 Pulley 连接带薄弱是高度近视内斜发生的解剖学基础。如果 Pulley 组织与结构的完整性被破坏,就会使眼外肌在眼球运动过程中过度移位,导致肌肉间对眼球的作用力不平衡。Rutar 对上转和外转受限老年人的结缔组织行组织学和影像学检查均发现外直肌-上直肌 Pulley 连接带结构退化。这也从另一个侧面反映了高度近视产生的内下斜视及上外转受限与外直肌-上直肌 Pulley 连接带有着密切的关系。另一项研究发现,高度近视中巩膜的改变与外直肌-上直肌 Pulley 连接带的退化都与胶原的病理性改变相关。因此,高度近视中胶原组织的病理改变引发后巩膜葡萄肿、眼外肌 Pulley 组织的改变及眼外肌 Pulley 连接带结构退化,从而使肌肉的走行发生改变。综上所述,Pulley 结缔组织的退化在高度近视固定性内斜视的发病中起着重要作用。

二、外直肌、上直肌的移位

外直肌、上直肌的移位是随着影像学技术在眼科的应用逐渐被认识到的。早期 Bagolini 认为,眼球发生后巩膜葡萄肿及不规则的形状改变后会增加对外侧眶壁的压力,这可能会对眼外肌造成肌源性麻痹。而 Demer 认为,眼球后部与眶尖骨壁接触可能是眼球运动受限的原因。Krzizok 的研究结果带来新的突破,他发现高度近视性斜视患者的外直肌在眼眶的前部和中部向颞下方移位了 3.4mm, 这可能是高度近视患者产生内下斜视的原因。但是,外直肌下移的原因仍不明确。此外,尽管外直肌的下移位会使产生内转的力量增强而使眼球外转的力量减弱,却并不能完全解释外转及上转同时受限,尤其是眼位的固定。通过更加深入的研究,Aoki 发现高度近视固定性内斜视患者的上直肌位置也有改变,且眼球的后部发生了颞上方脱位。随后,许多学者均报道在高分辨率 MRI 上发现高度近视患者外直肌及上直肌肌肉走行的改变,伴有眼球从颞上方的肌椎中脱出,并且肌肉移位程度与斜视程度相关。但肌肉止端的位置并未改变。外直肌的下移使外直肌的外转作用减弱的同时产生下转作用；上直肌的鼻侧移位也使上直肌的上转作用减弱，此外，还产生内转作用。眼球固定于内下转眼位，并随着时间的延长逐渐加重。研究发现，肌肉走行的移位是由于眼球后极部膨出而向颞上方脱出于肌锥造成的。当眼轴达到一定长度，眼球拉长的倾向超过了肌间结缔组织的保护作用而产生后巩膜葡萄肿，葡萄肿挤压肌锥间隙并通过颞上方的薄弱点向外脱出，脱出的眼球对眼外肌产生牵拉，造成其移位。

第二节　高度近视固定性内斜视的临床表现

高度近视固定性内斜视多见于 60 岁以上患者，病程长，多为渐进性改变。其严重程度与病程相关。临床上，对于已确诊为高度近视的患者，出现内斜与眼球运动障碍时，应想到本病的可能。

一、症状

(一)复视与混淆

这是早期患者首先注意到的由于眼位分离所引起的症状。复视指外界同一物体的影像投射在两眼视网膜非对应点上，即注视眼黄斑中心凹与斜视眼周边视网膜某位置，中心凹的物象在正前方，周边视网膜的物象在另一视觉方向上，所以被大脑知觉为两个物体。混淆是指外界不同物体分别投射在两眼黄斑中心凹，两个不同其他物象在视皮质无法融合。随着病程进展，复视与混淆症状可以自行好转。

(二)异常投射

即所谓过指现象，当患者用患眼注视物体并试图用手接触该物体时，手不能准确地接触该物体，而偏向麻痹肌的作用方向，移位的距离比实际斜度还大。

(三)其他

眼性眩晕与步态不稳。

二、体征

(一)眼球运动限制

眼球在各个运动方向上运动受限，尤其外转上转明显，常常不过中线，早期眼球尚

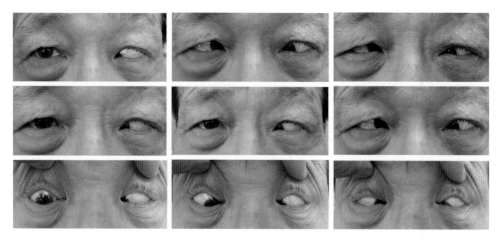

图 7-1　眼球运动受限：九个诊断眼位图

可以转动,晚期会呈固定状态(图 7-1)。

(二)眼位偏斜

眼位向内下偏斜。角膜映光法检查斜视角多超过 40°。

(三)第一与第二斜视角不等

如果单侧发病或双侧病程发展不一致时,会导致斜视角不一致。健眼注视患眼偏斜为第一斜视角,患眼注视健眼偏斜为第二斜视角,第二斜角大于第一斜角。如果患者患眼视力较好,常会使用第二斜角注视,往往给人以健眼斜视明显的印象而造成误诊。

(四)代偿头位

代偿头位是利用代偿固视反射来代偿眼球运动限制,以至在一定视野内获得视功能的一种异常姿势。高度近视固定性内斜视代偿头位为面转向外直肌作用方向,视线向对侧视野。如上转受限明显,则头位表现为下颌上抬。

三、特殊检查

(一)超声检查

A 超测量眼轴常常超过 30mm,B 超检查可发现不规则的后巩膜葡萄肿。

(二)CT 或 MRI 检查

显示眼球后极部向颞侧倾斜,外直肌向颞下移位,上直肌向鼻侧移位(图 7-2)。

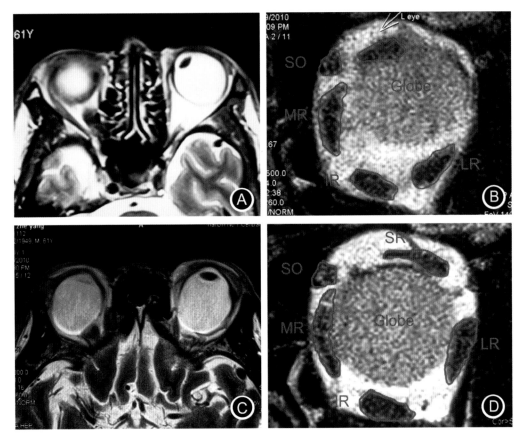

图 7-2　手术前后眼眶及眼外肌 MRI 成像比较。(A)为双侧眼眶冠状位 T2 加权像,显示术前左眼球轴性扩张,后极部转向颞侧;(B)为左侧眼眶冠状位 T2 加权像,显示左眼上直肌鼻侧移位,外直肌向下移位;(C)为双侧眼眶冠状位 T1 加权像,显示术后左眼眼位恢复,颞侧可见硅胶带压迫切迹;(D)为左侧眼眶冠状位 T2 加权像,显示术后上直肌和外直肌移位被矫正

(三)牵拉试验

早期如内直肌挛缩不明显,被动牵拉眼球时,可以超过中线。晚期内直肌挛缩明显后,被动牵拉眼球使其向外向上活动将非常困难。

四、诊断

结合病史症状、体征及影像学资料诊断并不困难,系统回顾患者的老照片对诊断本病颇有裨益。对于已确诊为高度近视的患者,出现内斜及眼球运动障碍时,应考虑本病。有一点要特别强调:在做出诊断之前,必须有相关的影像学检查,有明确的证据排除其他病因(如颅内占位、眶内占位、甲状腺相关眼病、眼眶壁骨折、肌无力症眼外肌型等疾病),以免延误诊断治疗。

第三节　高度近视固定性内斜视的治疗及预后

一、手术治疗及术式选择

严重的固定性内斜视眼球极度内转导致瞳孔被内眦遮挡,患者不能视物,手术治疗的意义是,在改变眼位的同时,还要恢复患者视物功能,尽可能恢复眼球的运动功能。其手术适应证主要包括:

(1)眼球光学区陷入内眦区,无法保持正位注视而造成的功能性盲。

(2)合并老年性白内障、青光眼等疾病,但由于眼球极度内斜而无法进行内眼手术者。

(3)视功能尚可,但眼球运动受限明显造成代偿头位者。

(4)单眼或双眼内斜进行性加重和眼球运动受限进行性加重。

(5)改善外观意愿强烈者。

(一)传统的术式

内外直肌后退-缩短术能在一定程度上改善眼位的偏斜,却只能将眼球固定在第一眼位,眼球运动受限改善不明显,并且术后随访发现容易复发,重新产生大角度的偏斜。常规手术只能在疾病早期或斜视度数较小,且没有明显眼球活动受限时,采用。如果后期仍然采用该术式容易导致原本下斜的眼位加重下斜,因为对移位的外直肌行缩短术,虽然可以加强外转,但同时也加强了下转。对于外转功能严重受限的患者,有学者主张采用 Jensen 术式,即上下直肌的移位加内直肌的后退,从而加强眼球外展的力量而减弱内收的力量。此外,还有外直肌眶骨膜固定术等。以上的手术方式并非针对固定性内斜视的发病机制,斜视矫正效果及眼球运动功能均不佳,同时容易复发。2002 年,Yamada 曾采用一种有效改善固定性内斜视眼位的术式。其将外直肌和上直肌一半转位至角巩缘后 7mm,右眼 11 点钟位置或左眼 1 点钟位置,从而使肌肉的走行正常化。同时,将同侧的内直肌后退以改善眼球外转功能。之后,相继有该术式的改良并应用于高度近视性固定性斜视的报道。也有报道,将一例严重固定性内斜视患者双眼上直肌、外直肌半转位至两肌肉之间距角巩膜缘后 7mm 处,同时,将两条肌肉在新的肌止端后 15mm 处连接,最后,对内直肌行超常量(10mm)后退,在一定程度上矫正了患者斜视以及改善了眼球运动状况。但这不是一种符合正常眼外肌及周围组织解剖结构的手术方式,不能使脱位的眼球还纳至肌椎内。因此,很可能斜视再复发。

(二)Yokoyama 术式

Yokoyama 首先提出,可以将上直肌和外直肌联结的 Yokoyama 术。这是一种最符合解剖结构和针对发病机制的术式;它使上直肌和外直肌的作用方向恢复正常,上直肌和外直肌连接的部分相当于肌间的连接带,对扩张的眼球起到支撑的作用;它可以将眼球推回到肌椎内,解除眼球运动的机械干扰,因此效果最稳定。术后眼位改善的同时,使眼球获得一定的活动,更加方便患者的日常生活。不同学者研究探讨了 Yokoyama 手术的具体操作方式,并进行了不同程度的改进:将外直肌和上直肌纵向劈开或不分开;外直肌、上直肌联结处以不可吸收缝线固定或不固定于巩膜;连接处硅胶环固定或不固定;肌肉连接的位置也不尽相同。至今为止没有共识,但是手术原理得到公认,并且术后疗效均可。Basmak 等将固定性内斜视患者上直肌、外直肌在肌止端后 15mm 处用不可吸收缝线联结,同时双眼内直肌行超常量后退,随访 2 年效果均满意。Ahadzadeghant 对严重固定性内斜视患者行肌肉联结术,其将上直肌及外直肌对半劈开,长度从肌止端一直延伸到赤道部以后。然后,将外直肌上半部分与上直肌颞侧半部分采用不可吸收缝线在角巩膜缘后 16mm 处联结,但不固定在巩膜上,同时内直肌行超常量的后退。术者认为,高度近视眼巩膜变薄,联结处不固定减少了术后巩膜穿孔的危险。这种改良术式可以减少眼前节的缺血,因为未固定的另一半上直肌和外直肌仍然可以供血,由于联结的肌肉不固定,也减少了巩膜穿孔的危险。有学者比较了固定性内斜视患者术前术后的磁共振检查结果,术后眼球还纳到肌椎内,且长期随访未发现复发。也有学者将上直肌和外直肌用硅胶带替代缝线固定,减少了肌肉的损伤,更安全和可逆。

内直肌的后退不是手术必需的步骤,当上外直肌连接,眼球还纳回肌椎之后,如果仍然存在内斜及外展功能受限,则再行相应的内直肌后退术。

(三)手术操作的细节

(1)术前应做牵拉试验,如眼球运动受限明显,应先选择内直肌后徙术,球结膜切口宜采用角膜缘切口,便于更好的暴露挛缩的内直肌。

(2)在内直肌附着点下缘外 2mm 处,用剪刀将眼球筋膜各剪开,直达巩膜。要充分暴露巩膜。

(3)斜视钩伸入眼外肌与巩膜之间,滑动进入内直肌下方并从对侧穿出。如斜视钩顶着眼球筋膜,可用剪刀剪开。必须将整个内直肌勾住,不能遗留肌束,如不确认,可反复勾取 2~3 次。内直肌挛缩明显时,可采用带有缝合槽的斜视钩,有利于勾全内直肌。

(4)沿内直肌附着点上、下缘,向后剪开节制韧带及肌间膜,充分暴露内直肌。

(5)在内直肌附着点后2.5mm,在肌腱上、下两端,各预置肌腱1/3宽的双套环缝线,平展肌肉。

(6)从附着点处剪断内直肌,应分2~3次剪断,避免损失肌腱及肌肉意外滑脱。

(7)以两脚规测定欲徙后的距离,可采用全悬吊或半悬吊的方式。以两脚规之一脚轻压巩膜做一压痕作为标记。

(8)采用全悬吊方法时,应将断端缝合固定于巩膜原附着点。半悬吊时,将断端缝合固定于巩膜新附着点处,一般选择在原附着点后5mm。

(9)缝线打可调整结,观察矫正运动受限是否满意,不满意时,再作调整。

(10)做肌肉连接手术时,采用大的角膜缘切口,并分离结膜、Tenon囊,暴露外直肌整个附着点及上直肌侧附着点。

(11)采用硅胶带时,可应用5-0不可吸收缝线,于颞上象限2点位角膜缘后12mm预置硅胶带(240+270环扎带),并做套袖形成硅胶环,包绕外直肌和上直肌肌腹,调整松紧程度以达到最佳效果。也可采用其他材料,如丝线、人工血管、瓣膜修补材料等连接肌肉,手术要点与上述步骤基本相同。

(四)术中注意要点

(1)肌肉两侧节制韧带及肌间膜应分离充分,以保证效果。

(2)充分分离内直肌肌鞘与泪阜之间的联系,以免发生泪阜退缩。

(3)切断肌腱时,应尽量靠近巩膜,以免减少肌腱长度。

(4)新附着点应与原附着点宽度基本相等及水平一致。

(5)肌肉预置缝线要包括肌鞘在内的肌腱整个厚度,并在保证不致滑脱的前提下,缝线尽量靠近断端约2.5mm处,不易太少,避免肌肉滑脱。

(6)高度近视患者的巩膜壁较薄,缝针要采用铲针。缝针穿过巩膜时,应只通过巩膜浅层0.2mm深,慎勿穿透巩膜。

(7)连接肌肉时,要注意勿结扎过紧,以防影响肌肉的血液循环。

(五)术中术后并发症的预防处理

1. 巩膜穿通

由于高度近视患者巩膜较薄,因此较多见的并发症是巩膜被缝针穿透,多发生在缝针穿过肌附着处和巩膜时。做预置硅胶带时,也可发生。常常由于进针角度过于垂直或因用力过大所致。有时,因选择缝针不当,如利刃在下面的弯针或圆针、三角形针及不锐利的钝头针都可造成穿孔。理想的缝针是弧度合适,利刃在两侧的铲形针。固定肌肉于巩膜时,不宜太深也不能太浅,过深易于穿透巩膜,太浅则固定不牢,以缝针在巩膜板层行进时,仍能看清其走行的深度为宜。使用眼科显微镜帮助良多。当缝针在有一定阻力的巩膜组织中行进时,术者突然有一种失控感,觉得缝针进入毫无阻力的空间时,很可能已穿透巩膜,应立即停止进针,退回缝针,仔细检查入口有无出血、色素组织或玻璃体脱出, 检查眼底有无破孔或出血, 无论穿孔或可疑穿孔均应对进针区作电烙或冷凝处理,以防止视网膜脱离。术后,应按预防眼内感染原则,静脉输入足量的抗生素,注意眼压及眼前节的变化。如有炎症除抗生素外,可适当给以激素。有出血时,可用止血剂。密切观察病情并行远期追踪。

2. 眼内炎

手术导致眼内感染非常罕见,主要见于眼球壁的穿通, 细菌侵入而造成,后果严重。由于眼前节缺血引起的炎症也罕见,如有发生,按眼内炎及时处理, 密切观察病情并行远期追踪(图 7-3,图 7-4)。

二、非手术治疗

光学辅助治疗:对因复视引起的生活不便的患者可采用光学的方法加以缓解。遮单眼虽然对缓解症状简单有效, 但破坏了患者正常的双眼视功能,延长患者恢复的时间。因此, 为患者配戴棱镜片就更为合理,可在患者基础屈光检查后,验配棱镜片,矫正水平和垂直斜视角。由

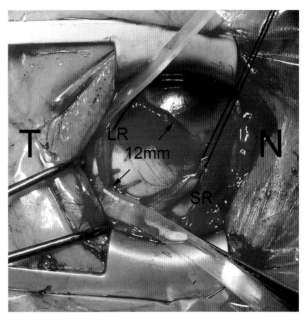

图 7-3 应用硅胶带改良 Yokoyama 术。术中硅胶带固定缝合于颞上象限,距角膜缘 12mm;上直肌和外直肌肌腹经硅胶带袖套联结,硅胶袖套改变其走形,限制直肌运动。LR:外直肌;SR:上直肌;T:颞侧;N:鼻侧

于患者斜视度随病情变化而变化,一般采用压贴棱镜片更为方便,还可根据不同时期的患者病情变化及时调整,来帮助患者缓解症状,维持正常双眼视功能。

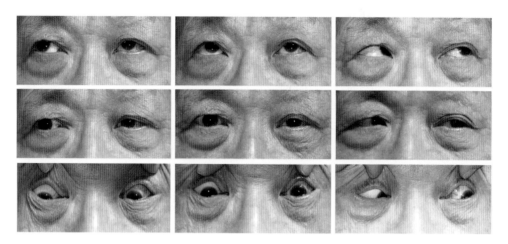

图 7-4　改良 Yokoyama 术后效果：九个诊断眼位图

参考文献

1. Krzizok TH, Kaufmann H, Traupe H. New approach in strabismus surgery in high myopia. Br J Ophthalmol, 1997, 81: 625-630.

2. Krzizok TH, Schroeder BU. Measurement of recti eye muscle paths by magnetic resonance imaging in highly myopic and normal subjects. Invest Ophthalmol Vis Sci, 1999, 40: 2554-2560.

3. Hayashi T, Iwashige H, Maruo T. Clinical features and surgery for acquired progressive esotropia associated with severe myopia. Acta Ophthalmol Scand, 1999, 77: 66‑71.

4. Yamaguchi M, Yokoyama T, Shiraki K. Surgical procedure for correcting globe dislocation in highly myopic strabismus. Am J Ophthalmol, 2010, 149: 341-346.

5. Sturm V, Menke MN, Chaloupka K, et al. Surgical treatment of myopic strabismus fixus: a graded approach. Graefes Arch Clin Exp Ophthalmol, 2008, 246: 1323-1329.

6. Lanthony P. The heavy eye syndrome. Bull Mem Soc Fr Ophtalmol, 1985, 96: 26-28.

7. Taylor R, Whale K, Raines M. The heavy eye phenomenon: orthoptic and ophthalmic characteristics. Ger J Ophthalmol, 1995, 4: 252-255.

8. Bagolini B, Tamburrelli C, Dickmann A, et al. Convergent strabismus fixus in high myopic patients. Doc Ophthalmol, 1990, 74: 309-320.

9. Ahadzadeghan I, Akbari MR, Ameri A, et al. Muscle belly union for treatment of myopic strabismus fixus. Strabismus, 2009, 17: 57-62.

10. Clark RA, Miller JM, Demer JL. Location and stability of rectus muscle Pulleys: muscle paths as a function of gaze. Invest Ophthalmol Vis Sci, 1997, 38: 227-240.

11. Miller JM. Understanding and misunderstanding extraocular muscle pulleys. J Vis, 2007, 7: 10.1‑15.

12. 韩晓梅, 赵堪兴, 钱学翰. 人眼外肌滑车在眼眶立体空间的分布和组织形态学研究. 中华眼科杂志, 2005,

41: 821–825.

13. Clark RA, Miller JM, Demer JL. Three-dimensional location of human rectus pulleys by path inflections in secondary gaze positions. Invest Ophthalmol Vis Sci, 2000, 41: 3787–3797.

14. Heo H, Lee SH, Yoon KC, Park YG, Park SW. Rectus pulley instability as a cause of Y-pattern exotropia revealed by magnetic resonance imaging. Arch Ophthalmol, 2008, 126: 1776–1778.

15. Lennerstrand G, Bolzani R, Benassi M, Tian S, Schiavi C. Isometric force development in human horizontal eye muscles and pulleys during saccadic eye movements. Acta Ophthalmol, 2009, 87: 837–842.

16. 李凤鸣. 中华眼科学. 第二版. 北京: 人民卫生出版社, 2005.

17. 孔令媛, 王昆明, 张方华. 高度近视合并固定性内斜视的手术治疗. 中华眼科杂志, 1993, 29: 274–276.

18. 钟修良, 裴重刚, 权卫. 眶–硅连术治疗固定水平斜视. 中华眼科杂志, 1997, 33: 460.

19. 华宁, 张季瑾, 钱学翰等. 改良的 Yokoyama 术治疗高度近视眼合并固定性内下斜视一例. 中华眼科杂志, 2011, 47(11):1025.

索引